O LIVRO COMPLETO
DOS
SUCOS

Michael T. Murray

O LIVRO COMPLETO DOS SUCOS

Seu guia para a vitalidade e a juventude

Tradução de
RUY JUNGMANN

7ª edição

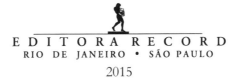

EDITORA RECORD
RIO DE JANEIRO • SÃO PAULO
2015

CIP-Brasil. Catalogação-na-fonte
Sindicato Nacional dos Editores de Livros, RJ.

M962L
7ª ed.

Murray, Michael T.
O livro completo dos sucos / Michael Murray;
tradução de Ruy Jungmann. – 7ª ed. – Rio de Janeiro:
Record, 2015.
416p.

Tradução de: The complete book of juicing
ISBN 978-85-01-05980-2

1. Sucos de frutas. 2. Sucos de vegetais. 3. Nutrição.
4. Saúde. I. Título.

00-1667

CDD – 613.3
CDU – 613.36

Título original norte-americano:
The complete book of juicing

Copyright © 1992, 1998 by Michael T. Murray
Publicado mediante acordo com Prima Communications, Inc.

Todos os direitos reservados.
Proibida a reprodução, no todo ou
em parte, através de quaisquer meios.

A Editora Record publicou este livro com o intuito de fornecer informação referente ao assunto mencionado na capa. Ele é vendido mediante o conhecimento prévio de que tanto a editora quanto o autor não são legalmente responsáveis por concepção errada ou mau uso dessa informação. Todo o esforço foi feito para torná-lo o mais completo e preciso possível. O propósito é educar. O autor e a Editora Record não têm responsabilidade legal nem qualquer outro tipo de responsabilidade para com qualquer pessoa ou entidade a respeito de perdas, danos ou prejuízos causados ou que se diga ter causado direta ou indiretamente pelos dados aqui contidos. A informação apresentada nestas circunstâncias não tem intenção alguma de substituir recomendação médica.

Direitos exclusivos de publicação em língua portuguesa para o Brasil adquiridos pela
DISTRIBUIDORA RECORD DE SERVIÇOS DE IMPRENSA S.A.
Rua Argentina 171 – Rio de Janeiro, RJ – 20921-380 – Tel.: 2585-2000
que se reserva a propriedade literária desta tradução

Impresso no Brasil

ISBN 978-85-01-05980-2

Seja um leitor preferencial Record.
Cadastre-se e receba informações sobre nossos
lançamentos e nossas promoções.

EDITORA AFILIADA

Atendimento e venda direta ao leitor:
mdireto@record.com.br ou (21) 2585-2002

Em memória de minha avó, Pauline Meade Shier (1903-1991)

SUMÁRIO

Introdução 9

Prefácio 11

Agradecimentos 13

Capítulo **1** Por Que Suco? 15

Capítulo **2** O Que Há nos Sucos? Os Nutrientes 35

Capítulo **3** O Que Há nos Sucos? Os Anutrientes 53

Capítulo **4** Como Preparar o Suco: Começando 73

Capítulo **5** Guia Para o Uso de Frutas 87

Capítulo **6** Guia Para Preparar Sucos de Hortaliças 143

Capítulo **7** Cinqüenta Fabulosas Receitas de Sucos 217

Capítulo **8** Os Sucos Como Medicamentos 275

Capítulo **9** O Jejum de Sucos 299

Capítulo **10** O Uso de Sucos Para Perder Peso 313

Capítulo **11** Os Sucos, o Sistema Imunológico e o Paciente com Câncer 341

CAPÍTULO 12   RESPOSTAS A PERGUNTAS COMUNS SOBRE SUCOS   357

NOTAS   377

ÍNDICE   393

INTRODUÇÃO

Há mais de 40 anos venho contando minha história no tocante à preparação de sucos. Minha mensagem tem sido a da existência de uma ligação entre aquilo que comemos e saúde, e de como, reduzindo a ingestão de carne e de produtos lácteos, aumentando o consumo de frutas frescas, hortaliças, cereais e legumes, podemos ajudar a nós mesmos a prevenir doenças relacionadas com nossa dieta. A preparação de sucos é uma maneira excelente de adicionar mais frutas frescas e produtos de origem vegetal ao nosso cardápio diário, além de ser uma atividade muito fácil e deliciosa. Tenho quase 70 anos e nunca me senti melhor na vida.

O livro completo dos sucos, de Michael Murray, vai além do simples fato de que a preparação e o consumo de sucos trazem numerosos benefícios para a saúde. Este trabalho estuda em profundidade o aspecto científico do fenômeno suco. Este livro é leitura obrigatória para todos os interessados em consumir esses alimentos para melhorar ou realçar a qualidade de vida.

Quando comecei a divulgar minha mensagem, fui um dos poucos a proclamar na época que mais frutas frescas e hortaliças na dieta poderiam ajudar a prevenir doenças relacionadas com o alimento consumido e o envelhecimento prematuro. Atualmente, profissionais da área de saúde e médicos em geral aceitam e reconhecem o que afirmei durante todo esse tempo: o papel de frutas frescas e hortaliças, como parte de uma dieta baixa em gordura e

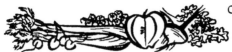

alta em fibras, contribuiria para promover a saúde e evitar a doença. Especificamente, a American Cancer Society, o American Institute for Cancer Research, o U.S. Surgeon General's Office, a American Heart Association, o cardiologista Dr. Dean Ornish, e numerosas outras pessoas e instituições concordam em que várias doenças relacionadas com a dieta podem ser evitadas, se a qualidade daquilo que comemos for melhorada. Estudos científicos demonstram que o câncer, as doenças cardíacas, a artrite, o diabetes e os acidentes vasculares cerebrais (derrames) podem ser evitados, ou ter a gravidade reduzida, se certos componentes encontrados em uma dieta baseada em produtos vegetais (frutas, hortaliças, cereais e legumes) forem consumidos regularmente.

O Dr. Michael Murray reuniu grande riqueza de informações, colhidas em fontes científicas respeitáveis. A pesquisa incansável a que se entregou e a experiência prática com pacientes provam que o método preventivo nos cuidados com a saúde, utilizando a alimentação como base, é a maneira certa de obter um ótimo bem-estar. Suas recomendações não são apenas clinicamente relevantes como também cientificamente comprovadas. Os dados que divulga e as instruções que fornece são esclarecedores e fascinantes, e concordam plenamente com tudo que venho propondo durante toda a minha vida: incluir mais frutas frescas e hortaliças na dieta é uma das coisas mais importantes que podemos fazer pelo nosso corpo, e a preparação de sucos constitui uma das maneiras mais fáceis de conseguirmos isso.

O Dr. Murray adiciona *O livro completo dos sucos* à sua impressionante bagagem de publicações orientadas para a saúde e a alimentação: *The Encyclopedia of Natural Medicine* e *The Healing Power of Herbs.*

Sempre com vocês.

JAY KORDICH
The Juiceman

PREFÁCIO

Saúde é uma palavra difícil de definir: definições tendem, de certa maneira, a traçar limites desnecessários ao sentido que ela deve ter. A Organização Mundial de Saúde define saúde como "um estado de completo bem-estar físico, mental e social, e não apenas a ausência de doença ou enfermidade". Tal definição confere uma dimensão positiva à saúde, muito além da ausência de doença. Um número excessivo de americanos vive na extremidade mais baixa do espectro. Minha vida e este livro têm como objetivo ajudar pessoas a atingir um patamar mais alto de saúde.

Muitas de nossas práticas de saúde e opções em matéria de estilos de vida baseiam-se em hábitos e em condições badalados pelos profissionais de *marketing*. Grande volume de tempo, energia e dinheiro é gasto para vender práticas nocivas de saúde. A mídia de massa bombardeia-nos sem cessar com mensagens, insistindo em que devemos tomar decisões prejudiciais no tocante à saúde, dieta e estilo de vida. Além disso, as práticas de saúde, e as maneiras como nossos pais sempre viveram, tornam-se em geral inextricavelmente entrelaçadas no tecido de nosso próprio estilo de vida.

O primeiro passo para termos e conservarmos a saúde consiste em assumir responsabilidade por ela. Neste contexto, responsabilidade significa escolher uma alternativa sadia, em contraste com outra menos sadia. Se quer ser sadio, faça simplesmente

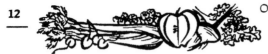

opções sadias. Isso talvez pareça simplista demais, mas, se analisarmos os efeitos cumulativos de nossas opções rotineiras em matéria de atitude, dieta, estilo de vida e exercícios físicos, torna-se bem claro que, de fato, poderemos controlar o nível de saúde que teremos. A recompensa para a maioria das pessoas que mantêm uma atitude mental positiva é uma existência transbordante de energia, alegria, vitalidade e uma imensa paixão pela vida.

É muitas vezes difícil "vender" a alguém a idéia de saúde. De modo geral, só quando o corpo nos trai de alguma maneira é que reconhecemos que não o tratamos como devíamos. A esse respeito, disse Ralph Waldo Emerson: "A maior das riquezas é a saúde." Insisto com você para que faça alguma coisa, agora.

MICHAEL T. MURRAY, N.D.

AGRADECIMENTOS

Aproveito a oportunidade para fazer um agradecimento especial a todos os que trabalham na Trillium Health Products, especialmente a Rick e Steve Cesari, a "Nutrition Hotline" a Cindy Peterson, bem como a todos da Prima, especialmente Ben, Jennifer, Laura e Laurie.

Quero ainda manifestar minha sincera gratidão a Jay Kordich, "The Juiceman", por sua visão, entusiasmo incansável e paixão pelo assunto, e a Cherie Calbom, "The Juicewoman", pelo apoio, conhecimentos e encanto pessoal.

E, finalmente, agradeço a minha esposa, Gina, não só pelo enorme impacto que produziu em minha vida, mas também pela pessoa maravilhosa que ela realmente é.

1

POR QUE SUCO?

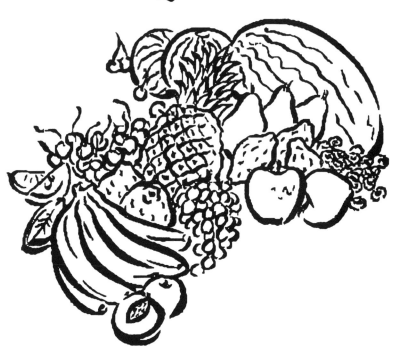

A qualidade de vida começa com a qualidade dos alimentos que a sustentam. O caminho mais seguro para um estilo de vida sadio, cheio de energia e livre de doenças começa com uma dieta rica em alimentos naturais, como cereais integrais, legumes, frutas e hortaliças. De especial importância neste caminho para a saúde são os sucos de frutas e hortaliças frescas. Sucos frescos fornecem proteínas, carboidratos, ácidos graxos essenciais, vitaminas, minerais e outros fatores nutricionais vitais para a saúde.

Você poderá ter os benefícios de mais energia, sistema imunológico reforçado, risco menor de doenças, ossos fortes e tez radiante — todos eles sinais de saúde perfeita — quando sucos de frutas e hortaliças frescas formarem parte substancial de sua dieta diária. É fato bem conhecido que o Cirurgião-geral dos Estados Unidos, o Departamento Federal de Saúde e Serviços Humanos, o Instituto Nacional do Câncer e numerosos outros especialistas e instituições repetem sempre o mesmo conselho: "Comam mais frutas e hortaliças frescas." A preparação de sucos proporciona as vantagens nutricionais de alimentos de origem vegetal, de forma concentrada e facilmente assimilável pelo corpo, e é a maneira mais agradável e eficiente de aumentar o consumo desses alimentos geradores de vida.

O QUE OS AMERICANOS COMEM?

A denominada Dieta Padrão Americana [Standard American Diet — SAD] fica aquém dos níveis adequados de frutas e hortaliças. Segundo pesquisas de ampla abrangência, incluindo o Segundo Estudo Nacional de Saúde e Nutrição [U.S. Second National Health and Nutrition Examination], menos de 10% dos americanos atendem à recomendação mínima de duas porções de frutas e três de hortaliças por dia, apenas 51% ingerem uma hortaliça por dia e 41% nenhuma fruta ou suco comem no mesmo período[1].

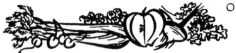

Em vez de comer alimentos ricos em nutrientes vitais, a maioria dos americanos concentra-se em produtos refinados, ricos em calorias, em açúcar, gorduras, em biscoitos salgados e chocolatados, rebatendo-os com refrigerantes de cor e sabor artificiais de frutas ou preparados à base de cola. E é um fato "Triste" ["SAD"] que as três principais causas de morte nos Estados Unidos — doenças cardíacas, câncer e acidentes vasculares cerebrais — tenham relação com a dieta e que mais de um terço de nossa população adulta seja constituído de pessoas obesas.

Total Estimado de Óbitos e % de Óbitos Totais das Dez Principais Causas de Morte: Estados Unidos, 1987

Ordem	Causa do Óbito	Número	Percentagem dos Óbitos Totais
1	**Doenças Cardíacas**	759,400	35,7
2	**Cânceres**	476,700	22,4
3	**A.V.C. (Derrames)**	148,700	7,0
4	Acidentes	92,500	4,4
5	Doenças pulmonares congestivas crônicas	78.000	3,7
6	Pneumonia e influenza	68,600	3,2
7	**Diabetes mellitus**	37,800	1,8
8	Suicídios	29,600	1,4
9	Doenças hepáticas crônicas & cirrose	26,000	1,2
10	**Aterosclerose**	23,1000	1,1
	Todas as Causas	2.125,100	100,0

As causas de óbitos nos quais a dieta desempenhou um papel importante são mostradas em negrito.

Extraído do relatório do Cirurgião-geral sobre Nutrição e Saúde.
Fonte: National Center for Health Statistics, *Monthly Vital Statistics Report*, vol. 37, nº 1, 25 de abril de 1988.

Estima-se que, em um único ano, o americano típico consome cerca de 50kg de açúcar refinado e 27,5kg de gorduras e óleos, sob a forma de:

- 300 latinhas de bebidas gasosas
- 200 fitas de chiclete
- 9,5kg de bombons
- 2,5kg de batatas fritas
- 3,5kg de flocos de milho, pipoca e *pretzels*
- 63 dúzias de rosquinhas e produtos de confeitaria
- 25kg de bolos e doces
- 20 galões de sorvete

Agravando tudo isso, quase um terço de nossa população adulta é constituído de fumantes e, pelo menos, 10% de alcoólatras.

E o que dizer sobre os efeitos para a saúde de mais de 2 bilhões de quilos de aditivos, pesticidas e herbicidas, acrescentados todos os anos aos nossos alimentos? É de espantar que sejamos pessoas doentes? É de espantar que, como nação, ocupemos uma posição mais baixa em expectativa de vida do que 16 outras nações industrializadas, a despeito do fato de gastarmos mais dinheiro em cuidados com a saúde (uns projetados US$ 813 bilhões em 1992) do que qualquer outro país do mundo?

O PAPEL DA DIETA NA PREVENÇÃO DA DOENÇA

Grande volume de pesquisas provou claramente a existência de um elo entre o SAD (alto teor de gordura, alto teor de açúcar, baixo teor de fibras) e o desenvolvimento das principais "doenças da civilização" (doenças cardíacas, vários tipos de câncer, derrames cerebrais, pressão arterial alta, diabetes, cálculos renais, artrite e outras mais)[2].

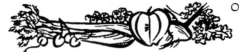

São substanciais os dados que confirmam o papel da dieta em doenças degenerativas crônicas. Dois fatos básicos confirmam a existência dessa ligação: 1) a dieta rica em alimentos de origem vegetal (cereais integrais, legumes, frutas e hortaliças) protege o indivíduo contra doenças degenerativas crônicas, muito comuns na chamada sociedade ocidental; e 2) a dieta com baixa composição de alimentos de origem vegetal é fator responsável pelo aparecimento dessas doenças e cria condições nas quais tornam-se mais ativos outros fatores que as causam.

Grande parte da relação entre dieta e doença crônica baseia-se no trabalho notável de dois pioneiros na medicina, Denis Burkitt, M.D., e Hugh Trowell, M.D., autores de *Dietary Fibre, Fibre-depleted Foods and Disease*[3]. Burkitt estabeleceu a seqüência seguinte de eventos, baseado em amplos estudos, nos quais examinou a incidência de doenças em várias populações (dados epidemiológicos), e em suas próprias observações relativas a culturas primitivas:

> Primeiro estágio: a dieta básica de consumidores de produtos vegetais contém grandes volumes de alimentos básicos, não processados, ricos em amido; são poucos os casos de condições degenerativas crônicas, tais como osteoartrite, doenças cardíacas, diabetes e câncer.
> Segundo estágio: com o início da ocidentalização da dieta, a obesidade e o diabetes aparecem, geralmente nas classes privilegiadas.
> Terceiro estágio: com a ocidentalização moderada da dieta, a prisão de ventre, as hemorróidas, as veias varicosas e a apendicite tornam-se ocorrências comuns.
> Quarto estágio: finalmente, com a ocidentalização completa da dieta, passam a ser comuns condições degenerativas crônicas, tais como diabetes artrite, gota, doenças cardíacas e câncer.

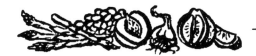

Com base no trabalho de Burkitt, bem como em inumeráveis outros, a recomendação de numerosas instituições e especialistas médicos é que a dieta humana deve concentrar-se sobretudo em alimentos de origem vegetal: hortaliças, frutas, cereais, legumes, nozes, sementes. A dieta rica nesses alimentos será alta em fibras e carboidratos complexos, baixa em gordura e em açúcares refinados. Foi provado que essa dieta assegura grande proteção contra o desenvolvimento de doenças degenerativas crônicas, tais como as cardíacas, câncer, artrite e osteoporose[2,3].

A dieta baseada principalmente em alimentos vegetais faz sentido não só do ponto de vista da saúde, mas também do ponto de vista ambiental. Em *Diet for a New America*, John Robbins pinta um retrato vívido das conseqüências dos hábitos de alimentação do americano típico sobre a saúde do indivíduo, o meio ambiente, os recursos naturais e o planeta como um todo[4]. O livro de Robbins é leitura obrigatória para todos os interessados em sua própria saúde, no meio ambiente e na Terra.

As estatísticas constantes da Figura 1.2, extraídas de *Diet for a New America*, mostram claramente os impactos de uma dieta baseada nos "Quatro Novos Grupos de Alimentos" (frutas, hortaliças, cereais e legumes), da forma recomendada pelo Physicians Committee for Responsible Medicine[5]. O aumento do consumo de frutas, hortaliças, cereais e legumes implicará diminuição da dependência americana sobre carne e produtos lácteos. Este resultado, por seu lado, produzirá melhoramentos correspondentes em nossa saúde, meio ambiente e recursos naturais.

No mínimo absoluto, os americanos deveriam seguir as sete recomendações dietéticas feitas pela American Cancer Society, com o objetivo de reduzir significativamente o risco do câncer[6]. As recomendações são as seguintes:

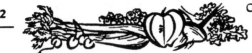

- Evitar a obesidade.
- Reduzir a ingestão total de gordura a menos de 30% do total de calorias.
- Comer mais alimentos ricos em fibras, tais como cereais integrais, legumes, frutas e hortaliças.
- Dar ênfase às frutas e hortaliças por seu conteúdo de caroteno e vitamina C.
- Incluir hortaliças crucíferas, tais como repolho, brócolis, couve-de-bruxelas e couve-flor na dieta, devido a seus componentes anticâncer.
- Consumir apenas moderadamente bebidas alcoólicas.
- Ser moderado no consumo de alimentos curados com sal, nitritos e defumados.

Onde o consumo de sucos figura em todas essas recomendações? Muito simples. Sem os sucos, é extremamente difícil obter o volume de nutrição de que necessitamos para reduzir o risco não só de câncer, mas também de doenças cardíacas e derrames. Dando um exemplo, estudos recentes indicam que, para diminuir eficazmente o risco de numerosos tipos de câncer, precisaríamos comer em um dia o volume de beta-caroteno equivalente a cerca de um quilo a um quilo e meio de cenouras frescas (aproximadamente, seis cenouras grandes)[7]. Para mastigar devidamente uma cenoura, precisamos de cinco minutos, de modo que comer seis exigiria meia hora, todos os dias. A maioria dos americanos simplesmente nem tem desejo nem tempo para fazer isso. A preparação do suco proporciona uma maneira rápida, fácil e eficaz de atender à recomendável quota diária de carotenos (discutidos no capítulo seguinte) e outros valiosos nutrientes que combatem o câncer. Como exemplo, 450g de suco de cenoura fornecem o equivalente, em caroteno, a quilo e meio de cenouras.

POR QUE SUCO?

Efeitos de Uma Dieta de Produtos de Origem Animal Sobre:

Sua Saúde

Risco de morte por ataque cardíaco do americano típico: **50%**.

Risco de morte por ataque cardíaco de americano típico que não consome carne: **15%**.

Aumento do risco de câncer da mama de mulheres que comem carne diariamente, em comparação com menos de uma vez por semana: **3,8 vezes mais alto**.

Aumento do risco de câncer ovariano fatal em mulheres que comem ovos durante dois ou mais de três dias por semana, em comparação com menos de uma vez por semana: **3 vezes mais alto**.

O Meio Ambiente

Uma das forças responsáveis pela destruição das florestas tropicais úmidas: **O hábito americano de comer carne**.

Poluição da água atribuída à agricultura americana, incluindo desaparecimento da camada arável do solo, pesticidas e esterco: **Maior do que a produzida por todas as fontes municipais e industriais juntas**.

Nossos Recursos Naturais

Número de hectares de florestas americanas que foram desmatados e transformados em terras de cultivo, pastagens e criatórios que produzem atualmente uma dieta baseada em carne: **115 milhões**.

Número de hectares de terras dos EUA que poderiam voltar ao estado de florestas, se os americanos adotassem uma dieta isenta de carne e deixassem de exportar rações para animais: **82 milhões**.

Usuária de mais da metade da água consumida para todos os fins nos Estados Unidos: **a produção de carne**.

Na Califórnia, galões de água necessários para produzir meio quilo de:

Tomate	23	Leite	130
Alface	23	Ovos	544
Trigo	24	Frangos	815
Cenoura	33	Suínos	1.630
Maçãs	49	Bovinos	5.214

Fonte: John Robbins, *Diet for a New America*
(Walpole, NH: Stillpoint Publishing, 1987)

TORNANDO A PREPARAÇÃO DE SUCOS UM ESTILO DE VIDA

É extremamente fácil incorporar à nossa vida a preparação de sucos. Simplesmente, forme o hábito de beber pelo menos 450g de suco todos os dias. O suco fresco é uma maneira maravilhosa de iniciar a manhã — e um substituto saboroso da xícara de café. Se você trabalha longe de casa, prepare suco suficiente para encher uma garrafa térmica e leve-a para o emprego. Um "reforço" de suco em meados da manhã ou da tarde é uma maneira sadia de manter alto nosso nível de energia. No almoço ou no jantar, comece a refeição com "uma salada no copo". Logo que começar a sentir alguns dos benefícios do consumo de frutas, será fácil lembrar a importância de sucos de frutas frescas e hortaliças em sua rotina diária.

SUCO FRESCO *VS.* FRUTAS E HORTALIÇAS INTEGRAIS

Você pode perguntar: "Mas por que suco? Nós não devemos comer frutas e hortaliças inteiras para obter fibras?" A resposta: Claro que devemos, mas devemos também consumir sucos. A preparação de sucos de frutas e hortaliças frescas fornece, de fato, algumas fibras, particularmente as do tipo solúvel. E foi provado que são estas últimas que reduzem os níveis de colesterol. Pense no seguinte: fibras constituem o material indigerível encontrado nas plantas. Conquanto elas sejam muito importantes para uma função intestinal sadia, é o suco o que nos alimenta. Na verdade, nosso corpo converte em suco o alimento que comemos, de modo a ser absorvido. A preparação de sucos ajuda o processo digestivo do corpo e facilita a assimilação rápida de nutrição de alta qualidade. O resultado é o aumento dos níveis de energia. A preparação dos sucos proporciona os benefícios nutricionais, mais fáceis de digerir e concentrados, das frutas e hortaliças.

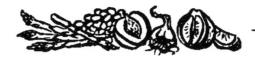

SUCO FRESCO *VS.* ENLATADO, ENGARRAFADO OU CONGELADO

O suco fresco é infinitamente superior às variedades enlatada, engarrafada ou congelada. O suco fresco contém não só maiores valores nutricionais, mas também vida. Especificamente, contém enzimas e outros ingredientes "vivos". Em contraste, os enalatados, engarrafados e embrulhados foram pasteurizados, o que os mantém por mais tempo nas prateleiras dos supermercados, mas ocasiona a perda de nutrientes identificáveis, como vitaminas e minerais, bem como outros fatores ainda não inteiramente compreendidos.

Para ilustrar isso, um grupo de pesquisadores fez um estudo científico comparando a atividade antiviral de um suco de maçã fresco com um suco de maçã enlatado, sidra e vinho de maçã. A atividade antiviral mais forte foi encontrada no suco de maçã enlatado.[8] Por quê? Os sucos de maçã enlatados são produzidos usando-se métodos de pasteurização semelhantes que destroem as enzimas. Com isso, grande parte da atividade antiviral é perdida.

Embora o suco fresco seja muito superior nos benefícios à saúde de outros produtos, deve ser dito que este perde nutientes quando armazenado.

Para se obter o máximo benefício da atividade antiviral do suco de maçã ou de qualquer outra fruta ou vegetal, o suco deve ser bebido o mais fresco possível.

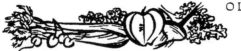

A Evolução Moderna da Laranja

Laranja crua, inteira, ou suco de laranja fresco.

Suco de laranja refinado, processado (pasteurizado), sem adoçante.

Suco ou concentrado de laranja, refinado, processado e adoçado.

Bebidas à base de "laranja", refinadas, altamente processadas, adoçadas e artificialmente coloridas.

Produtos inteiramente industrializados, jamais conhecidos antes (como o Tang™).

SUCO FRESCO *VS.* PRODUTOS ALIMENTÍCIOS PROCESSADOS

A faixa de alimentos consumidos pelos americanos contém um largo espectro de produtos — de alimentos integrais frescos a alimentos altamente refinados e processados. Um excelente exemplo neste particular é o da laranja (visto anteriormente). Em cada etapa da evolução moderna da laranja, ocorre perda de valor nutricional. Não merece absolutamente confiança, por exemplo, o conteúdo de vitamina C no suco de laranja pasteurizado. Como acontece com a maioria dos sucos processados, a qualidade nutricional total é muito mais baixa do que a do produto fresco. Esse fato é especialmente verdadeiro nos casos de sucos acondicionados em recipientes de papelão, revestido de cera ou polietileno. Dentro de três semanas, esses produtos perdem até 75% de seu conteúdo de vitamina C[9]. Concentrados congelados de suco em nada são melhores e bebidas à base de laranja não possuem vitamina C, a menos que seja adicionada. Fica assim realçado o fato de que, nos estágios finais mostrados na página anterior, ocorre não só diminuição do valor nutricional, mas também aumento do número de aditivos sintéticos.

Comprova-se cada vez mais que aditivos alimentares (tais como preservantes, corantes e sabores artificiais, além de acidificantes) são extremamente prejudiciais à saúde. Embora numerosos aditivos tenham sido proibidos porque se descobriu que causam câncer, grande número deles, sintéticos, continua a ser usado. Também estão relacionados com doenças, tais como depressão, asma e outras alergias, hiperatividade, distúrbios de aprendizagem em crianças e enxaqueca. Evidentemente, é preciso evitar a ingestão de aditivos alimentares sintéticos.

Embora o governo tenha proibido muitos deles, não se deve supor que aqueles que continuam a ser usados são seguros. Os sulfatos, por exemplo, eram considerados inócuos até 1986. Certos compostos de sulfatos, que impedem que frutas frescas se tornem amareladas, eram largamente usados em produtos servidos em restaurantes especializados em saladas. Uma vez que a maioria das pessoas não sabia o que estava sendo adicionado, e também porque a maioria desconhecia que sensibilidade à ação dos sulfatos era possível, numerosas pessoas inocentes tiveram reações alérgicas ou asmáticas graves. Durante anos, a FDA recusou-se a pensar sequer na possibilidade de proibir os sulfatos, mesmo que reconhecesse que esses agentes provocavam ataques em um número desconhecido de pessoas e em 5 a 10% de doentes de asma. Só em 1985, quando a sensibilidade aos sulfatos foi atribuída a 15 óbitos entre 1983 e 1985, é que a FDA concordou em reestudar o assunto. Em 1986, o órgão, finalmente, proibiu o seu uso.

Evidentemente, a melhor maneira de reduzir a necessidade

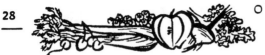

de tais preservativos e outros aditivos sintéticos é ingerir tantos alimentos frescos e naturais quanto possível. Preparar sucos de frutas e hortaliças frescas não é apenas uma excelente maneira de aumentar nossa ingestão dietética de importantes componentes nutricionais como também ajuda a evitar a maioria dos aditivos e preservativos nocivos. Esse fato é especialmente verdadeiro quando se faz sucos usando apenas produtos orgânicos.

QUANTO MAIS FRESCO O SUCO, MAIOR SEU VALOR NUTRICIONAL

Como acontece com os métodos comerciais de processamento, o manuseio e cozimento de alimentos em casa implica também a perda de nutrientes. Hortaliças folhudas, por exemplo, perderão até 87% de seu conteúdo de vitamina C no cozimento, ao passo que cenouras, batatas e outras hortaliças perderão até 33% de vitamina B1, 45% de B2, 61% de B3 e 76% de vitamina C. Não só frutas e hortaliças cozidas perdem seu valor nutricional. Perdem-no também se expostas ao ar. Se fatiamos um cantalupo e deixamos as fatias descobertas dentro do refrigerador, elas perdem 35% do conteúdo de vitamina C em 24 horas. Pepinos recém-fatiados, se deixados expostos ao ar, perderão entre 41% e 49% de seu conteúdo de vitamina C nas três primeiras horas[10]. Com essa informação, podemos concluir que é melhor beber o suco fresco e logo que preparado. Se isso não for possível, eles devem ser guardados em uma garrafa térmica ou em um recipiente hermético no refrigerador.

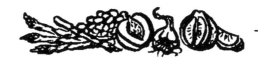

PREPARAÇÃO DE SUCOS, OBESIDADE E PRESSÃO ARTERIAL ALTA

Muitos americanos são superalimentados, mas subnutridos. Estima-se que até 50% da população adulta são constituídos de obesos. Os sucos ajudam a repor o controle do apetite no corpo ao fornecer-lhe os nutrientes de alta qualidade de que necessita. Esse fato é de importância vital em todas as ocasiões, mas, sobretudo, durante regimes para emagrecer. Se não for alimentado, o corpo sente-se como se estivesse morrendo de fome. Resultado: a taxa do metabolismo cai, o que significa que menos gordura será queimada. A ingestão de sucos é uma excelente maneira de fornecer ao corpo os nutrientes fundamentais, de uma forma fresca, pura e natural.

Dietas que contêm alta percentagem (até 60% de calorias) de alimentos não cozidos foram consideradas responsáveis por significativa perda de peso e redução da pressão arterial em indivíduos obesos[11]. Pesquisadores que procuraram descobrir por que dietas de alimentos crus produzem esses efeitos concluíram que:

- *A dieta de alimentos crus é muito mais satisfatória para o apetite.* O cozimento pode causar perda de até 97% de vitaminas solúveis em água (vitaminas dos complexos B e C) e até 40% de vitaminas solúveis em gordura (A, D, E e K). Uma vez que alimentos crus, como sucos, contêm mais vitaminas e outros nutrientes, são mais satisfatórios para o corpo. O resultado é uma menor ingestão de calorias e, portanto, perda de peso em indivíduos obesos.
- *Com maior probabilidade, o efeito de redução da pressão arterial dos alimentos crus se deve a uma escolha mais sadia de alimentos, às fibras e à presença de potássio.* Não obstante, não pode ser ignorado o efeito do cozimento sobre os alimentos. Nos casos em que pacientes mudam de uma dieta de alimentos crus para cozidos (sem mudança no conteúdo calórico

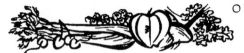

ou de sódio), ocorre uma rápida elevação da pressão arterial, que volta aos níveis anteriores aos estudados.

- *A dieta em que uma média de 60% de calorias ingeridas é fornecida por alimentos crus reduz o estresse sobre o corpo.* Especificamente, a presença de enzimas nos alimentos crus, o reduzido fator alergênico dos alimentos crus e os efeitos dos mesmos sobre o ecossistema de bactérias no intestino são considerados muito mais sadios do que os efeitos dos alimentos cozidos.

A preparação e consumo de sucos constitui uma maneira maravilhosa para atingir a meta de ingerirmos 60% das calorias totais usando alimentos crus. Um número cada vez maior de especialistas faz essa recomendação, com o objetivo de convencer pessoas a melhorar a qualidade nutricional de suas dietas. Como prêmio extra, os sucos ajudam o processo digestivo do corpo e facilitam a absorção rápida de nutrição de alta qualidade. O resultado: elevação dos níveis de energia. Esta é uma das maiores vantagens de utilizar sucos frescos em programas de perda de peso.

Alguns sucos são melhores do que outros para promover a perda de peso. Os mais eficazes são os densos em nutrientes e baixos em calorias. Vejamos em ordem decrescente as frutas e hortaliças mais densas em nutrientes apropriadas para a preparação de sucos:

1	Pimentão	11	Beterraba
2	Salsa	12	Abacaxi
3	Couve	13	Cantalupo
4	Brócolis	14	Melancia
5	Espinafre	15	Tomate
6	Aipo	16	Maçã
7	Couve-de-bruxelas	17	Morango
8	Couve-flor	18	Pêra
9	Cenoura	19	Laranja
10	Repolho	20	Uva

As oito primeiras hortaliças listadas acima não são apenas densas em nutrientes, mas também possuem sabor muito forte. Misturando-as com suco de cenoura, maçã ou tomate, tornam-se muito mais saborosas. Notem que as frutas estão em posição mais baixa na escala do que as hortaliças. Embora as frutas possuam valiosos nutrientes, contêm mais açúcares naturais do que as hortaliças. Isso significa que têm um teor calórico mais alto e, portanto, devem ser consumidas moderadamente.

SUCOS PARA SAÚDE, LONGEVIDADE E BELEZA RADIANTE

Neste livro, serão mencionados muitos benefícios importantes obtidos com o consumo de sucos frescos, mas o maior talvez seja o de proporcionar altos níveis de compostos naturais de vegetais, conhecidos como antioxidantes, que protegem o corpo contra o envelhecimento, o câncer, doenças cardíacas e numerosas outras condições degenerativas. As células do corpo humano estão sob ataque constante. Os culpados? Os radicais livres e os pró-oxidantes. O radical livre é uma molécula que contém um eléctron sem par correspondente, altamente reativo, enquanto que o pró-oxidante é uma molécula que causa a lesão provocada por oxidação. Essas moléculas altamente reativas podem se combinar e destruir outros componentes celulares. O dano por radicais livres é uma das causas do envelhecimento e está ligado também ao desenvolvimento do câncer, doença cardíaca, catarata, mal de Alzheimer, artrite e virtualmente todas as demais doenças degenerativas crônicas[2,12].

De onde vêm esses sinistros agentes? Acredite ou não, a maioria dos radicais livres que transitam em alta velocidade por nosso corpo é, na verdade, produzida durante processos metabólicos normais, tais como geração de energia, reações de desintoxicação e mecanismos do sistema imunológico. Ironicamente, a principal causa

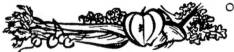

dos danos causados por eles é a molécula de oxigênio — a molécula que nos dá vida, mas que é também aquela que pode produzir o maior dano! Assim como o ferro enferruja, quando moléculas tóxicas de oxigênio atacam nossas células ocorre o dano oxidante — ou produzido por radicais livres.

Embora seja grande a produção de radicais livres pelo corpo, o meio ambiente contribui em muito para a carga transportada pelo indivíduo. O hábito de fumar, por exemplo, aumenta em muito a carga de radicais livres. Muitos dos efeitos nocivos do fumo relacionam-se com os níveis extremamente altos de radicais livres que são inalados, esgotando nutrientes antioxidantes de grande importância, como a vitamina C e o beta-caroteno. Entre as demais fontes externas de radicais livres, temos a radiação ionizante, as drogas terapêuticas utilizadas em quimioterapia, os poluentes do ar, os pesticidas, os anestésicos, os hidrocarbonetos aromáticos, as frituras, o álcool e o formaldeído. Esses compostos causam grande estresse aos mecanismos antioxidantes do corpo. Indivíduos expostos a esses fatores precisam de suplementos nutricionais adicionais[12].

Nossas células protegem-se contra o dano causado por radicais livres e a oxidação com a ajuda de antioxidantes e enzimas encontrados nos alimentos de origem vegetal que consumimos. Os antioxidantes incluem os carotenos, os flavonóides, as vitaminas C e E e compostos que contêm enxofre. Os radicais livres precisam ser decompostos por enzimas ou ser quimicamente neutralizados, antes que reajam com as moléculas das células. Entre as enzimas produzidas pelo corpo, e que fazem o papel de coveiras dos radicais livres, temos a catalase, o superóxido dismutase e a glutationa peroxidase. Observou-se que tomar enzimas oralmente não aumenta seus níveis nos tecidos. Não obstante, ingerir nutrientes antioxidantes como manganês, aminoácidos que contêm enxofre, carotenos, flavonóides e vitamina C aumenta as concentrações de enzimas nos tecidos, conforme comprovado[12,13].

A célula protege-se também contra o dano provocado por radi-

POR QUE SUCO?

cais livres e oxidação através de neutralização química, com os antioxidantes ligando-se aos radicais livres ou aos pré-oxidantes. Os antioxidantes nutricionais (vitaminas C e E, beta-caroteno e selênio), por exemplo, bloqueiam o dano ocasionado pelo radical livre, reagindo quimicamente com ele ou com o pré-oxidante para neutralizá-los. O aproveitamento das ricas fontes desses compostos, encontrados nos sucos frescos, pode aumentar a concentração de tais nutrientes nos tecidos, dessa maneira reforçando os mecanismos celulares normais de proteção e bloqueando o dano ocasionado pelos radicais livres e pelos oxidantes.

SUMÁRIO

Numerosos especialistas médicos e departamentos do governo dos EUA, incluindo a Academia Nacional de Ciência, o Departamento de Agricultura e o Departamento de Saúde e Serviços Humanos, bem como o Conselho Nacional de Pesquisas e o Instituto Nacional do Câncer, recomendam que os americanos comam, por dia, duas ou três porções de frutas e três a cinco de hortaliças. Infelizmente, menos de 10% da população atendem até mesmo à recomendação de um mínimo de cinco porções de uma combinação de frutas e hortaliças.

Os sucos proporcionam uma maneira fácil e eficaz de atender às necessidades dietéticas de frutas frescas e hortaliças, ou seja, a forma mais concentrada de nutrientes. Um dos principais benefícios dos sucos de frutas frescas e hortaliças, além de sua superioridade nutricional, é o abundante suprimento de nutrientes antioxidantes, como a vitamina C e o beta-caroteno. Uma vez que o dano por oxidação é a causa do envelhecimento e está também ligado ao desenvolvimento do câncer, às doenças cardíacas, à catarata, ao mal de Alzheimer, à artrite e a virtualmente todas as demais doenças degenerativas crônicas, o consumo de frutas e hortaliças, segundo comprovado, oferece uma proteção importante contra o aparecimento dessas doenças.

2
O QUE HÁ NOS SUCOS? OS NUTRIENTES

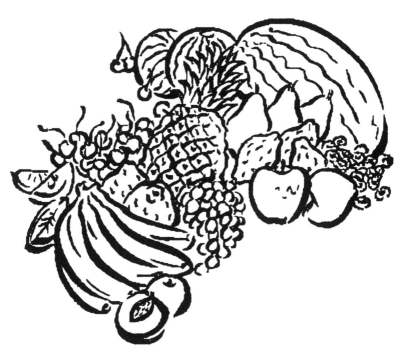

O suco, uma fonte de água natural, proporciona ao corpo proteínas, carboidratos, ácidos graxos essenciais, vitaminas e minerais que podem ser facilmente absorvidos. Os sucos frescos contêm ainda numerosos componentes alimentares acessórios, conhecidos como anutrientes [a, prefixo grego que significa "privação de"], incluindo enzimas, pigmentos, como os carotenos, clorofila e flavonóides, que serão discutidos no capítulo seguinte. Neste capítulo, descreveremos os elementos nutricionais encontrados em sucos de frutas e hortaliças frescas e comentaremos sua importância para nossa saúde.

ÁGUA: VITAL PARA FUNCIONAMENTO ÓTIMO DO CORPO

Em primeiro lugar, o suco fresco fornece água natural. Lembrem-se de que a água é a substância mais abundante no corpo. Constitui mais de 60% do peso corporal. Mais de dois terços do conteúdo de água no corpo são encontrados no interior das células. O resto circula pelo corpo, transportando nutrientes vitais e células sanguíneas. Além disso, ela comparece em reações químicas, serve como lubrificante das articulações, contribui para manter a temperatura do corpo e atua como isolante e amortecedor de choque na temperatura corporal.

Para funcionar em condições ótimas, o corpo exige diariamente a ingestão de dois litros de água. Cerca de um litro vem dos alimentos que comemos todos os dias. Isso significa que precisamos tomar pelo menos um litro de água diariamente para manter um bom balanço hídrico. Uma quantidade maior é necessária em climas mais quentes e no caso de pessoas fisicamente ativas.

Não beber líquidos suficientes nem alimentos ricos em água implica uma grande pressão sobre o corpo. A função do fígado será provavelmente afetada, aumentará a probabilidade de for-

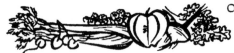

mação de cálculos biliares e renais e enfraquecerá a função imunológica.

Atualmente, é grande a preocupação com o fornecimento de água. Torna-se cada vez mais difícil encontrar água pura. A maior parte de nosso suprimento de água está saturada de produtos químicos, incluindo não apenas cloro e flúor, que são rotineiramente adicionados, mas também um largo espectro de compostos orgânicos tóxicos e de produtos químicos, tais como os PCBs, resíduos de pesticidas, nitratos e metais pesados, como chumbo, mercúrio e cádmio[1]. Tomar sucos frescos de frutas e hortaliças (especialmente quando os produtos são orgânicos) constitui uma maneira excepcional para dar ao corpo a água natural e pura que ele deseja.

PROTEÍNA: ESSENCIAL PARA A BOA SAÚDE

Depois da água, a proteína é o componente mais abundante no corpo, que a fabrica para formar músculos, tendões, ligamentos, cabelos, unhas e outras estruturas. As proteínas funcionam ainda como enzimas, hormônios e componentes importantes de outros tipos de células, tais como os genes. A ingestão adequada de proteínas é essencial à boa saúde. Na verdade, as indústrias da carne e leite gastam fortunas em anúncios, destacando a sua importância. Fizeram um trabalho tão bom que a maioria dos americanos consome volumes muito maiores de proteínas do que o corpo realmente precisa. A dose diária recomendada é de 44g para a mulher e de 56g para o homem, ou aproximadamente 8% a 9% das calorias totais diárias. A maioria dos americanos consome quase duas vezes esse valor[2].

As proteínas são compostas de blocos de construção individuais, conhecidos como aminoácidos. O corpo humano pode fabricar a maioria dos blocos necessários para formá-las. Não obstante, existem nove deles, denominados de aminoácidos "essenciais", que o corpo não produz e tem que obter através da ingestão dos mesmos na dieta: arginina, histadina, isoleucina, lisina, metionina, fenilalanina, treonina, triptofano e valina. A qualidade da fonte da proteína baseia-se no nível em que esses aminoácidos essenciais estão presentes, junto com a digestibilidade e possibilidade de serem utilizados pelo corpo.

Uma fonte completa de proteínas é aquela que fornece todos os nove aminoácidos essenciais, em volumes adequados. Produtos animais — carne, peixe, leite, queijo, aves — são exemplos de proteínas completas. Produtos vegetais, especialmente cereais e legumes, freqüentemente carecem de um ou mais dos aminoácidos essenciais, embora se tornem completos quando combinados. Combinar cereais com legumes (favas), por exemplo, resulta em uma proteína completa, uma vez que as duas fontes se complementam. Adotando uma dieta variada de cereais, legumes, frutas e hortaliças, o indivíduo pode ter certeza de obter proteínas completas, desde que o conteúdo calórico da dieta seja suficientemente alto.

Frutas e hortaliças frescas contêm toda faixa de aminoácidos. Mas, como estão presentes em volumes mais baixos, são em geral consideradas como fontes medíocres. Não obstante, como mencionado antes, as qualidades nutricionais das frutas e hortaliças tornam-se concentradas quando em forma de sucos, passando a constituir uma excelente fonte de aminoácidos e proteínas facilmente absorvíveis. Meio litro de suco de cenoura (o equivalente a 1kg ou 1,5kg de cenouras cruas) fornece 5g de proteínas. Evidentemente, não se pode confiar em que sucos frescos atendam a todas as necessidades de proteínas do corpo. Vamos precisar de outras fontes, tais como cereais e legumes. Ou podemos suplementá-las com fórmulas de substituição de refeições, baseadas em soja, para satisfazer todas as nossas necessidades nesse particular.

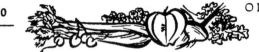

CARBOIDRATOS: A FONTE DE ENERGIA DO CORPO

Os carboidratos fornecem a energia de que o corpo necessita para funcionar. Eles se dividem em dois grupos: os simples e os complexos. Os simples, ou açúcares, são facilmente absorvidos pelo corpo e constituem uma fonte imediata de energia. Os açúcares simples naturais existentes nas frutas e hortaliças gozam de uma vantagem sobre a sucrose (açúcar branco) e outros açúcares refinados, uma vez que são contrabalançados por uma ampla faixa de nutrientes que facilitam a utilização dos mesmos. Os problemas com carboidratos começam quando são refinados e perdem esses nutrientes.

Virtualmente, todo conteúdo de vitaminas é eliminado do açúcar branco, pães brancos, produtos de pastelaria e numerosos cereais consumidos no café da manhã. Quando alimentos altos em açúcar são ingeridos isoladamente, o nível de açúcar no sangue sobe rapidamente, ocasionando pressão sobre o controle da glicose sanguínea.

Excesso de qualquer açúcar simples, incluindo os encontrados em sucos de frutas e hortaliças, pode ser prejudicial — especialmente se a pessoa é hipoglicêmica ou suscetível a infeções ocasionadas por *Candida* [fungos levediformes]. Uma vez que os sucos de frutas têm um teor mais alto de açúcares do que os sucos de hortaliças, seu uso deve ser limitado. A restrição deve ser ainda maior no caso das fontes de açúcar refinado. Leia com todo cuidado os rótulos dos alimentos, em busca de pistas sobre o conteúdo de açúcar. Se no rótulo constam as palavras *sucrose, glucose, maltose, lactose, frutose, xarope de milho* ou *concentrado de suco de uvas brancas*, açúcar extra foi adicionado ao produto.

Os carboidratos complexos, ou amidos, são compostos de numerosos açúcares (polissacarídeos) aglutinados por produtos químicos, que o corpo decompõe gradualmente, transformando-os em

O QUE HÁ NOS SUCOS? OS NUTRIENTES

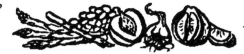

Percentagem de Calorias Como Proteínas

Legumes

Brotos de soja	54%
Brotos de fava	43%
Coalho de soja (tofu)	43%
Farinha de soja	35%
Molho de soja	33%
Favas	32%
Lentilha	29%
Ervilhas picadas	28%
Feijão-roxinho	26%
Feijão branco	26%
Feijão-de-lima	26%
Grão-de-bico	23%

Hortaliças

Espinafre	49%
Couve	45%
Brócolis	45%
Couve-de-bruxelas	43%
Nabiça	43%
Couve-flor	43%
Cogumemos	38%
Salsa	34%
Alface	34%
Ervilhas-verdes	30%
Abóbora-de-verão	28%
Feijão-verde	26%
Pepino	24%
Pimenta verde	22%
Alcachofra	22%
Repolho	22%
Aipo	21%
Berinjela	21%
Tomate	18%
Cebola	16%
Beterraba	15%
Abóbora	12%
Batata	11%

Cereais

Germe de trigo	31%
Centeio	20%
Trigo-mourisco	17%
Arroz selvagem	16%
Trigo-sarraceno	15%
Aveia	15%
Painço	12%
Cevada	11%
Arroz integral	8%

Nozes e Sementes

Sementes de abóbora	21%
Amendoim	18%
Sementes de girassol	17%
Noz de nogueira, preta	13%
Sementes de gergelim	13%
Amêndoa	12%
Castanha de caju	12%
Avelã	8%

Frutas

Limão	16%
Melão	10%
Cantalupo	9%
Morango	8%
Laranja	8%
Amora-preta	8%
Cereja	8%
Uva	8%
Melancia	8%
Tangerina	7%
Mamão	6%
Pêssego	6%
Pêra	5%
Bananas	5%
Grapefruit	5%
Abacaxi	3%
Maçã	1%

Fonte: "Nutritive Value of American Foods in Common Units", *U.S.D.A., Agriculture Handbook*, nº 456

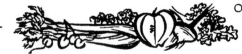

açúcar simples, o que resulta em melhor controle do açúcar no sangue. Um número cada vez maior de pesquisas indica que carboidratos complexos devem formar parte substancial da dieta. As hortaliças, legumes e cereais constituem excelentes fontes de carboidratos.

GORDURAS E ÓLEOS: COMPONENTES IMPORTANTES DAS CÉLULAS

Embora seja muito baixo o teor de gordura em sucos de frutas e hortaliças frescas, o que está presente é essencial para a saúde humana. Os ácidos graxos essenciais, os ácidos linoléicos e os ácidos linolênicos funcionam no corpo como componentes das células nervosas, membranas das células e substâncias assemelhadas a hormônios. As gorduras ajudam também a produzir energia.

As de origem animal são tipicamente sólidas à temperatura ambiente e têm o nome de gorduras saturadas, ao passo que as substâncias vegetais apresentam-se sob forma líquida à mesma temperatura e são denominadas de gorduras insaturadas, ou óleos. Um grande volume de pesquisa relaciona as dietas altas em gordura saturada a numerosos tipos de câncer, doença cardíaca e derrames cerebrais.

Tanto a American Cancer Society quanto a American Heart Association recomendam dietas que contenham menos de 30% de calorias sob a forma de gordura. A tabela à página 43 deixa claro que a maneira mais fácil de a maioria das pessoas atingir essa meta é comer menos produtos de origem animal e mais de origem vegetal.

O QUE HÁ NOS SUCOS?
OS NUTRIENTES

Percentagem de Calorias sob a Forma de Gordura

Ovos e Produtos Lácteos

Manteiga	100%
Creme de leite levemente batido	92%
Queijo cremoso	90%
Gema de ovo	80%
Meio a meio, creme e leite integral	79%
Queijo cheddar	71%
Queijo suíço	66%
Ovo, inteiro	65%
Leite de vaca	49%
Iogurte, natural	49%
Queijo tipo ricota	35%
Leite/iogurte, baixo teor de gordura	31%

Carnes

Bife de alcatra*	83%
Salsicha de porco	83%
T-bone steak*	82%
Bife de churrascaria*	82%
Salsichão	81%
Costela de porco	80%
Salsicha tipo Frankfurter	80%
Costela de carneiro*	79%
Salame	76%
Lombo assado*	71%
Presunto*	69%
Carne comum de vaca, magra	64%
Peito de vitela*	64%
Pernil de carneiro	61%
Lombo redondo*	61%
Frango, carne escura+	56%
Carne de cernelha, apenas magra	50%
Peru, sem pele	47%
Frango, carne branca+	44%

Frutas

Uva	11%
Morango	11%
Maçã	8%
Mirtilo	7%
Limão	7%
Pêra	5%
Abricó	4%
Laranja	4%
Banana	4%
Cantalupo	3%
Abacaxi	3%
Grapefruit	2%
Mamão	2%
Pêssego	2%
Ameixa	1%

Hortaliças

Folha de mostarda	13%
Couve	13%
Folha de beterraba	12%
Alface	12%
Nabiça	11%
Repolho	7%
Couve-flor	7%
Fava verde	6%
Aipo	6%
Pepino	6%
Nabo	6%
Abóbora-de-verão	6%
Cenoura	4%
Ervilha verde	4%
Beterraba	2%
Batata	1%

*Magra, com gordura
+Com pele, assada

Fonte: "Nutritive Value of American Foods in Common Units", *U.S.D.A. Agriculture Handbook*, nº 456

VITAMINAS: ESSENCIAIS À VIDA

Vitaminas são essenciais para a boa saúde. Sem elas, seriam interrompidos processos corporais fundamentais. Deficiências de vitaminas e minerais talvez estejam impedindo numerosas pessoas de gozar uma saúde perfeita. São conhecidas 15 vitaminas diferentes, todas elas com um papel especial próprio a desempenhar. Os especialistas as classificam em dois grupos: solúveis em gordura (A, D, E e K) e solúveis em água (as do complexo B e a vitamina C).

Elas atuam juntamente com as enzimas em reações químicas necessárias ao funcionamento do corpo, incluindo a produção de energia. Juntas, agem como catalistas, acelerando a produção ou decomposição dos laços químicos que mantêm coesas as células. A vitamina C, por exemplo, atua na produção de colágeno, a principal substância proteinada do corpo. Especificamente, participa da ligação de parte da molécula de oxigênio com o aminoácido prolina para formar a hidroxiprolina, um ingrediente sumamente estável do colágeno. Sendo o colágeno tão importante para as estruturas que mantêm o corpo como um todo (tecido conjuntivo, cartilagem, tendões), a vitamina C é essencial à cicatrização de ferimentos, gengivas sadias e prevenção de machucados por causas banais.

As frutas frescas e as hortaliças são ricas em vitaminas solúveis em água e outras em gordura (carotenos da provitamina A e vitamina K), uma vez que os sucos permitem concentração do efeito de nutrição. E, também, os nutrientes fundamentais na forma mais natural. O cozimento destrói muitas das vitaminas do complexo B e a vitamina C. Por isso mesmo, os sucos de frutas ou hortaliças são mais nutritivos do que quando elas são cozidas.

Embora muitas pessoas considerem as frutas como as melhores fontes de vitamina C, algumas hortaliças também a contêm em altos níveis, especialmente o brócolis, as pimentas, a batata, a couve-de-bruxelas (ver p. 45). No que interessa às vitaminas do com-

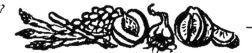

Conteúdo de Vitamina C de Alimentos Selecionados

Miligramas (mg) por 100 gramas de porção comestível

Acerola	1.300	Fígado de vitelo	36
Pimenta vermelha, chili	369	Nabo	36
Goiaba	242	Manga	35
Pimenta vermelha, doce	190	Aspargo	33
Folha de couve	186	Cantalupo	33
Salsa	172	Acelga	32
Folha de couve-seda	152	Cebola verde	32
Nabiça	139	Fígado, bife	31
Pimenta verde, doce	128	Quiabo	31
Brocólis	113	Tangerina	31
Couve-de-bruxelas	102	Espinafre da Nova Zelândia	30
Folha de mostarda	97	Ostra	30
Agrião	79	Feijão-de-lima novo	29
Couve-flor	78	Feijão-fradinho	29
Caqui	66	Feijão-soja	29
Repolho roxo	61	Ervilha verde	27
Morango	59	Rabanete	26
Mamão	56	Framboesa	25
Espinafre	51	Repolho-chinês	25
Laranja & suco	50	Abóbora-de-verão amarela	25
Repolho comum	47	Framboesa Logan	24
Suco de limão	46	Melão	23
Grapefruit & suco	38	Tomate	23
Bagas de sabugueiro	36	Fígado de porco	23

Fonte: "Nutritive Value of American Foods in Common Units", *U.S.D.A. Agriculture Handbook*, nº 456

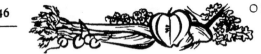

plexo B (exceto a B12), as melhores fontes são os cereais e as hortaliças verdes folhudas, tais como espinafre, couve, salsa e brócolis.[3]

Já a vitamina K é freqüentemente negligenciada. A vitamina K1, a forma encontrada em hortaliças verdes folhudas, desempenha um papel na conversão da osteocalcina inativa em sua forma ativa. A osteocalcina é a principal proteína não-colágeno encontrada nos ossos. A vitamina K é necessária para permitir que a molécula da osteocalcina ligue-se ao cálcio e o mantenha no interior do osso.

A deficiência de vitamina K provoca mineralização defeituosa dos ossos, uma vez que implica níveis inadequados de osteocalcina. Foram descobertos níveis muito baixos de vitamina K1 no sangue de pacientes com fraturas provocadas por osteoporose.[4] A gravidade da fratura correlacionava-se fortemente com o nível de vitamina K em circulação. Quanto mais baixo o nível, mais grave a fratura.

A vitamina K é encontrada em hortaliças verdes folhudas e talvez seja um dos fatores de proteção contra a osteoporose na dieta vegetariana. Os sucos constituem fonte excelente de vitamina K natural.

MINERAIS: NECESSÁRIOS AO SANGUE, AOS OSSOS E ÀS FUNÇÕES CELULARES

Vinte e dois minerais diferentes são importantes na nutrição humana. Eles funcionam, juntamente com as vitaminas, como componentes das enzimas. São também necessários à composição correta dos ossos, sangue e manutenção da função normal das células. São classificados em duas categorias: os primários e os secundários. A primeira inclui cálcio, fósforo, potássio, sódio, cloro, magnésio e enxofre. A segunda, composta de minerais vestigiais [oligoelementos], inclui ferro, iodo, zinco, cromo, vanádio, silício,

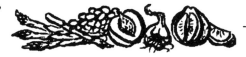

selênio, cobre, flúor, cobalto, molibdeno, manganês, estanho, boro e níquel.

Uma vez que as plantas incorporam aos seus tecidos os minerais que retiram do solo, as frutas e hortaliças são fontes excelentes de muitos deles. Os minerais, na forma encontrada na terra, são inorgânicos, isto é, sem vida. Nas plantas, contudo, a maioria deles liga-se, de formas complexas, a moléculas orgânicas. Este fato implica, em geral, melhor absorção do mineral. Acredita-se que os sucos proporcionam uma absorção ainda melhor do que a fruta ou hortaliça intactas, uma vez que os libera sob uma forma altamente assimilável. As hortaliças verdes folhudas são as melhores fontes vegetais de muitos deles, especialmente do cálcio[5].

Conforme mencionado acima, vegetarianos correm menor risco de sofrer de osteoporose. Além da vitamina K1, os altos níveis de numerosos minerais encontrados nas plantas, especialmente nas hortaliças, podem ser também responsáveis por essa proteção. Um oligoelemento que recentemente despertou atenção como fator protetor contra a osteoporose é o boro, que demonstrou exercer um efeito positivo sobre os níveis de cálcio e estrógeno ativo em mulheres na pós-menopausa. Conforme revelou um estudo, a suplementação da dieta dessas mulheres com 3mg de boro ao dia reduziu em 44% a perda de cálcio na urina e aumentou espetacularmente os níveis de 17-beta-estradiol, o estrógeno biologicamente mais ativo[6]. Parece que o boro é necessário para ativar certos hormônios, incluindo o estrógeno, e a vitamina D. Uma vez que as frutas e as hortaliças são as principais fontes de boro na alimentação, dietas pobres nesses alimentos podem ser também deficientes no mineral. O alto conteúdo de boro da dieta vegetariana talvez seja também outro fator protetor contra a osteoporose.

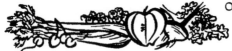

POTÁSSIO: FUNDAMENTAL À BOA PRESSÃO ARTERIAL

Um dos maiores benefícios nutricionais dos sucos de frutas e hortaliças é o fato de serem muito ricos em potássio e pobres em sódio[7]. O equilíbrio de sódio e potássio reveste-se da mais alta importância para a saúde humana. Sódio demais na dieta pode resultar em perturbação do equilíbrio. Numerosos estudos demonstraram que a dieta baixa em potássio e alta em sódio desempenha um papel importante no desenvolvimento do câncer e nas doenças cardiovasculares (cardiopatias, pressão arterial alta, derrames cerebrais)[8]. Reciprocamente, a dieta alta em potássio e baixa em sódio protege contra essas doenças e, no caso da pressão alta, pode ser terapêutica[9]. Numerosos estudos comprovaram que a restrição de sódio apenas não melhora a pressão arterial na maioria das pessoas — porquanto deve ser acompanhada de uma alta ingestão de potássio[10].

A maioria dos americanos apresenta uma razão potássio-sódio (K:Na) de menos de 1:2. Isso significa que ingerem duas vezes mais sódio do que potássio. Pesquisadores recomendam, para preservação da saúde, uma razão potássio-sódio de mais de 5:1. Este é um valor dez vezes maior do que o consumo típico. Mas talvez nem mesmo esse valor seja o ideal. Uma dieta natural rica em frutas e hortaliças pode produzir uma razão potássio-sódio (K:Na) de mais de 100:1, uma vez que a maioria das frutas e hortaliças apresenta uma razão de pelo menos 50:1. Vejamos, por exemplo, as razões K:Na médias de várias frutas e hortaliças frescas:

cenoura 75:1
batata   110:1
maçã   90:1
banana 440:1
laranja 260:1

O QUE HÁ NOS SUCOS?
OS NUTRIENTES

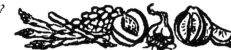

Conteúdo de Potássio de Alimentos Selecionados

Miligramas (mg) por 100 gramas de porção comestível

Alimento	mg	Alimento	mg
Algas	8.060	Couve-flor	295
Microalgas	5.273	Agrião	282
Semente de girassol	920	Aspargo	278
Germe de trigo	827	Repolho roxo	268
Amêndoa	773	Alface	264
Passa	763	Cantalupo	251
Salsa	727	Lentilha cozida	249
Castanha-do-pará	715	Tomate	244
Amendoim	674	Batata-doce	243
Tâmara	648	Mamão	234
Figo, seco	640	Alcachofra	214
Abacate	604	Pimenta-verde	213
Noz-pecã	603	Beterraba	208
Inhame	600	Pêssego	202
Acelga	550	Abóbora-de-verão	202
Feijão-soja cozido	540	Laranja	200
Alho	529	Framboesa	199
Espinafre	470	Cereja	191
Noz inglesa	450	Morango	164
Painço	430	Suco de grapefruit	162
Fava, cozida	416	Pepino	160
Cogumelo	414	Uva	158
Batata com casca	407	Cebola	157
Brócolis	382	Abacaxi	146
Couve	378	Leite integral	144
Banana	370	Suco de limão	141
Abóbora-de-inverno	369	Pêra	130
Frango	366	Ovo	129
Cenoura	341	Maçã	110
Aipo	341	Melancia	100
Rabanete	322	Arroz integral cozido	70

Fonte: "Nutritive Value of American Foods in Common Units",
U.S.D.A. Agriculture Handbook nº 456

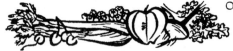

FUNÇÕES DO POTÁSSIO

O potássio é um dos eletrólitos — sais minerais condutores de eletricidade quando dissolvidos em água. Os eletrólitos são sempre encontrados em pares. Uma molécula positiva, como a do sódio ou do potássio, é sempre acompanhada por uma molécula negativa, como o cloreto. O potássio, como importante eletrólito, funciona na manutenção do:

- equilíbrio e distribuição da água no corpo
- equilíbrio ácido-base
- funções dos músculos e células nervosas
- função cardíaca
- funções renal e adrenal

Mais de 95% do potássio existente no corpo humano são encontrados no interior das células. Em contraste, a maior parte do sódio localiza-se fora delas, no sangue e em outros fluidos. Como é que acontece isso? As células, na verdade, bombeiam para fora o sódio e para dentro o potássio, usando a denominada "bomba sódio-potássio". Esta bomba é encontrada nas membranas de todas as células do corpo. Uma de suas funções mais importantes consiste em impedir a dilatação das células. Se o sódio não for bombeado para fora, a água acumula-se no interior da célula, fazendo com que ela se dilate e finalmente se rompa.

A bomba sódio-potássio funciona também para manter a carga elétrica na célula. Este fato é de importância especial no caso das células dos músculos e nervos. Durante a transmissão de sinais pelos nervos e na contração dos músculos, o potássio sai da célula e entra o sódio, o que produz uma mudança na carga elétrica. Esta mudança é o que causa o impulso nervoso ou a contração muscular. Não é de surpreender que a deficiência de potássio afete inicialmente os músculos e os nervos.

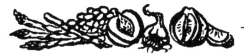

O potássio é também essencial para a conversão do açúcar do sangue em glicogênio, a forma de armazenamento do açúcar sanguíneo encontrada nos músculos e no fígado. A deficiência de potássio resulta em níveis mais baixos de glicogênio armazenado. Uma vez que o glicogênio é usado quando exercitamos músculos para obter energia, a deficiência de potássio produzirá grande fadiga e fraqueza muscular. Estes são tipicamente os primeiros sinais de deficiência de potássio.

DEFICIÊNCIA DE POTÁSSIO

A deficiência de potássio é caracterizada por confusão mental, irritabilidade, fraqueza, perturbações cardíacas, problemas na condução de mensagens pelos nervos e na contração dos músculos. A deficiência de potássio é tipicamente causada por dieta baixa em frutas frescas e hortaliças e alta em sódio. É mais comum nos casos de pessoas idosas. Mas também menos comum do que a deficiência devida à perda excessiva de fluidos (suor, diarréia, urina) ou ao uso de diuréticos, laxativos, aspirina e outras drogas.

O volume de potássio perdido no suor pode ser muito grande, especialmente no caso de exercício prolongado em ambientes quentes. Atletas e pessoas que praticam exercícios regulares têm necessidades mais altas desse mineral. Uma vez que até 3g de potássio podem ser perdidos no suor em um único dia, a ingestão diária de pelo menos 4g de potássio é recomendada para esses indivíduos.

QUANTO DE POTÁSSIO NECESSITAMOS?

A ingestão diária de potássio, considerada segura e suficiente, da forma estabelecida pelo Committee on Recommended Daily Allowances, dos EUA, é de 1,9g a 5,6g. Se as necessidades de potássio do corpo não estão sendo atendidas pelos alimentos, a

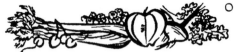

suplementação é essencial para a boa saúde. Isso é particularmente verdade nos casos de idosos e de atletas. Sais de potássio são geralmente receitados por médicos na dosagem de 1,5g a 3g diários. Não obstante, os sais podem causar náuseas, vômitos, diarréia e úlceras. Esses efeitos, porém, deixam de surgir quando os níveis são aumentados exclusivamente através da dieta. Esse fato põe em relevo as vantagens de usar sucos, alimentos ou suplementos alimentares ricos em potássio para atender às altas necessidades do corpo. A maioria dos sucos de frutas e hortaliças contém aproximadamente 400mg de potássio por cada 200g.

Será possível ingerir potássio demais? Claro, embora a maioria das pessoas possa dar conta do excesso. A exceção são as que sofrem de doenças renais. Elas não processam o potássio da forma normal e é provável que tenham perturbações cardíacas e outras conseqüências da toxidez desse elemento. Indivíduos com distúrbios renais precisam em geral restringir a ingestão de potássio e seguir as recomendações dietéticas de seus médicos.

SUMÁRIO

Os sucos de frutas frescas e hortaliças proporcionam nutrição excelente, em forma facilmente assimilável. São ricos em numerosos nutrientes vitais, incluindo água pura. São também densos em nutrientes, na medida em que fornecem alto volume de nutrição de qualidade por caloria. Proteínas, carboidratos, vitaminas e minerais são neles encontrados em forma natural. Um dos principais minerais fornecidos pelos sucos frescos é o potássio, elemento vital para numerosas funções corporais e especialmente importante para o coração, nervos e tecidos musculares.

3
O QUE HÁ NOS SUCOS? OS ANUTRIENTES

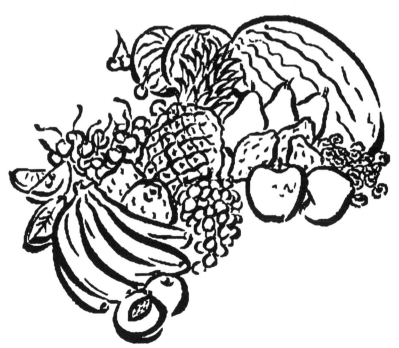

O QUE HÁ NOS SUCOS?
OS ANUTRIENTES

Os sucos frescos contêm grande variedade de substâncias que são com freqüência denominadas coletivamente de anutrientes [*anutrient*, em inglês, palavra formada pelo prefixo grego *a*, que significa "privação de", e nutriente]. Incluídos nessa categoria temos as enzimas, os pigmentos como os carotenos, a clorofila, os flavonóides e componentes alimentícios secundários. Os nutrientes são classicamente definidos como substâncias que proporcionam nutrição ou são necessárias às funções ou estruturas do corpo. A designação "anutriente" significa que esses compostos não têm propriedades nutricionais. Essas substâncias, no entanto, exercem, de fato, efeitos de profunda importância para a saúde. E são responsáveis por muitos dos benefícios conhecidos ou ainda desconhecidos dos alimentos (ver p. 57).

Este fato é talvez mais bem demonstrado em estudos demográficos sobre dieta e câncer. Nesses estudos, o consumo de altos níveis de frutas e hortaliças frescas aparece invariavelmente associado à redução do risco de câncer na maioria das partes do corpo[1]. Uma vez que essa ligação está inteiramente provada, pesquisadores andam muito ocupados tentando compreender exatamente por que uma dieta desse tipo protege o indivíduo.

Sabe-se que frutas e hortaliças contêm grande número de substâncias potencialmente anticancerígenas, incluindo tanto nutrientes quanto anutrientes. Demonstraram certas pesquisas que essas substâncias exercem ação complementar, e em parte coincidente, na redução do risco de câncer, incluindo efeitos antioxidantes; induzem a produção de enzimas no corpo que o desintoxicam de produtos químicos responsáveis pela doença; bloqueiam os efeitos químicos de compostos que as provocam; e reforçam o sistema imunológico[2].

Um estudo recente sobre o papel das frutas e hortaliças na prevenção do câncer, publicado pela revista médica *Cancer Causes and Control*, concluiu que, aparentemente, o ser humano precisa de uma dieta com alto teor desses alimentos, que fornecem subs-

tâncias de importância crucial para a manutenção de funções corporais normais, embora apenas algumas delas sejam consideradas como "nutrientes essenciais". Numerosos especialistas acham que o câncer é uma "má adaptação" à ingestão reduzida de compostos existentes nos alimentos (anutrientes), necessários ao corpo por outras razões que não os efeitos nutricionais. Em outras palavras, o câncer seria resultado de deficiência, na dieta, de alimentos de origem vegetal. As palavras finais do autor do artigo foram particularmente percucientes: "Hortaliças e frutas contêm o coquetel carcinogênico ao qual estamos adaptados. Quando o abandonamos, corremos risco."[3]

Um número cada vez maior de especialistas começa a dar-se conta de que os mais importantes não são apenas os "nutrientes essenciais". Na verdade, os anutrientes podem produzir o efeito mais poderoso na proteção contra o câncer. Embora alguns dos efeitos anticâncer mais potentes proporcionados pelas frutas e hortaliças se devam ao seu alto conteúdo de antioxidantes, seu efeito protetor vai muito além da função antioxidante. Uma das principais recomendações da American Cancer Society para reduzir o risco de câncer, por exemplo, é a de incluir hortaliças crucíferas, tais como repolho, brócolis, couve-de-bruxelas e couve-flor, na dieta[4]. Comprovou-se que esses alimentos exercem um efeito protetor contra numerosos tipos de câncer, que se situa além dos resultados de seu conteúdo conhecido de nutrientes. Os compostos anticâncer na família do repolho incluem fenóis, indóis, isotiacianatos e vários compostos que contêm enxofre. Esses compostos nenhuma atividade nutricional exercem e são, por conseguinte, exemplos de anutrientes. Não obstante, esses compostos da família do repolho estimulam o corpo a desintoxicar e eliminar produtos químicos causadores da doença, ou seja, produzem um efeito muito profundo e poderoso na guerra contra a doença.

O estudo dos alimentos constitui uma área em expansão e emocionante, sobretudo na área dos anutrientes. Todos os anos

O QUE HÁ NOS SUCOS?
OS ANUTRIENTES

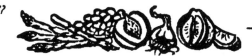

Efeitos Sobre a Saúde de Anutrientes Selecionados

Anutrientes	Benefícios Para a Saúde	Fontes Alimentares
Compostos de alho	Níveis mais baixos de colesterol, propriedades antitumorais	Alho e cebola
Carotenos	Antioxidante, reforça o sistema imunológico, propriedades anticancerígenas	Hortaliças de cor escura, tais como cenoura, abóbora, espinafre, couve, salsa, bem como cantalupo, abricó e frutas cítricas
Cumarina	Propriedades antitumorais, reforço do sistema imunológico, estimulante dos mecanismos antioxidantes	Cenoura, aipo, beterraba, frutas cítricas
Ditioltionas	Bloqueia a reação, no interior da célula, de compostos que causam câncer	Hortaliças da família do repolho
Flavonóides	Propriedades antioxidantes, antiviróticas e antiinflamatórias	Frutas, em especial frutas mais escuras, tais como cereja, mirtilo e também hortaliças, incluindo tomate, pimenta e brócolis
Glucosinolatos & indóis	Estimulam a produção de enzimas que desintoxicam compostos causadores de câncer	Repolho, couve-de-bruxelas, couve comum, rabanete, folhas de mostarda
Isotiocianatos & tiocianatos	Inibe danos ao material genético (DNA)	Hortaliças da família do repolho
Limonóides	Protege contra o câncer	Frutas cítricas
Ftalidos	Estimula a produção de enzimas de desintoxicação	Salsa, cenoura, aipo
Esteróides	Bloqueia a produção de compostos cancerígenos	Produtos de soja, cereais integrais, pepino, abóbora, hortaliças da família do repolho

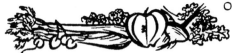

são descobertos outros que produzem efeitos notáveis na promoção da saúde. Essa constatação enfatiza a importância de não confiar apenas em suplementos de vitaminas e minerais, no que interessa a nossas necessidades nutricionais. Os suplementos são considerados como acréscimos à dieta sadia. Esta terá que incluir não só níveis adequados de nutrientes conhecidos, mas também grande quantidade de frutas e hortaliças frescas, dado seu alto teor de anutrientes "desconhecidos" e componentes curativos auxiliares.

ENZIMAS: NECESSÁRIAS À VIDA

O suco fresco é considerado como alimento "vivo" porque contém enzimas ativas. Conforme mencionado antes, as enzimas atuam freqüentemente em conjunto com as vitaminas, acelerando reações químicas. Sem enzimas não haveria vida nas células. E elas são muito mais freqüentes em alimentos crus, como os sucos frescos, porque, sendo extremamente sensíveis ao calor, são destruídas durante os processos de cozimento e pasteurização.

Há dois tipos principais de enzimas: sintetases e hidrolases. As primeiras auxiliam na formação das estruturas corporais ao produzir ou sintetizar moléculas de grande tamanho. São denominadas também de enzimas metabólicas. As hidrolases trabalham para decompor moléculas grandes em menores ao adicionar-lhes água, processo este conhecido como hidrólise. As hidrolases são chamadas também de enzimas digestivas.

A digestão é o processo do corpo que requer o mais alto nível de energia. Por isso mesmo, um dos principais benefícios potencializadores de energia dos sucos frescos está em sua forma altamente digerível. Quando comemos, o corpo trabalha duramente para separar o suco das fibras do alimento. (Lembre-se, é o suco que alimenta as células.) A centrífuga faz isso pelo corpo, mas este não é o único

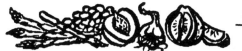

benefício dos sucos frescos. Estes e outros alimentos "vivos" contêm enzimas digestivas que ajudam a decompor os alimentos no trato digestivo, dessa maneira economizando ao corpo valiosas enzimas.

Essa ação economizadora é denominada de "lei da secreção adaptativa das enzimas digestivas"[5]. De acordo com essa lei, se parte do alimento for digerida pelas enzimas nele contidas, o corpo secretará menos das suas. Assim, a energia vital do corpo é mudada, da digestão para outras funções corporais, tais como cura e rejuvenescimento. É pouquíssima a energia necessária para digerir o suco. Dentro de uns cinco minutos, ele começa a ser absorvido. Em contraste, uma refeição lauta de carne e batata pode permanecer durante horas no estômago. Se a refeição é composta apenas de alimentos cozidos (sem enzimas), a maior parte da energia do corpo concentra-se na digestão. O que aconteceu, leitor, com seu nível de energia após sua última grande refeição de alimentos cozidos? Se você é igual à maioria das pessoas, o nível caiu espetacularmente. O que seria sua vida se você investisse menos energia na digestão e mais em outras funções corporais? Seria uma vida plena de energia, uma vida de paixão, de vitalidade, de saúde.

Para alcançar níveis máximos de energia, recomenda-se freqüentemente que de 50% a 75% da dieta (em termos de volume) sejam de frutas e hortaliças cruas, nozes e sementes[6]. Os sucos garantem que você poderá alcançar essa percentagem.

ENZIMAS E SAÚDE

Talvez o melhor exemplo dos efeitos benéficos das enzimas das plantas seja o oferecido pela bromelina, a enzima encontrada no abacaxi. Começando a ser usada como agente medicinal em 1957, mais de 200 trabalhos científicos sobre suas aplicações terapêuticas surgiram na literatura médica[7,8].

Informam esses estudos que a bromelina produz uma grande variedade de efeitos benéficos, incluindo:

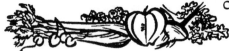

- facilitar a digestão
- reduzir a inflamação em casos de artrite, lesões nos esportes, ou traumas
- prevenir inchações (edemas) após trauma ou cirurgia
- inibir a agregação de plaquetas sanguíneas, reforçando a ação antibiótica
- aliviar a sinusite
- controlar o apetite
- acelerar a cicatrização de ferimentos

Embora numerosos estudos tenham usado a preparação comercial de bromelina, é concebível que beber suco fresco de abacaxi produza benefícios semelhantes, se não superiores. Uma das perguntas que surgem freqüentemente em discussões sobre enzimas como a bromelina é se o corpo realmente as absorve em sua forma ativa. Há prova incontestável de que, tanto nos animais quanto no homem, até 40% da bromelina tomada pela boca são absorvidos intactos, sem ser decompostos[9]. Esse fato proporciona alguma evidência de que outras enzimas vegetais possam ser também absorvidas intactas e exercer também efeitos benéficos.

As condições de saúde em que foi documentada a eficácia clínica da bromelina incluem:

angina	má digestão
artrite	insuficiência pancreática
lesões atléticas	fitobezoar
bronquite	pneumonia
debridamento de queimadura	escleroderma
celulite	sinusite
dismenorréia	infecção por estafilococo
equimoses	trauma cirúrgico
edema	tromboflebite

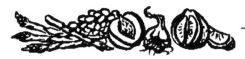

CAROTENOS: REDUZINDO O RISCO DE CÂNCER E DOENÇA CARDÍACA

Os carotenos, ou carotenóides, representam o grupo mais comum de pigmentos que ocorrem normalmente na natureza. Constituem um grupo altamente colorido (do vermelho ao amarelo) de compostos solúveis em gordura que, nas plantas, protegem-nas contra danos produzidos durante a fotossíntese[10]. São mais conhecidos por sua capacidade de se converterem em vitamina A, sua atividade antioxidante e correlação com o potencial máximo de longevidade de seres humanos, outros primatas e mamíferos.

Já foram descritos mais de 400 carotenos, embora se acredite que apenas uns 30 a 50 sejam ativos no que interessa à vitamina A. Estes recebem a denominação de "carotenos provitamina A". Historicamente, os efeitos biológicos dos carotenos baseiam-se em sua atividade correspondente à vitamina A. O beta-caroteno é considerado o mais ativo entre eles devido a uma atividade provitamina A mais alta do que os demais carotenos. Pesquisa recente, no entanto, sugere que essas atividades, no tocante à vitamina A, foram exageradas, uma vez que há outros carotenos não ligados à vitamina A que possuem poder antioxidante e anticâncer muito maior[11].

A conversão de um caroteno provitamina A em vitamina A depende de vários fatores: do nível de vitamina A no corpo, do *status* das proteínas, de hormônios tiroidais, de zinco e de vitamina C. A conversão diminui à medida que aumenta a ingestão de caroteno e quando os níveis de vitamina A no soro sanguíneo são adequados. Se suficientes esses níveis, deixa de ocorrer a conversão. Em vez disso, o caroteno é transferido aos tecidos corporais para armazenamento[12].

Ao contrário da vitamina A, que é armazenada principalmente no fígado, os carotenos não convertidos são depositados nas

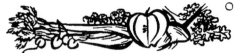

células adiposas, nas epiteliais e em outros órgãos (as glândulas supra-renais, os testículos e os ovários são os que apresentam as maiores concentrações). As epiteliais são encontradas na pele e no revestimento dos órgãos internos (incluindo o trato respiratório, trato gastrintestinal e trato geniturinário). Estudos demográficos demonstraram uma forte correlação entre a ingestão de caroteno e uma grande variedade de cânceres envolvendo tecido epitelial (tais como pulmão, pele, cérvix e trato gastrintestinal)[13]. Quanto mais alta a ingestão de caroteno, menor o risco de câncer. Estudos científicos mostram também que os carotenos atuam contra tumores e reforçam o sistema imunológico[14].

O câncer e o envelhecimento compartilham de certo número de características, incluindo uma associação com danos provocados por radicais livres, o que sugeriu a idéia de que a prevenção do câncer deve promover também a longevidade. Há alguma prova em apoio dessa alegação, uma vez que parece que o conteúdo de caroteno nos tecidos apresenta uma melhor correlação com o potencial de longevidade máxima (PLM) dos mamíferos, incluindo seres humanos, do que qualquer outro fator estudado[15]. O PLM humano, de aproximadamente 120 anos, por exemplo, correlaciona-se com seus níveis no soro de 50-300 mcg/dl (microgramas por decilitro de sangue), enquanto que outros primatas, como o macaco reso, têm um PLM de aproximadamente 34 anos, correlacionando-se com níveis de caroteno no soro de 6-12 mcg/dl. Os números na pág. 63 demonstram a relação entre o PLM de várias espécies e seus correspondentes níveis de caroteno.

Uma vez que os carotenóides existentes nos tecidos constituem aparentemente o fator mais importante para determinar o potencial de longevidade máxima, uma conclusão lógica é que indivíduos pertencentes a espécies com níveis mais altos de caroteno nos tecidos seriam os mais longevos. O conteúdo nos tecidos pode ser

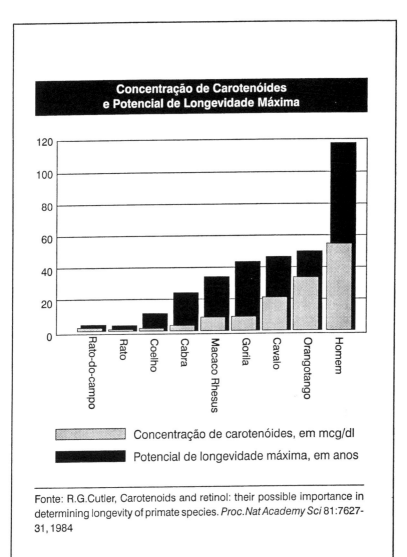

Fonte: R.G.Cutler, Carotenoids and retinol: their possible importance in determining longevity of primate species. *Proc.Nat Academy Sci* 81:7627-31, 1984

elevado principalmente comendo-se alimentos e bebendo sucos em uma dieta rica em carotenos variados.

As principais fontes de caroteno são as hortaliças folhudas

verdes escuras (couve comum, couve-seda e espinafre) e frutas e hortaliças amarelo-alaranjadas (abricó, cantalupo, cenoura, batata-doce, inhame e abóbora). Os carotenos presentes em plantas verdes são encontrados nos cloroplastos juntamente com a clorofila, geralmente em complexos com uma proteína ou lipídio. O beta-caroteno é a forma predominante na maioria das folhas verdes e, de modo geral, quanto mais intensa a cor da folha, maior a sua concentração.

Frutos e hortaliças de cor alaranjada (cenoura, abricó, manga, inhame e abóbora) apresentam costumeiramente concentrações mais altas de carotenos provitamina A. Da mesma maneira, o conteúdo de provitamina A corresponde à intensidade da cor.

Nas frutas e hortaliças alaranjadas e amarelas, as concentrações de beta-caroteno são altas, mas outros carotenos estão também presentes, incluindo muitos cujos efeitos antioxidantes e anticâncer são mais potentes do que os do beta-caroteno. As hortaliças e frutas vermelhas e púrpura (tais como tomate, repolho roxo, bagas e ameixa) contêm proporção mais alta de pigmentos ativos não-vitamina A, incluindo flavonóides e carotenos. Os legumes, cereais e sementes são também fontes importantes dos mesmos.

A ingestão de sucos proporciona maiores benefícios do que suplementos de beta-caroteno ou alimentos intactos ricos nesse elemento, uma vez que a preparação do suco rompe as membranas das células, liberando assim importantes compostos nutricionais, como os carotenos, para absorção mais fácil. A suplementação de beta-caroteno, embora benéfica, contribui com um único tipo de caroteno, ao passo que preparar sucos de uma grande variedade de alimentos ricos em caroteno fornecerá uma faixa mais ampla desses elementos, muitos dos quais têm propriedades mais eficazes do que as do beta-caroteno[16].

O QUE HÁ NOS SUCOS? OS ANUTRIENTES

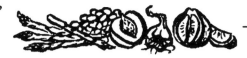

Níveis de Caroteno de Frutas e Hortaliças Frescas

Total aproximado de caroteno, mcg por 100 gramas

Maçã		Melão	2.100-6.200
Com casca	5.500-12.600	Laranja	2.400-2.700
Sem casca	100-500	Mamão	1.100-3.000
Abricó	3.500	Pêssego	2.700
Folhas de beterraba	10.000	Pimentas	
Amora-preta	600	Pimentão	900-1.100
Brócolis	5.200	Espinafre	37.000
Couve-de-bruxelas	7.000	Abóbora	
Cenoura	11.100	Bolota	3.900
Folhas de couve-seda	20.000	Noz-manteiga	17.700
Uva	200	Amarela	1.400
Couve comum	75.000	De-verão	900
		Tomates	7.200

Fontes: M.C. Linder, *Nutritional Biochemistry and Metabolism* (Nova York: Elsevier, 1991, p. 160); e M.S. Micozzi et al., Carotenoid analysis of selected raw and cooked foods associated with a lower risk for cancer. *J. Nat.Can. Inst.* 82:282-5, 1990.

Ninguém pode consumir caroteno demais. Estudos sobre a substância revelaram que ela está isenta de qualquer toxidez importante, mesmo quando usada em doses muito altas no tratamento de numerosas doenças[17]. Ainda assim, o aumento do consumo de caroteno pode resultar em uma tonalidade ligeiramente alaranjada ou amarelada da pele, devido ao fato de a substância ser armazenada nas células epiteliais. Esse estado é conhecido como carotenodermia e não constitui motivo para alarme. Na verdade, provavelmente é um sinal muito bom e simplesmente indica que o corpo dispõe de um bom suprimento de carotenos.

FLAVONÓIDES: OS MODIFICADORES BIOLÓGICOS DAS REAÇÕES NA NATUREZA

Os flavonóides constituem outro grupo de pigmentos vegetais que proporcionam notável proteção contra dano provocado por radicais livres. Esses compostos são os principais responsáveis pelas cores das frutas e flores. Eles servem, contudo, a mais coisas do que apenas funções estéticas. Nas plantas, atuam como proteção contra o estresse ambiental. Nos seres humanos, parece que funcionam como modificadores de reações biológicas, isto é, alteram aparentemente a reação do corpo a outros compostos, tais como os alérgenos, vírus e carcinógenos, conforme evidenciado por suas propriedades antiinflamatórias, antialérgicas, antivirais e anticarcinógenas. Suas moléculas são excepcionais no sentido de agir contra uma grande variedade de oxidantes e radicais livres.

Pesquisas recentes sugerem que podem ser úteis no reforço de numerosas condições de saúde. Na verdade, sabe-se agora que muitas das propriedades medicinais de alimentos, sucos, ervas, pólens e própolis estão diretamente relacionadas com seu conteúdo de flavonóides. Já foram descritos e classificados, de acordo com a respectiva estrutura química, mais de 4.000 compostos de flavonóides.

Diferentes sucos fornecerão diferentes flavonóides e proporcionarão diferentes benefícios. Os flavonóides responsáveis pelas cores do vermelho ao azul do mirtilo, amora-preta, cereja, uvas, pilriteiro e numerosas flores são denominados de antocianidinas e proantocianidinas. Esses flavonóides, encontrados na carne e na pele das frutas, são responsáveis por uma atividade muito forte da "vitamina P"[18]. (Os flavonóides foram originariamente chamados de vitamina P devido à sua capacidade de impedir a permeabilidade dos vasos sanguíneos no escorbuto.) Entre seus efeitos, contam-se a capacidade de elevar o nível de vitamina C no interior das células, reduzir o vazamento e o rompimento de pequenos

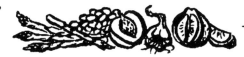

vasos sanguíneos, proteger o corpo contra radicais livres e reforçar as estruturas das articulações[19].

Produzem ainda efeitos sumamente benéficos sobre o colágeno. O colágeno é a proteína mais abundante no corpo e responsável pela manutenção da integridade da "substância básica". A substância básica mantém os tecidos juntos. O colágeno é encontrado também nos tendões, ligamentos e cartilagens. Mas é destruído durante processos inflamatórios que ocorrem na artrite reumatóide, em doenças periodontais, na gota e em outras condições inflamatórias que envolvem ossos, juntas, cartilagem e tecidos conjuntivos. As antocianidinas e outros flavonóides afetam de muitas maneiras o metabolismo do colágeno:

- Têm a capacidade única de entrecruzar fibras de colágeno, disso decorrendo o reforço do entrecruzamento natural do colágeno que forma a denominada matriz de colágeno do tecido conjuntivo (substância básica, cartilagem, tendão, e assim por diante).
- Previnem o dano dos radicais livres com sua potente ação antioxidante e de coveiro dos radicais livres.
- Inibem a destruição de estruturas de colágeno pelas enzimas secretadas pelas células sanguíneas durante inflamações.
- Impedem a liberação e a síntese de compostos que provocam inflamações, como a histamina.

Esses notáveis efeitos sobre as estruturas de colágeno e sua poderosa ação antioxidante tornam os componentes de flavonóides das bagas extremamente úteis em casos de artrite e endurecimento das artérias. Provou-se que o suco de cereja é sumamente benéfico na gota. Já o fornecimento de flavonóides de proantocianidina, extraídos de sementes de uva, ocasionaram reversão das plaquetas na aterosclerose (endurecimento das artérias), bem como diminuição do colesterol no soro sanguíneo[20]. Nos processos ateroscleró-

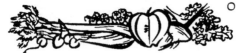

ticos, que continuam a ser os maiores assassinos dos americanos, alimentos ricos em antocianidinas e proantocianidinas exercem aparentemente importante proteção, bem como potencial reversão do processo.

Ainda outros flavonóides são notáveis compostos antialérgicos, modificando e reduzindo todas as fases da reação alérgica. Especificamente, inibem a formação e secreção de potentes compostos inflamatórios que geram a reação alérgica. Vários medicamentos receitados para tratar condições alérgicas como asma, eczema e urticária baseiam-se em moléculas de flavonóides. Um exemplo de flavonóide antialérgico é a quercetina, encontrada em muitas frutas e hortaliças. A quercetina, um antioxidante poderoso, inibe a liberação da histamina e de outros compostos alérgicos[21].

CLOROFILA: O AGENTE PURIFICADOR DA NATUREZA

A clorofila é o pigmento verde encontrado no compartimento do cloroplasto das células dos vegetais. No cloroplasto, a energia eletromagnética (luz) é convertida em energia química no processo conhecido como fotossíntese. Para que essa ação ocorra, é essencial a presença da molécula de clorofila.

A clorofila natural existente nas plantas verdes é solúvel em gordura. A maioria dos produtos de clorofila encontrados em lojas de produtos naturais, contudo, contém um tipo solúvel em água. Uma vez que essa clorofila não é absorvida pelo trato gastrintestinal, seu uso é limitado a condições ulcerativas da pele e do trato gastrintestinal[22]. Seu efeito benéfico encontra-se principalmente em suas qualidades como adstringente, juntamente com a capacidade de estimular a cura de ferimentos. Essas propriedades curativas foram observadas com a administração tópica da clorofila solúvel em água no tratamento de ferimentos na pele. A clorofila

Conteúdo de Flavonóides de Alimentos Selecionados

Miligramas (mg) por 100 gramas de porção comestível

Alimentos	Oxoflavonóides[1]	Antocianinas	Catequinas[2]	Biflavans
Frutas				
Grapefruit	50			
Suco de *grapefruit*	20			
Laranja, Valencia	50-100			
Suco de laranja	20-40			
Maçã	3-16	1-2	20-75	50-90
Suco de maçã				15
Abricó	10-18		25	
Pêra	1-5		5-20	1-3
Pêssego		1-12	10-20	90-120
Tomate	85-130			
Mirtilo		130-250	10-20	
Cereja azeda		45		25
Cereja doce			6-7	15
Uva-do-monte	5	60-200	20	100
Mirtilo vermelho		100	25	100-150
Groselha preta	20-400	130-400	15	50
Groselha, suco		75-100		
Uva vermelha		65-140	5-30	50
Ameixa amarela		2-10		
Ameixa azul		10-25	200	
Framboesa preta		300-400		
Framboesa vermelha		30-35		
Morango	20-100	15-35	30-40	
Pilriteiro			200-800	
Hortaliças				
Repolho roxo		25		
Cebola	100-2.000	0-25		
Salsa	1.400			
Ruibarbo		200		
Diversos				
Favas secas		10-1.000		
Salva	1.000-1.500			
Chá	5-50		10-500	100-200
Vinho tinto	2-4	50-120	100-150	100-250

[1] 4-Oxoflavonóides: soma dos flavanonas, flavonas e flavonóides (incluindo quercetina).
[2] As catequinas incluem as proantocianidinas.

Fonte: J. Kuhnau, The flavonoids: a class of semi-essential food components: their role in human nutrition, *Wld Rev Nutr Diet*, 24.117-91, 1976.

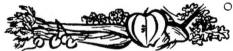

é ainda usada na medicina para ajudar a combater o odor corporal, fecal e urinário[23].

A produção de clorofila solúvel em água exige que a molécula da clorofila natural seja obrigatoriamente alterada quimicamente. A forma solúvel em gordura, que é a forma natural da clorofila, encontrada no suco fresco, oferece várias vantagens sobre a variedade solúvel em água. Isso é especialmente verdade no tocante à capacidade da clorofila de estimular a hemoglobina e a produção de células vermelhas do sangue e aliviar o fluxo menstrual excessivo[24]. Na verdade, a molécula da clorofila é muito parecida com a parte heme [de hematina] da molécula de hemoglobina das células vermelhas do corpo humano.

Ao contrário da clorofila solúvel em água, a solúvel em gordura é absorvida com grande facilidade pelo resto do corpo e contém outros componentes do composto do cloroplasto (incluindo betacaroteno e vitamina K1). A solúvel em água não proporciona esses benefícios adicionais.

Tal como outros pigmentos vegetais, a clorofila exerce ainda importantes efeitos antioxidantes e anticâncer[25]. Sugeriram alguns especialistas que ela fosse adicionada a certos refrigerantes, alimentos, fumo de mascar e rapé para reduzir o risco de câncer. Uma melhor recomendação seria incluir regularmente sucos frescos de hortaliças verdes na dieta. Verduras como a salsa, o espinafre, a couve e a beterraba são ricos não só em clorofila, mas também em minerais, como o cálcio, e em carotenos. A salsa, ou alguma outra verdura, deve ser consumida sempre que forem comidos alimentos fritos, assados ou grelhados, uma vez que se descobriu em estudos com seres humanos que a salsa reduz o risco de câncer dos alimentos fritos[26]. Presumivelmente, outras verduras proporcionam uma proteção semelhante.

O QUE HÁ NOS SUCOS?
OS ANUTRIENTES

71

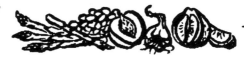

Heme

Parte da Molécula da Hemoglobina

Clorofila

SUMÁRIO

O suco fresco contém uma grande variedade de substâncias denominadas coletivamente de anutrientes. Nesta categoria estão incluídas as enzimas, os pigmentos, como os carotenos, a clorofila, os flavonóides e componentes alimentares secundários. Embora essas substâncias só possuam pouco, ou nenhum valor real "nutricional", elas trazem profundos benefícios para a saúde.

4
COMO PREPARAR O SUCO; COMEÇANDO

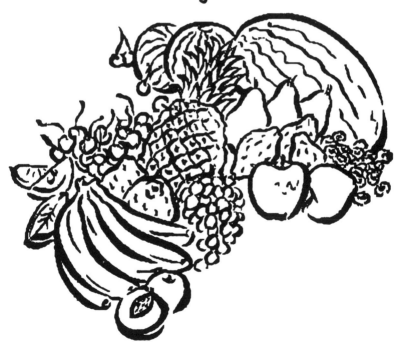

COMO PREPARAR O SUCO:
COMEÇANDO

A moda de preparação de sucos que ora varre a nação é, em grande parte, resultado da dedicação, perseverança e visão de um homem — Jay Kordich —, mais conhecido como Juiceman (O Fazedor de Sucos). Segundo a visão de Jay, no futuro, todos os lares na América terão uma centrífuga. A paixão por trás dessa visão é a própria experiência de Jay com a preparação de sucos. Acredita ele que lhes deve a vida e vem fazendo isso há quase 50 anos.

No início dos 20 anos, Jay foi atacado por uma forma de câncer que não respondia a tratamento cirúrgico ou quimioterápico. Resolvido a fazer tudo que pudesse para curar-se, começou a estudar o que havia sobre um médico alemão chamado Max Gerson que, em Nova York, tratava os doentes com sucos frescos e outros alimentos naturais. Jay arrumou as malas e foi visitar a clínica do Dr. Gerson.

Iniciou um regime de 13 copos de suco de cenoura-maçã por dia, começando às 6h da manhã e bebendo um copo de hora em hora até princípios da noite. Após dois anos e meio, Jay estava inteiramente curado. Tendo recuperado a saúde, assumiu para si mesmo o compromisso de dedicar a vida a divulgar as vantagens dos sucos.

Após ter usado 100 centrífugas durante anos, Jay, em 1961, ajudou a projetar o que veio a ser conhecido como a "Centrífuga do Juiceman". Quase 30 anos e longas horas de trabalho depois, parece que a visão de Jay está prestes a transformar-se em realidade.

COMPRANDO UMA CENTRÍFUGA

Para colher o benefício dos sucos, você terá obviamente de escolher uma centrífuga entre a grande variedade de modelos disponíveis. Antes de discutir certos aspectos da centrífuga, é importante mostrar no que ela difere do liquidificador.

A centrífuga separa o líquido da polpa. Lembre-se de que a fi-

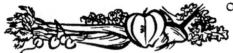

bra é importante, mas é o suco que alimenta a célula. É o suco que absorvemos. O liquidificador destina-se a tornar líquido tudo que é nele colocado, partindo-o em alta velocidade. Não separa o suco da polpa e, por isso, o resultado é uma mistura mole, pegajosa, que realmente não tem bom gosto na maioria dos casos.

O liquidificador pode ser muito útil em conjunto com a centrífuga. A banana, por exemplo, contém pouquíssimo suco, mas tem sabor delicioso em bebidas. Podemos misturar suco recém-extraído, como o de abacaxi, juntamente com banana ou frutas congeladas sem adoçante para criar um delicioso "desce bem".

Antigamente, as centrífugas eram encontradas apenas em lojas de produtos naturais. Atualmente, são vendidas em toda parte. As lojas de departamentos, no entanto, oferecem em geral apenas centrífugas de baixa potência. Se você quer levar a sério sua saúde, procure uma centrífuga de alta potência.

COMO PREPARAR O SUCO

É importante seguir o manual de instruções do aparelho. Embora a preparação de suco possa parecer coisa mais do que óbvia, não deixe de ler atentamente o manual e assista com atenção ao vídeo de instruções, se for fornecido com a máquina. Diretrizes sobre o uso de cada fruta e hortaliça serão discutidas nos Capítulos 5 e 6.

COMPRE PRODUTOS ORGÂNICOS

Todos os anos, 600 milhões de toneladas de pesticidas e herbicidas são borrifados ou aplicados nas culturas agrícolas nos Estados Unidos. Isso equivale aproximadamente a 5kg de pesticidas por cada homem, mulher e criança da nação. Embora os pesticidas sejam

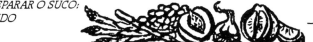

usados para combater insetos e outros organismos, especialistas calculam que apenas 2% deles servem a tal finalidade, enquanto os 98% restantes são absorvidos pelo ar, água, solo ou alimentos. A maioria em uso é de produtos químicos sintéticos, de segurança duvidosa. Os grandes riscos a longo prazo para a saúde incluem o câncer e má-formação congênita. Outros grandes riscos, de efeito mais imediato, ou quase imediato, abrangem vômitos, diarréia, visão turva, tremores, convulsões e lesões nos nervos[1].

Para ter um vislumbre da magnitude do problema, vejamos o caso do fazendeiro. O estilo de vida do fazendeiro é em geral sadio, como seria de esperar, se ele come alimentos frescos, respira ar puro, trabalha muito e evita hábitos nocivos, como fumo e álcool. Vários estudos, porém, demonstraram que eles correm mais risco de contrair certos tipos de câncer, incluindo linfomas e leucemia, além de câncer do estômago, próstata, cérebro e pele.

Tudo isso leva a uma pergunta: serão os pesticidas, herbicidas e outros produtos químicos sintéticos responsáveis por esse aumento de risco de contrair certos tipos de câncer? Estudos feitos com fazendeiros respondem afirmativamente. Extensos levantamentos realizados no Canadá, Austrália, Europa, Nova Zelândia e Estados Unidos comprovaram que, quanto maior a exposição a esses produtos químicos, maior o risco de linfomas não-Hodgkin[2].

Qual a atitude do governo neste particular? Se é insuficiente a prova da capacidade dos pesticidas de causar câncer em animais, a opinião oficial de numerosos "peritos" é que eles não constituem qualquer grande perigo para o público ou para o fazendeiro. Essa opinião reflete um grande dilema enfrentado por cientistas. O que mais valia, estudos feitos com animais de laboratório ou estudos demográficos sobre seres humanos? Acumulam-se cada vez mais provas de aumento da incidência de câncer em adultos e defeitos de recém-nascidos após exposição a pesticidas, que parecem indicar que esses produtos não são tão seguros como os "peritos" querem nos fazer acreditar[3].

A história dos pesticidas nos Estados Unidos é rica em casos de produtos químicos outrora largamente usados e que foram mais tarde proibidos devido aos seus efeitos nocivos à saúde. O exemplo mais conhecido talvez seja o do DDT. Largamente usado desde princípios da década de 1940 até 1973, o DDT foi responsável em grande parte pelo aumento da produtividade no campo neste país, mas, a que custo? Em 1962, o clássico *A primavera silenciosa*, de Rachel Carson, detalhou toda a faixa dos perigos do DDT, incluindo sua resistência ao desaparecimento na cadeia alimentar e efeitos mortais, embora fossem precisos mais dez anos para o governo federal proibir o uso desse composto letal. Infelizmente, embora esteja banido há mais de 20 anos, o DDT ainda é encontrado no solo e em tubérculos, como cenouras e batatas. Estudos realizados pelo National Resources Defense Council, um organismo público que trata da defesa do meio ambiente, descobriu que 17% das cenouras analisadas ainda continham níveis detectáveis de DDT[4].

PESTICIDAS ATUALMENTE EM USO

A maioria dos pesticidas atualmente em uso nos Estados Unidos é provavelmente menos tóxica do que o DDT e outros já proibidos, incluindo o aldrin, dieldrin, endrin e heptaclor. Não obstante, muitos deles, de uso proibido nos Estados Unidos, são exportados para outros países, como o México, que nos enviam de volta alimentos nos quais eles foram usados. Embora mais de 600 pesticidas estejam sendo atualmente usados nos Estados Unidos, a maioria dos peritos interessa-se apenas por uns poucos. A Environmental Protection Agency identificou 64 deles como compostos potencialmente causadores de câncer, enquanto o National Research Council descobria que 80% do risco de câncer no país, devido a pesticidas, têm origem em 13 deles, usados amplamente em 15 importantes culturas alimentares. Esses pesticidas são linuron, permetrin, clordimeform, zineb, captafol, captan, maneb, manozeb, folpet, cloratalonil, metiram, benomil e O-fenilfenol, usados em numerosas culturas alimentares, embora as que mais preocupam, em ordem decrescente, sejam as de tomate, beterraba, batata, laranja, alface, maçã, pêssego, trigo, soja, feijão, cenoura, milho, uvas e na criação de suínos e galináceos[5].

Pesticidas Identificados Pela EPA Como Causas Potenciais de Câncer

acefato (Orthene)
acifluorfen (Blazer)
alaclor (Lasso)
amitraz (Baam)
ácido arsênico
asulan
azinfos-metil (Guthion)
benomil (Benlate)
arsenato de cálcio
captafol (Difolatan)
captan
clordimeform (Galecron)
clorobenzilato
clorotalonil (Bravo)
arsenato de cobre
cipermetrin (Ammo, Cymbush)
riromazine (Larvadex)
daminozida (Alar)
dialate
diclofop metil (Hoelon)
dicofol (Kelthane)
etalfluralin (Sonalan)
óxido de etileno
folpet

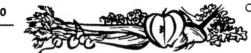

fosetil (Aliette)
glifosato (Roundup)
arsenato de chumbo
lindane
linuron (Lorox)
hidrazina maleica
mancozeb
maneb
ácido metanearsônico
metomil (Dual)
metiram
metolacloro (Dual)
O-fenilfenol
orizalin (Surflan)
oxadiazon (Ronstar)
paraquat (Gramoxone)
paration
PCNB
permetrin (Ambush, Pounce)
pronamida (Kerb)
arsenato de sódio
arsenito de sódio
terbutrin
tetraclorvinfos
tiodicarb (Larvin)
tiofanato-metil
toxafene
trifluralin (Treflan)
zineb

Os níveis de resíduos de pesticidas nos alimentos são monitorados por órgãos reguladores estaduais e federal para que sejam mantidos os máximos de tolerância permitidos. O interesse do

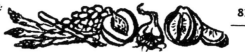

público e dos governos pela eficácia dos programas de monitoração de resíduos, porém, vem aumentando. Em teoria, o sistema de monitoração deve funcionar da seguinte maneira: a EPA estabelece um nível de tolerância para pesticidas em alimentos crus ou não processados, utilizando os seguintes dados importantes:

1. Composição química do pesticida.
2. Volume esperado de resíduos presentes no alimento, baseado em testes de campo.
3. Procedimentos analíticos de laboratório, usados para obter dados sobre os resíduos.
4. Resíduos em rações para animais preparados como subproduto da colheita ou de forragem e resíduos resultantes, na carne, leite, aves, peixes e ovos.
5. Dados de toxidez do composto principal e quais as impurezas, produção de degradações ou metabólitos.

A Food and Drug Agency (FDA) passa em seguida a ser responsável pela observância dos limites estabelecidos pela EPA. Órgãos estaduais, como as Secretarias de Saúde e Agricultura, podem também desempenhar algum papel na monitoração da segurança dos alimentos. Embora este sistema seja falho na determinação do nível de tolerância, mais importante são os seguintes fatos: 1) provavelmente menos de 1% de nossa produção doméstica de alimentos é fiscalizado pelo FDA; 2) a FDA não realiza testes com todos os pesticidas e 3) não impede a venda de alimentos, mesmo descobertos, que contêm resíduos proibidos.

Certo número de epidemias provocadas por envenenamento por pesticidas tem surgido no país ao longo dos anos. A mais grave até agora ocorreu em 1985 e envolveu o uso ilegal do aldicarb, pesticida extremamente tóxico, em melancias. O aldicarb é um pesticida sistêmico, o que significa que satura toda a fruta. Mais de mil pessoas, na zona oeste dos Estados Unidos e no Canadá,

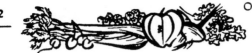

foram afetadas. A doença variou de perturbação gastrintestinal leve a envenamento grave (vômitos, diarréia, visão turva, tremores, convulsões e lesões no sistema nervoso).

Enquanto a EPA e a FDA estimam que volumes excessivos de resíduos de pesticidas são encontrados em cerca de 3% de produtos agrícolas internos e 6% de externos, e que níveis aceitáveis foram observados em 13% da produção interna, outras organizações fazem estimativas muito mais altas. O National Resources Defense Council, por exemplo, submeteu a testes produtos agrícolas frescos vendidos nos mercados de São Francisco, à procura de pesticidas, e descobriu que 44% de 71 frutas e hortaliças apresentavam níveis detectáveis de 19 diferentes pesticidas; 42% dos produtos com resíduos detectáveis continham mais de um pesticida. O número e volume de pesticidas despejados sobre certos alimentos são espantosos. Mais de 50 pesticidas diferentes, por exemplo, são usados no brócolis, 110 nas maçãs, 70 em pimentões, e assim por diante. Muitos pesticidas penetram em toda a fruta ou hortaliça e não podem ser eliminados por lavagem. Por tudo isso, é obviamente melhor comprar produtos orgânicos.

Numerosas cadeias de supermercados e atacadistas de produtos agrícolas estão usando procedimentos próprios de teste para verificar o conteúdo de pesticida e recusando-se a vender produtos que foram tratados com alguns dos mais tóxicos, tais como o alaclor, captan e EBDCs (bisditiocarbamatos de etileno). Além disso, numerosos mercados estão pedindo aos fazendeiros que revelem os nomes de todos os pesticidas usados nos alimentos, bem como suspendam o uso de 64 deles, suspeitos de serem capazes de causar câncer. Em última análise, será a pressão dos consumidores que influenciará os fornecedores. Estudos do rendimento de safras dão apoio ao uso de agricultura orgânica, se o risco para a saúde humana é acrescentado à equação.

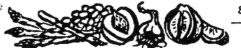

CERAS

Além dos pesticidas, os consumidores devem ficar de olho nas ceras aplicadas a numerosas frutas e hortaliças para evitar que percam a água que contêm e, portanto, conservem a aparência de frescas. De acordo com os regulamentos da FDA, os mercados devem exibir cartazes informando quais ceras e pesticidas aplicados após a colheita foram usados. Infelizmente, numerosos mercados ignoram os regulamentos, e a FDA não dispõe de meios para impor seu cumprimento. A FDA aprovou seis diferentes tipos de cera para uso em produtos agrícolas. Os compostos aprovados incluem goma-laca, parafina, derivados de óleo de palmeira e resinas sintéticas. Esses mesmos itens são usados em móveis, assoalhos e ceras para lustrar carros. Os alimentos nos quais podem ser aplicados esses compostos incluem maçã, abacate, pimenta, cantalupo, pepino, berinjela, *grapefruit*, limão, lima, melão, laranja, maracujá, pêssego, abacaxi, abóbora, couve-nabo, abóbora-moranga, batata-doce, tomate e nabo.

Uma das razões do uso de ceras é o interesse em evitar que o produto se estrague durante o período, muitas vezes demorado, entre a colheita e as prateleiras dos supermercados. Se as cadeias de supermercado comprassem mais produtos agrícolas locais, produtos químicos não seriam necessários para manter a aparência fresca da produção. Mas, em vez disso, essas cadeias assinam contrato com grandes fornecedores, qualquer que seja sua localização. É este o motivo por que um supermercado em Nova York vende maçãs produzidas no estado de Washington, na costa do Pacífico, e brócolis da Califórnia.

As ceras provavelmente representam em si apenas um pequeno risco para a saúde. Não obstante, a maioria contém ainda poderosos pesticidas ou fungicidas. Uma vez que elas não podem ser retiradas com água, os fungicidas ou pesticidas são literalmente cimentados nos produtos agrícolas.

COMO REDUZIR A EXPOSIÇÃO A FATORES DE RISCO

Veja abaixo alguns métodos recomendados para reduzir a exposição a pesticidas, bem como dicas sobre maneiras de eliminar resíduos de pesticidas, ceras, fungicidas e fertilizantes na parte externa de frutas, hortaliças, cereais etc.:

1. Compre produtos orgânicos. No contexto de alimentos e práticas agrícolas, o termo *orgânico* é usado para denotar que o produto foi cultivado sem ajuda de produtos químicos sintéticos, incluindo pesticidas e fertilizantes. Em 1973, o Oregon foi o primeiro estado a baixar leis regulando a rotulagem de produtos agrícolas orgânicos. Em 1989, 16 outros estados (Califórnia, Colorado, Iowa, Maine, Massachusetts, Minnesota, Montana, Nebraska, New Hampshire, North Dakota, Ohio, South Dakota, Texas, Vermont, Washington e Wisconsin) promulgaram também leis sobre agricultura orgânica. Os consumidores devem perguntar se o produto tem "certificado de orgânico". Neste caso, por qual instituição foi concedido? Entre organizações altamente respeitáveis que emitem os certificados, temos: California Certified Organic Farmers, Demeter, Farm Verified Organic, Natural Organic Farmers Association e Organic Crop Improvement Association. Embora mais de 97% do total de produtos agrícolas cultivados nos Estados Unidos recebam pesticidas, o produto orgânico é facilmente encontrado.

2. Se isso não acontecer, procure estabelecer um bom relacionamento com o gerente de produtos agrícolas de seu supermecado local. Explique-lhe seu desejo de reduzir a exposição a pesticidas e ceras. Pergunte que medidas o supermercado toma para garantir que os resíduos de pesticidas situam-se dentro dos limites de tolerância. Pergunte onde compram

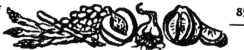

os produtos, pois é muito mais provável que produtos estrangeiros contenham níveis excessivos de pesticidas, bem como daqueles que foram proibidos nos Estados Unidos devido a sua suspeitada toxidez. Procure comprar produtos agrícolas da estação a fornecedores locais.

3. A fim de remover resíduos de pesticidas, ceras, fungicidas e fertilizantes, embeba o produto em uma solução fraca de sabão sem aditivos, tal como o Ivory, ou sabão fino feito com azeite de oliva. Pode usar também todos os detergentes totalmente naturais, biodegradáveis. Simplesmente borrife o produto com o artigo de limpeza, esfregue suavemente e em seguida enxágüe.

4. Simplesmente descasque o produto ou remova a camada externa das folhas. O aspecto negativo desta prática é que muitos dos benefícios nutricionais se concentram na pele e nas camadas externas.

SUMÁRIO

Para preparar sucos de frutas e hortaliças frescas, você vai precisar de uma boa centrífuga. Entre a numerosa quantidade de centrífugas à venda no mercado americano, as da marca Juiceman possuem os aspectos tecnologicamente mais avançados. Quanto aos produtos agrícolas, é melhor comprar os orgânicos. Acumula-se cada vez mais a prova sobre os efeitos perigosos dos pesticidas para a saúde. Se comprar produtos não-orgânicos, é importante que tome precauções para reduzir a exposição a seus efeitos nocivos.

5
GUIA PARA O USO DE FRUTAS

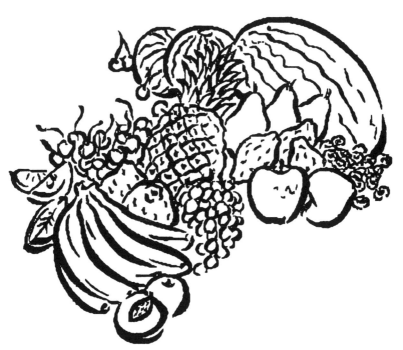

GUIA PARA O USO
DE FRUTAS

Rigorosamente falando, a fruta é o ovário maduro de uma flor fêmea. Esta definição científica abrange tanto o que o leigo chama de fruta quanto nozes e algumas hortaliças, como abóbora comum, abóbora-moranga e tomate. Neste capítulo, porém, vamos tratar apenas de frutas macias, suculentas, carnosas, apropriadas para serem convertidas em sucos.

Uma vez que elas contêm um volume razoável de açúcar natural, denominado de frutose, recomenda-se em geral limitar a ingestão do suco fresco de fruta a não mais de dois copos comuns ao dia. Os açúcares contidos na fruta serão absorvidos com grande rapidez, o que é ótimo, se precisamos de um rápido reforço de energia, mas, se sofremos de hipoglicemia, diabetes, candidíase ou gota, os problemas podem ser agravados. Se você sofre de qualquer uma dessas doenças, converse antes com seu médico, antes de incluir sucos de frutas na dieta. Ele, provavelmente, lhe dirá que limite o consumo a um único copo por dia. Beba o suco com o alimento, o que retardará a absorção do açúcar. E dilua o suco com água pura.

As frutas mais populares e mais facilmente encontradas serão discutidas aqui em termos de origem, tipos, benefícios nutricionais, seleção e cuidados antes de preparar o suco. Com os modernos meios de transporte, uma grande variedade de frutas frescas está à disposição da maioria das pessoas. Uma regra prática quando vamos usá-las em sucos é começar pelas mais macias, seguidas pelas mais duras, tais como maçãs e peras. Por favor, tenha o cuidado de preparar as frutas de acordo com as instruções que se seguem e as recomendações do fabricante da centrífuga.

MAÇÃ

A maçã é originária das montanhas do Cáucaso, na Ásia Ocidental, e da Europa Oriental. É geralmente considerada como a rainha das frutas.

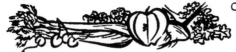

PRINCIPAIS BENEFÍCIOS

As maçãs são uma boa fonte, mas não uma grande fonte, de numerosas vitaminas e minerais, principalmente se não forem descascadas. Com a casca, são muito ricas nos carotenos não-provitamina A e em pectina. Está provado que a pectina é um tipo notável de fibra responsável por certo número de efeitos benéficos. Uma vez que é uma fibra formadora de geléia, a pectina pode melhorar a capacidade do músculo intestinal de empurrar o bolo fecal através dos intestinos. Pode também ligar-se a toxinas e eliminá-las do intestino, bem como reduzir os níveis de colesterol. Uma vez que é solúvel em água, o suco fresco retém parte dessa fibra benéfica. Comprovou-se também que o suco de maçã tem propriedades antivíroticas.

A maçã, juntamente com outras frutas macias e hortaliças, contém ácido elágico, clorogênico e caféico, que são anutrientes capazes de importante ação anticâncer[1]. A maçã fresca inteira e o suco da fruta fresca contêm aproximadamente 100-130mg por 100g desses valiosos compostos. O conteúdo desses compostos em suco enlatado, engarrafado ou congelado é de zero ou quase zero. Este é mais um motivo para tomarmos o suco fresco.

Grande volume de pesquisa foi feito sobre o ácido elágico, que tem sido chamado de "uma nova estirpe de drogas anticâncer". Uma de suas principais propriedades consiste em proteger os cromossomos contra danos e bloquear a ação cancerígena de numerosos poluentes[2]. Especificamente, verificou-se que o ácido elágico pode bloquear os cancerígenos de vários compostos presentes na fumaça do cigarro, denominados coletivamente de hidrocarbonetos aromáticos policíclicos (PAH). É também um antioxidante poderoso e, segundo se comprovou, tem a capacidade de potencializar muitos dos compostos antioxidantes do corpo, incluindo a glutationa[3]. O ácido elágico é apenas mais um exemplo de um anutriente dotado de poderosas propriedades anticâncer e mais uma razão para consumirmos alimentos frescos.

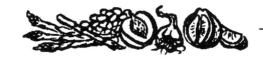

À vista desta discussão, torna-se óbvio que o suco fresco de maçã produz benefícios próprios, embora seu principal uso seja misturá-lo com outras frutas e hortaliças devido a seu sabor adocicado, mas não doce demais.

ANÁLISE NUTRICIONAL

1 maçã crua de tamanho médio, com casca (138g)

Nutrientes e Unidades

Água	115,83	g
Calorias	81	kcal
Proteína	0,27	g
Gordura	0,49	g
Carboidrato	21,05	g

VITAMINAS

Vitamina A	*7	RE
Vitamina C	7,8	mg
Tiamina	0,023	mg
Riboflavina	0,019	mg
Niacina	0,1	mg

MINERAIS

Potássio	159	mg
Cálcio	10	mg
Ferro	0,25	mg
Magnésio	6	mg
Fósforo	10	mg
Sódio	1	mg

*RE = equivalentes em retinol

SELEÇÃO

Definitivamente, se houver como, você deve comprar maçãs orgânicas. A publicidade recente sobre um produto químico perigoso, conhecido como alar, que é borrifado sobre as maçãs, reduziu o uso desse agente até certo ponto, mas elas continuam a ser tratadas com numerosos outros compostos químicos. Além disso, são enceradas para mantê-las frescas por mais tempo. Note, porém, que mesmo as orgânicas parecem "enceradas", porque as maçãs possuem cobertura natural de uma substância assemelhada a cera.

As maçãs devem ser firmes ao toque, frescas e de boa cor. Se lhe falta cor, ela foi provavelmente colhida antes de estar inteiramente madura e amadurecida artificialmente. Maçãs colhidas quando maduras têm mais cor e melhor sabor e poderão ser guardadas por mais tempo do que as apanhadas mais cedo. Verifique-lhes a dureza. A maçã fresca produz um estalido característico quando lhe pressionamos a casca com o dedo. As maduras demais não farão isso e parecerão mais moles.

CUIDADOS ANTES DE FAZER O SUCO

Lave as maçãs orgânicas. Embeba em água ou borrife as não-orgânicas com um agente de limpeza biodegradável e enxágüe em seguida. Uma vez que as sementes contêm quantidades ainda que muito pequenas de cianeto, muitas pessoas recomendam que elas sejam tiradas. Corte as maçãs em forma de cunha, de forma que a centrífuga possa recebê-las.

RECEITAS DE SUCO DE MAÇÃ

O suco de maçã é delicioso por si mesmo ou pode ser misturado com outras frutas e hortaliças. Veja as receitas seguintes no

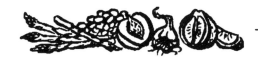

Capítulo 7: Suco de Maçã, Suco Básico Cenoura-Maçã, O Revitalizador, Regulador Intestinal, Gostosura de Cereja, Tônico Encolhe-Colesterol, Surpresa Crucífera, Tudo, Menos a Pia da Cozinha, Femme Fatale, Jinjibirra, O Esvaziador, Bebida Verde, C para Homem Nenhum Botar Defeito, Reforçador do Sistema Imunológico, Ferro de Sobra, Jicama-Cenoura-Maçã, Mexe-Fígado, Tônico Hepático, Espuma de Menta, Vaca Roxa, Barriguinha, Adeus, Salada Waldorf e Levanta-Defunto de Uva-do-Monte.

Maçã-Abricó

- 2 maçãs, cortadas em cunhas
- 2 abricós, descaroçados

Maçã-Abricó-Pêssego

- 1 maçã, cortada em cunhas
- 1 abricó, descaroçado
- 1 pêssego, descaroçado

Maçã-Bagas

- 1 xícara de bagas (tais como morango, mirtilo, framboesa)
- 2 maçãs cortadas em cunhas

Maçã-Cereja

- 1 xícara de cerejas, descaroçadas
- 2 maçãs, cortadas em cunhas

Maçã-Uva-Limão

- 2 maçãs, cortadas em cunhas
- 1 xícara de uvas
- ¼ de limão, com a casca

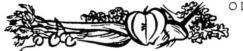

Maçã-Grapefruit

1 maçã, cortada em cunhas
1 grapefruit, descascado

Maçã-Kiwi

2 maçãs deliciosas, douradas, cortadas em cunhas
4 kiwis

Maçã-Menta

4 maçãs, cortadas em cunhas
½ punhado de menta fresca

Maçã-Laranja

2 maçãs, cortadas em cunhas
2 laranjas, descascadas

Maçã-Mamão

2 maçãs, cortadas em cunhas
½ mamão, descaroçado, fatiado

Maçã-Pêssego

2 maçãs, cortadas em cunhas
2 pêssegos, descaroçados, fatiados

Maçã-Pêra-Gengibre

3 maçãs, cortadas em cunhas
1 pêra, fatiada
1 fatia de 5mm de gengibre fresco

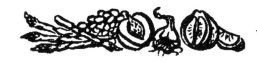

ABRICÓ

O abricó é tecnicamente classificado como drupa, que é uma fruta carnuda, de semente única, com a semente fechada dentro de um caroço muito duro. Pertence à mesma família da avelã, cereja, pêssego e ameixa. É originário da China. Acredita-se que coube a Alexandre, o Grande, trazê-lo para a Grécia e, finalmente, para todo o resto da civilização ocidental.

PRINCIPAIS BENEFÍCIOS

O abricó é uma boa fonte de potássio, magnésio, ferro e carotenos. Seco, é muito popular, mas a maioria contém altos níveis de dióxido de enxofre, que é adicionado durante o processo de secagem para neutralizar enzimas que fariam com que a fruta se estragasse. Métodos alternativos de conservação, tais como lixiviação, dispensam o emprego do enxofre.

ANÁLISE NUTRICIONAL

3 abricós crus, descaroçados (107mg)

Nutrientes e Unidades

Água	88	g
Calorias	55	kcal
Proteína	2	g
Gordura	traços	
Carboidrato	12,8	g

VITAMINAS

Vitamina A	90	RE
Vitamina C	10	mg

Tiamina	0,03 mg
Riboflavina	0,04 mg
Niacina	0,6 mg

MINERAIS

Potássio	115	mg
Cálcio	20	mg
Ferro	0,6	mg
Magnésio	7	mg
Fósforo	23	mg
Sódio	1	mg

SELEÇÃO

O abricó fresco, maduro, deve ter uma cor dourado-alaranjada uniforme, ser redondo, de cerca de 5cm de diâmetro. O abricó maduro cede a uma leve pressão sobre a pele. Se a fruta for muito dura ou amarela demais, está verde; se muito mole ou pegajosa, está madura demais. A estação do abricó maduro começa em junho e termina em agosto.

CUIDADOS ANTES DE FAZER O SUCO

Lave bem o abricó orgânico; deixe de molho ou borrife o não-orgânico com uma solução biodegradável; em seguida, enxágüe. Corte-o pela metade e remova o caroço.

RECEITAS DE SUCO DE ABRICÓ

O abricó é mais seco (85% de água) do que a maioria das outras frutas carnudas e, por conseguinte, não funciona bem como componente exclusivo de suco. Mas se mistura deliciosamente com

outras frutas, especialmente com laranja, maçã e pêssego. Ver a receita Ambrosia de Abricó-Manga no Capítulo 7.

Abricó-Laranja

    4 abricós, descaroçados
    2 laranjas, sem casca

Abricó-Pêra

    4 abricós, descaroçados
    1 pêra, fatiada

BANANA

Acredita-se que ela surgiu na Malásia, de onde se espalhou pela Índia, Filipinas e Nova Guiné. O tipo mais popular é a banana grande, amarela, de casca macia, conhecida da maioria dos americanos. Este tipo é conhecido como Manque, ou Gros Michel (Big Mike). Outras variedades conhecidas de muitos são do tipo menor, de casca vermelha, conhecida como Red Jamaica e as bananas verdes maiores, conhecidas como banana verde. Estas são usadas como se fossem hortaliças, isto é, podem ser fritas ou cozidas. Depois da uva, é a segunda fruta mais cultivada no mundo.

PRINCIPAIS BENEFÍCIOS

A banana é uma rica fonte de nutrição, especialmente de potássio. Uma banana de tamanho médio contém impressionantes 440mg de potássio e apenas 1mg de sódio. Descobriu-se que elas podem ser usadas com bons resultados no tratamento de úlceras pépticas[4].

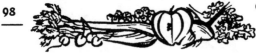

ANÁLISE NUTRICIONAL

1 banana (114g)

Nutrientes e Unidades

Água	85	g
Calorias	105	kcal
Proteína	1,18	g
Gordura	0,55	g
Carboidrato	26,71	g

VITAMINAS

Vitamina A	9	RE
Vitamina C	10,3	mg
Tiamina	0,051	mg
Riboflavina	0,014	mg
Niacina	0,616	mg

MINERAIS

Potássio	451	mg
Cálcio	7	mg
Ferro	0,35	mg
Magnésio	33	mg
Fósforo	22	mg
Sódio	1	mg

SELEÇÃO

As melhores bananas têm cor amarela, sem sinais de verde, e são pintalgadas de pontos pardos. As que apresentam as pontas verdes não estão bem maduras, mas continuarão a amadurecer se conservadas à temperatura ambiente. Depois de maduras, podem ser guardadas no refrigerador e, embora a casca fique marrom-escura, elas permanecerão frescas de três a cinco dias. As que se apresentam amassadas, descoloridas ou moles estão estragadas e devem ser recusadas.

CUIDADOS ANTES DE FAZER O SUCO

A banana não se presta bem para sucos, mas podemos fazer suco fresco de outras frutas e misturá-lo com ela num liquidificador. No verão, tente congelar uma banana e misturá-la com suco fresco de maçã-morango e obterá um suco que desce maravilhosamente bem.

RECEITAS DE BANANA

No Capítulo 7, veja as seguintes receitas: Enzimas à Beça, Usina Imunológica, O Favorito de Mike, Macaco Shake e Potássio Shake. Veja agora outra grande receita que desce bem que é uma gostosura.

Desce Fácil de Banana-Cantalupo

½ cantalupo com pele, fatiado
1 banana, sem casca

Prepare um suco do cantalupo, ponha-o no liquificador, junte a banana e misture tudo.

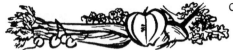

BAGAS

Amora-preta, mirtilo, framboesa, groselha e outras bagas serão discutidas como grupo. As bagas florescem em muitas partes do mundo, especialmente no hemisfério norte. Existem agora centenas de variedades delas, como resultado de cruzamentos acidentais e intencionais (hibridização).

PRINCIPAIS BENEFÍCIOS

As bagas são ricas em nutrientes vitais, mas, ainda assim, baixas em calorias. Daí serem excelente alimento para quem gosta de coisas doces e anda procurando melhorar a qualidade da nutrição sem aumentar o conteúdo calórico da dieta. Sucos preparados com bagas frescas contêm costumeiramente menos de 100 calorias por 150g e proporcionam uma fonte rica em potássio, água pura, fibras solúveis em água e flavonóides. Os flavonóides, principalmente o grupo conhecido como antocianidinas, são os responsáveis pela cor da baga. A cor preto-arroxeada da amora-preta, por exemplo, vem da antocianidina conhecida como cianidina, enquanto que a do morango vermelho é devida à pelargonidina. Os efeitos benéficos dos flavonóides foram estudados no Capítulo 3.

As bagas vêm sendo usadas há muito tempo por sua ampla faixa de efeitos medicinais. Pesquisas cada vez mais numerosas estão confirmando agora a razão de muitos usos populares das bagas. Durante a II Guerra Mundial, por exemplo, pilotos da Real Força Aérea Britânica consumiam compotas de uva-do-monte (uma variedade do mirtilo) antes de missões à noite, de acordo com a crendice popular de que elas melhoram a visão noturna. Após a guerra, numerosos estudos demonstraram que extratos de mirtilo melho-

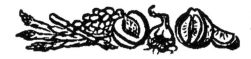

ram, de fato, a acuidade visual à noite e facilitam um ajustamento mais rápido à escuridão e recuperação mais rápida da acuidade visual após exposição à luz forte.

Desde 1945, extratos de uva-do-monte vêm sendo usados na Europa para finalidades médicas. A maioria das aplicações terapêuticas é relativa a problemas nos olhos. Os resultados foram sumamente encorajadores nos casos de indivíduos com retinite pigmentosa, sensibilidade a luzes fortes, retinopatia diabética e degeneração macular. Pesquisas adicionais informam que a uva-do-monte pode ser uma proteção contra a catarata e o glaucoma, e ter grande valor no tratamento de veias varicosas, hemorróidas e úlceras pépticas[5].

A maioria dos estudos clínicos utilizou uma grande variedade de extratos de bagas, mas, principalmente, de uva-do-monte ou de groselha-preta, devido a seu conteúdo concentrado de antocianosídios. Obter uma concentração semelhante com uso de frutas frescas exigiria a ingestão diária de pelo menos um quartilho de suco.

As bagas, especialmente o morango, são boas fontes de ácido elágico, um composto anticâncer (ver Maçãs). De acordo com um estudo, o morango encabeçou a lista de oito alimentos mais ligados a baixas taxas de morte por câncer em um grupo de 1.271 cidadãos idosos em Nova Jersey. Os que comiam mais morango tinham três vezes menos probabilidade de desenvolver câncer do que os que comiam pouco ou nenhum.

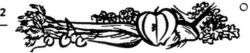

ANÁLISE NUTRICIONAL

1 xícara de amora-preta (144g)

Nutrientes e Unidades

Água	123	g
Calorias	74	kcal
Proteína	1,04	g
Gordura	0,65	g
Carboidrato	18,38	g

VITAMINAS

Vitamina A	24	RE
Vitamina C	30,2	mg
Tiamina	0,043	mg
Riboflavina	0,058	mg
Niacina	0,576	mg

MINERAIS

Potássio	282	mg
Cálcio	46	mg
Ferro	0,83	mg
Magnésio	29	mg
Fósforo	30	mg
Sódio	0	mg

SELEÇÃO

Compre as bagas mais frescas. Quando não estiverem na estação, você poderá comprar bagas congeladas sem adoçante e usá-las no liquidificador, misturadas com suco fresco, bebida que desce muito bem.

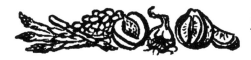

CUIDADOS ANTES DE FAZER O SUCO

Lave bem as bagas orgânicas, deixe de molho ou borrife as não-orgânicas com um preparado biodegradável e enxágüe em seguida.

RECEITAS DE SUCOS DE BAGAS

Se desejado, misturar uma xícara de bagas com duas maçãs é uma boa maneira de suavizar parte do sabor forte (como na receita Maçã-Baga, antes). Veja as receitas seguintes no Capítulo 7: Quero Ficar Rosado, Usina Imunológia, O Favorito das Crianças e O Favorito de Mike.

Bagas-Laranja

    1 xícara de morangos ou outra baga
    2 laranjas, descascadas

Bagas-Pêra

    1 xícara de bagas
    2 peras, fatiadas

Bagas-Abacaxi

    1 xícara de bagas
    ½ abacaxi com a casca, fatiado

Triplo-Baga

    ½ xícara de amora-preta
    ½ xícara de morango
    ½ xícara de outra baga
    1 maçã ou pêra, fatiada

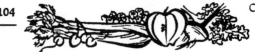

CANTALUPO OU MELÃO-ALMISCARADO

Nos Estados Unidos, o que chamamos geralmente de cantalupo é, na realidade, o melão-almiscarado. O cantalupo verdadeiro raramente é cultivado aqui. Segundo se acredita, o cantalupo é originário da África ou do Oriente Médio. Atualmente, é encontrado em todo o mundo.

PRINCIPAIS BENEFÍCIOS

O cantalupo é extremamente denso em nutrientes, ou seja, a definição de qualidade de nutrição por caloria. Embora meio quilo de cantalupo raramente contenha mais de 150 calorias, a fruta apresenta excelentes níveis de carotenos, potássio e outros nutrientes valiosos, especialmente se a casca for também usada no suco. Verificou-se que contém o composto adenosina, que vem sendo usado com pacientes que sofrem de doenças cardíacas para manter o sangue fino e aliviar ataques de angina[6].

ANÁLISE NUTRICIONAL

½ cantalupo, sem a casca (267g)

Nutrientes e Unidades

Água	240	g
Calorias	94	kcal
Proteína	2,34	g
Gordura	0,74	g
Carboidrato	22,33	g

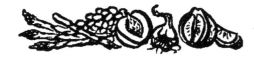

VITAMINAS

Vitamina A	861	RE
Vitamina C	112,7	mg
Tiamina	0,096	mg
Riboflavina	0,056	mg
Niacina	1,53	mg

MINERAIS

Potássio	825	mg
Cálcio	28	mg
Ferro	0,57	mg
Magnésio	28	mg
Fósforo	45	mg
Sódio	23	mg

SELEÇÃO

As três principais indicações de que o cantalupo está maduro são: 1) ausência de talo, mas presença da bacia macia, rasa, onde ficava preso o talo; 2) veias grossas, ásperas, parecendo rolha, ou uma rede de nervos sobre a superfície da fruta; e 3) cor amarelo-pardacenta sob a rede. A fruta madura demais caracteriza-se por um amarelado pronunciado e polpa mole, aguada, insípida. Pequenos cortes não prejudicam, mas grandes áreas machucadas devem ser removidas. Examine a cicatriz do talo para verificar se não está crescendo mofo. Mantenha a fruta em temperatura ambiente se estiver um pouco dura, e no refrigerador depois de inteiramente madura.

CUIDADOS ANTES DE FAZER O SUCO

Lave bem o cantalupo orgânico; deixe de molho ou borrife os não-orgânicos com um produto biodegradável. Corte o cantalupo

ao meio, tire as sementes e, em seguida, corte-o em tiras que passem pela centrífuga. Não há necessidade de remover a casca, se sua centrífuga puder dar conta desse trabalho.

RECEITAS DE SUCO DE CANTALUPO

Por si mesmo, o suco de cantalupo tem um sabor fantástico. No tocante a receitas com essa fruta, ver a Banana-Cantalupo, antes, e O Favorito das Crianças, no Capítulo 7. Vejamos outra receita gostosíssima de cantalupo.

Cantalupo-Melancia

½ cantalupo com casca, fatiado
Acrescente tanta melancia quanto desejar.

CEREJAS

As cerejas são cultivadas em todos os Estados Unidos e na maioria dos países do mundo. A sua origem é desconhecida. Basicamente, elas se dividem em dois tipos: doces e amargas. As 500 variedades das doces incluem a Bing, Black, Windsor e Napoleão. Há mais de 270 variedades de cerejas amargas. Às vezes, as amargas são chamadas de cerejas de torta, pastelão, ou vermelhas. As doces são as melhores para fazer suco. De modo geral, quanto mais escuras, melhor.

PRINCIPAIS BENEFÍCIOS

Verificou-se que o consumo de meio quilo de cerejas frescas por dia é uma maneira muito eficaz de baixar os níveis de ácido úrico e prevenir ataques de gota. As cerejas, como as bagas, são

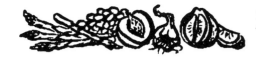

fontes ricas em flavonóides. As antocianidinas e proantocianidinas que dão a essas frutas sua forte cor vermelho-azulada são notáveis por suas propriedades de impedir a destruição do colágeno (ver Capítulo 3).

ANÁLISE NUTRICIONAL

1 xícara de cerejas, descaroçadas (145g)

Nutrientes e Unidades

Água	117,09	g
Calorias	104	kcal
Proteína	1,74	g
Gordura	1,39	g
Carboidrato	24	g

VITAMINAS

Vitamina A	31	RE
Vitamina C	10,2	mg
Tiamina	0,073	mg
Riboflavina	0,087	mg
Niacina	0,58	mg

MINERAIS

Potássio	325	mg
Cálcio	21	mg
Ferro	0,56	mg
Magnésio	16	mg
Fósforo	28	mg
Sódio	1	mg

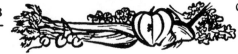

SELEÇÃO

As boas cerejas têm superfícies brilhantes, lustrosas, de aparência gorda e talos com aparência de frescos. Elas devem ser firmes ao toque, mas não duras. Geralmente, é muito fácil identificar as maduras demais. Moles, com a carne escorrendo, descoloração pardacenta e crescimento de mofo são sinais de apodrecimento.

CUIDADOS ANTES DE FAZER O SUCO

Lave bem as cerejas orgânicas. Deixe de molho ou borrife as não-orgânicas com um produto biodegradável. Remova os talos, use um descaroçador de cerejas ou corte-as pela metade para tirar os caroços.

RECEITAS DE SUCOS DE CEREJA

O suco de cereja fresco é delicioso por si só, mas pode ser também misturado com maçã e outras frutas. Ver o Maçã-Cereja, antes, e o Gostosura de Cereja, no Capítulo 7.

Cereja-Pêssego

1 xícara de cerejas, descaroçadas
1 pêssego, descaroçado
1 maçã ou pêra, fatiada

Cereja-Pêra

1 xícara de cerejas, descaroçadas
2 peras, fatiadas

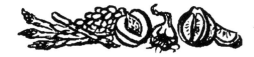

Cereja-Abacaxi

1 xícara de cerejas, descaroçadas
½ abacaxi com casca, fatiado

UVA-DO-MONTE

A uva-do-monte é encontrada em forma silvestre na Europa, América do Norte e Ásia. Quase toda a safra mundial da uva-do-monte, porém, é produzida nos Estados Unidos. A maioria dos americanos liga a uva-do-monte aos jantares do Dia de Ação de Graças e ao Natal, embora um número cada vez maior as esteja comendo e bebendo durante o ano inteiro.

PRINCIPAIS BENEFÍCIOS

A uva-do-monte é muito amarga e tem sido usada mais por seus benefícios medicinais do que nutricionais. Vários estudos clínicos comprovaram que ela e seu suco são muito eficazes no tratamento de infecções da bexiga. Num estudo, verificou-se que 200g de suco tomados diariamente produziram efeitos benéficos em 73% dos sujeitos (44 mulheres e 16 homens) que sofriam de infecções agudas do trato urinário. Além disso, a suspensão do suco nas pessoas beneficiadas resultou no reaparecimento da doença em 61% dos casos[7].

Muitas pessoas acreditam que a ação do suco da uva-do-monte se deve à acidificação da urina e aos efeitos bacterianos de um de seus componentes, o ácido hipúrico. Não obstante, tudo indica que esses não são os grandes mecanismos em ação. A fim de acidificar a urina, pelo menos um quarto de galão de suco teria que ser consumido. Além disso, a concentração de ácido hipúrico na urina, como resultado de ingestão do suco, não é suficiente para comba-

ter bactérias. Desde que um efeito positivo sobre a bexiga foi observado quando pacientes bebiam apenas 350g de suco por dia, é provável que esteja em ação outro mecanismo.

Estudos recentes demonstraram que componentes do suco da uva-do-monte reduzem a capacidade de uma bactéria comum, a *E. coli*, de aderir ao revestimento da bexiga e da uretra. Para poder infectar alguém, a bactéria tem que aderir, em primeiro lugar, às mucosas. Interferindo na aderência, o suco reduz em muito a probabilidade de infecção e ajuda o corpo a combatê-la. Esta é a explicação mais provável de seus efeitos positivos em infecções da bexiga.

Entre sete sucos estudados (uva-do-monte, mirtilo, *grapefruit*, goiaba, manga, laranja e abacaxi), apenas o primeiro e o segundo continham esse agente inibidor[8]. O suco de mirtilo é uma alternativa apropriada ao de uva-do-monte nas infecções da bexiga.

Mas é preciso notar que a maioria dos sucos de uva-do-monte vendidos comercialmente contém um terço do suco misturado com água e açúcar. É preferível o suco fresco, adoçado naturalmente por suco de maçã ou uva.

ANÁLISE NUTRICIONAL

1 xícara de uva-do-monte (145g)

Nutrientes e Unidades

Água	122,68	g
Calorias	82	kcal
Proteína	1	g
Gordura	0,55	g
Carboidrato	20,49	g

VITAMINAS

Vitamina A	15	RE
Vitamina C	18,9	mg
Tiamina	0,070	mg
Riboflavina	0,073	mg
Niacina	0,521	mg

MINERAIS

Potássio	129	mg
Cálcio	9	mg
Ferro	0,24	mg
Magnésio	7	mg
Fósforo	15	mg
Sódio	9	mg

SELEÇÃO

A uva-do-monte madura é gordinha, vermelha, lustrosa e firme. Qualidade medíocre é indicada por enrugamento, aparência sem vida e moleza. O produto fresco pode ser guardado no refrigerador durante meses, sem perda mínima de umidade e valor nutricional.

CUIDADOS ANTES DE FAZER O SUCO

Lave a uva-do-monte orgânica; deixe de molho ou borrife as não-orgânicas com um produto biodegradável e enxágüe em seguida.

RECEITAS DE SUCO DE UVA-DO-MONTE

Repetindo: porque a uva-do-monte é muito amarga, é melhor misturá-la com uma fruta mais doce, tais como maçã ou uva comum. Experimente as receitas Concentrado de Uva-do-Monte e Levanta-Defunto de Uva-do-Monte, no Capítulo 7, bem como a seguinte:

Uva-do-Monte-Pêra

1 xícara de uva-do-monte
2 peras, fatiadas

UVA COMUM

Uvas têm sido consumidas desde tempos pré-históricos e seu cultivo retroage a nada menos que 5000 a.C. A uva é a maior colheita de frutas do mundo. São conhecidas por três tipos básicos: velho mundo, norte-americano e híbridas. A versátil variedade velho mundo responde por mais de 95% das uvas cultivadas no planeta e é consumida tanto ao natural quanto sob a forma de passas e vinho. As uvas norte-americanas, incluindo a Concord e a Niagara, são encontradas nas variedades sem semente e são boas para suco e servidas ao natural, mas não servem para passa. A híbrida, um cruzamento entre as uvas velho mundo e a norte-americana, é usada principalmente na produção de vinho.

PRINCIPAIS BENEFÍCIOS

Os benefícios nutricionais das uvas são semelhantes aos de outras bagas. A qualidade nutricional pode ser aumentada utilizando-se uvas com sementes. Na Europa, um extrato de sementes de

uvas, rico em flavonóides, conhecido como oligômeros procianólicos ou leucocianidinas, é muito usado no tratamento de veias varicosas e outros problemas venosos. Esses flavonóides são antioxidantes muito poderosos e se demonstrou que podem reverter a aterosclerose[9].

ANÁLISE NUTRICIONAL

1 xícara de uvas tipo norte-americana (92g)

Nutrientes e Unidades

Água	75	g
Calorias	58	kcal
Proteína	0,58	g
Gordura	0,32	g
Carboidrato	15,78	g

VITAMINAS

Vitamina A	9	RE
Vitamina C	3,7	mg
Tiamina	0,085	mg
Riboflavina	0,052	mg
Niacina	0,276	mg

MINERAIS

Potássio	176	mg
Cálcio	13	mg
Ferro	0,27	mg
Magnésio	5	mg
Fósforo	9	mg
Sódio	2	mg

SELEÇÃO

Uvas não amadurecem após a colheita. Procure, portanto, uvas de cores vivas, firmemente presas ao talo, de boa consistência e livres de rugas. As uvas verdes são geralmente as mais doces. Após a compra, devem ser guardadas no refrigerador, onde se conservarão frescas durante vários dias.

CUIDADOS ANTES DE FAZER O SUCO

Lave bem as uvas orgânicas; deixe de molho ou borrife as não-orgânicas com um produto biodegradável e, em seguida, enxágüe.

RECEITAS DE SUCO DE UVA

O suco puro de uva é muito doce. Talvez seja bom diluí-lo em água ou usá-lo como base para suco de limão ou de uva-do-monte. Veja a receita Maçã-Uva-Limão antes e, no Capítulo 7, O Raio de Sol de Gina e Levanta-Defunto de Uva-do-Monte.

Uva-Grapefruit

1 xícara de uvas
1 *grapefruit*, sem casca

Uva-Limão-Abacaxi

1 xícara de uvas
¼ de limão, com casca
½ abacaxi com casca, fatiado

GRAPEFRUIT

O *grapefruit* foi descoberto em Barbados em 1750. Em 1880, já era uma importante colheita comercial na Flórida. Os melhores são os produzidos na Flórida e no Texas. No que interessa a sucos, os frutos com polpa vermelho-rosada, tais como o Ruby Red e o Star Ruby, são os melhores.

PRINCIPAIS BENEFÍCIOS

O *grapefruit* fresco é baixo em calorias e uma boa fonte de flavonóides, fibras solúveis em água, potássio, vitamina C e ácido fólico. Tal como outras frutas cítricas, provou-se que produz alguns efeitos anticâncer em estudos demográficos, bem como em estudos com animais. Descobriu-se que a pectina que contém possui ação de redução do nível de colesterol semelhante à de outras pectinas de frutas.

Recentemente, descobriu-se que o consumo de *grapefruit* normaliza os níveis de hematócritos. Hematócrito significa a percentagem de glóbulos vermelhos por volume de sangue. O nível normal é de 40-54% para homens e 37-47% para mulheres. Níveis baixos indicam geralmente anemia. Níveis altos talvez reflitam desidratação grave ou aumento do número de glóbulos vermelhos. A alta taxa está associada a aumento do risco de doença cardíaca, porque significa que o sangue está viscoso demais (grosso).

A naringina, um flavonóide isolado no *grapefruit*, promove a eliminação de glóbulos vermelhos velhos. Esse fato levou pesquisadores a estudar o efeito, sobre os níveis de hematócritos, do consumo de metade ou um *grapefruit* por dia. Conforme esperado, a fruta conseguiu baixar os altos níveis. Os pesquisadores, no entanto, ficaram surpresos ao descobrir que a fruta não produzia efeito sobre os níveis normais de hematócritos e que, na verdade, elevava os que estavam baixos[10].

Essa ação compensadora deixa inteiramente confusos cientistas especializados em medicamentos, mas não o herbalista experiente, que usa termos como alterativo, anfitérico, adaptogênico ou tônico para descrever tal efeito. Parece que numerosos alimentos, bem como ervas, exercem ações que não são inteiramente compatíveis com os conhecimentos modernos. Numerosos compostos presentes em ervas e alimentos, por exemplo, aparentemente alteram os mecanismos de controle do corpo e auxiliam na normalização de muitos de seus processos. Quando ocorre elevação em uma certa função corporal, a erva ou o alimento exerce um efeito de redução e, quando ocorre queda, produz um efeito de elevação. Aparentemente, o *grapefruit* produz esse efeito sobre os níveis de hematócritos.

ANÁLISE NUTRICIONAL

1 *grapefruit* (230g)

Nutrientes e Unidades

Água	209	g
Calorias	74	kcal
Proteína	1,5	g
Gordura	0,24	g
Carboidrato	18,58	g

VITAMINAS

Vitamina A	29	RE
Vitamina C	79	mg
Tiamina	0,083	mg
Riboflavina	0,046	mg
Niacina	0,575	mg

MINERAIS

Potássio	321	mg
Cálcio	27	mg
Ferro	0,2	mg
Magnésio	19	mg
Fósforo	20	mg
Sódio	1	mg

SELEÇÃO

Grapefruits frescos de boa qualidade são firmes mas flexíveis ao toque, de forma agradável e pesados em relação ao tamanho. Os que parecem macios, murchos, moles ou mostram partes verdes na pele não devem ser consumidos.

CUIDADOS ANTES DE FAZER O SUCO

Certas pessoas são alérgicas à casca de cítricos e, por isso, quando se desconfia de alergias, deve-se ter cautela. De qualquer modo, o *grapefruit* deve ser sempre descascado. As cascas dos cítricos contêm alguns óleos benéficos, mas eles podem interferir em algumas funções corporais e, portanto, não devem ser consumidas em quantidades elevadas. As cascas de cítricos, por exemplo, contêm um composto conhecido como citral, que combate alguns dos efeitos produzidos pela vitamina A. Depois de descascada, a fruta deve ser cortada em cunhas suficientemente pequenas para passar pela centrífuga.

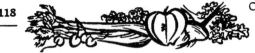

RECEITAS DE SUCO DE GRAPEFRUIT

Ver as receitas Maçã-Grapefruit e Uva-Grapefruit descritas, e no Capítulo 7, Quero Ficar Rosado.

Grapefruit-Laranja

- ½ *grapefruit*, descascado
- 2 laranjas, descascadas

Grapefruit-Mamão

- 1 *grapefruit*, descascado
- ½ mamão, sem caroços, fatiado

Grapefruit-Abacaxi

- 1 *grapefruit*, descascado
- ½ abacaxi, com a casca, fatiado

KIWI

O kiwi foi desenvolvido na Nova Zelândia a partir de um fruto menor, menos saboroso, a groselha-chinesa. Uma vez que é cultivado agora na Califórnia, um número cada vez maior de americanos está descobrindo essa fruta nutritiva e deliciosa. O kiwi é um oval pequeno, pardacento e penugento por fora; por dentro, contém uma polpa verde em volta de pequeninas sementes comestíveis de cor preta retinta.

PRINCIPAIS BENEFÍCIOS

O kiwi é muito rico em enzimas, se descascado e transformado em suco juntamente com as sementes. É também rico em vitamina C e potássio.

ANÁLISE NUTRICIONAL

1 kiwi grande (91g)

Nutrientes e Unidades

Água	75,58	g
Calorias	55	kcal
Proteína	0,9	g
Gordura	0,4	g
Carboidrato	13,54	g

VITAMINAS

Vitamina A	16	RE
Vitamina C	89	mg
Tiamina	0,018	mg
Riboflavina	0,046	mg
Niacina	0,455	mg

MINERAIS

Potássio	302	mg
Cálcio	24	mg
Ferro	0,37	mg
Magnésio	27	mg
Fósforo	37	mg
Sódio	4	mg

SELEÇÃO

O kiwi deve ser firme ao toque, mas não duro como pedra. Deve ceder ligeiramente quando pressionado.

CUIDADOS ANTES DE FAZER O SUCO

Corte-o simplesmente em pedaços, com ou sem casca. O kiwi mistura-se saborosamente com a maioria das demais frutas, especialmente com uva e laranja.

RECEITAS DE SUCO DE KIWI

Ver a receita Maçã-Kiwi e as receitas Delícia Digestiva e Espuma de Menta, no Capítulo 7.

Kiwi-Laranja

3 kiwis
2 laranjas, descascadas

Kiwi-Mamão

3 kiwis
½ mamão, sem semente, fatiado

LIMÃO

O limão teve origem em alguma região no sudeste da Ásia. Uma vez que o pé do limão é mais sensível a geadas do que outras árvores cítricas, tem sido muito difícil cultivá-lo nos Estados Unidos. Mas, ao contrário de outras árvores cítricas, o pé de limão produz

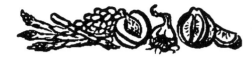

durante todo o ano. A Califórnia e a Flórida são os maiores produtores nos Estados Unidos.

PRINCIPAIS BENEFÍCIOS

O limão é rico em vitamina C e em potássio. O conteúdo de vitamina C e sua capacidade de resistir ao armazenamento tornaram-no valioso para marinheiros que, em longas viagens no passado, travavam uma difícil luta contra o escorbuto. Contém ainda uma substância conhecida como limoneno, muito promissora por suas propriedades anticâncer[11]. O conteúdo mais alto de limoneno é encontrado nas partes internas brancas, esponjosas.

ANÁLISE NUTRICIONAL

1 limão médio, sem casca (58g)

Nutrientes e Unidades

Água	51,61	g
Calorias	17	kcal
Proteína	0,64	g
Gordura	0,17	g
Carboidrato	5,41	g

VITAMINAS

Vitamina A	2	RE
Vitamina C	30,7	mg
Tiamina	0,023	mg
Riboflavina	0,012	mg
Niacina	0,058	mg

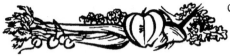

MINERAIS

Potássio	80	mg
Cálcio	15	mg
Ferro	0,35	mg
Magnésio	4	mg
Fósforo	9	mg
Sódio	1	mg

SELEÇÃO

O limão maduro deve ter uma casca de textura fina, cor amarela forte e ser firme ao toque. Os bem amarelados são em geral menos ácidos do que os de cor mais clara ou os das variedades verde-amarelada. Têm também, de modo geral, uma casca mais fina e maior proporção de sumo. Evite limão seco, murcho ou de casca dura.

CUIDADOS ANTES DE FAZER O SUCO

Lave bem o limão; embeba em água ou borrife o não-orgânico com um produto de limpeza biodegradável e, em seguida, enxágüe. Pode usar a casca, se você fizer suco usando menos de metade do limão. Em caso negativo, é uma boa idéia descascá-lo (ver Grapefruit).

RECEITAS DE SUCO DE LIMÃO

O suco de limão é em geral azedo demais e deve ser misturado com outros. Jay Kordich tem uma receita notável para limonada: suco de 4 maçãs e 1/4 de limão com casca, servido com gelo picado. Ver as receitas Maçã-Uva-Limão e Uva-Limão-Abacaxi e, no Capítulo 7, as receitas: O Raio de Sol de Gina, Jinjibirra, Mate o Resfriado e Levanta-Defunto de Uva-do-Monte.

*GUIA PARA O USO
DE FRUTAS*

LIMA

A lima, tal como o limão, é originária de algum lugar na Ásia. E também como o limão, foi usada por marinheiros para combater o escorbuto durante longas viagens, especialmente por marinheiros britânicos, o que lhe valeu o cognome de *limeys*.

PRINCIPAIS BENEFÍCIOS

Em valor nutricional, a lima pouco difere do limão.

SELEÇÃO

A lima deve ser de cor verde e pesada para seu tamanho. Se tiver manchas púrpura ou pardas, é sinal de que está apodrecendo.

CUIDADOS ANTES DE FAZER O SUCO

Lave bem a lima orgânica; deixe de molho ou borrife com um produto de limpeza biodegradável as não-orgânicas e, em seguida, enxágüe. Use a casca se você fizer suco usando menos da metade da lima. Em caso contrário, é uma boa idéia descascá-la (ver Grapefruit). O suco de lima é em geral amargo demais e deve ser misturado com outros sucos. O acréscimo de lima a um suco parece produzir um efeito de "resfriamento".

RECEITAS DE SUCO DE LIMA

A lima pode substituir o limão em todas as receitas.

MANGA

A manga, originária da Índia, é hoje cultivada em numerosas regiões tropicais, incluindo a Califórnia, Havaí e Flórida. Figura entre as principais safras de frutas do mundo. Na verdade, mais mangas são consumidas por mais pessoas em base regular do que maçãs.

PRINCIPAIS BENEFÍCIOS

A manga é uma boa fonte de potássio, vitamina C, carotenos e flavonóides. Proporcionam um rico sortimento de antioxidantes e são deliciosas quando maduras.

SELEÇÃO

A manga madura cede à pressão do dedo, de forma semelhante a um abacate. Devem ser verde-amareladas, com uma pele macia e ter um cheiro adocicado. Evite a fruta dura ou mole demais, amassada ou que tenha cheiro de fermentação. Embora sejam de todos os tamanhos, as maiores são as melhores para sucos.

CUIDADOS ANTES DE FAZER O SUCO

Lave bem as mangas orgânicas; embeba em água ou borrife com um produto de limpeza as não-orgânicas e enxágüe em seguida. A manga tem um grande caroço no centro, que é removido, cortando-se em seguida a fruta em tiras ou cunhas.

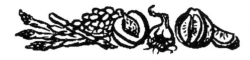

RECEITAS DE SUCO DE MANGA

A manga produz um suco grosso e é uma boa idéia misturá-lo com sucos de frutas como maçã, pêra e laranja, que têm alto conteúdo de água. Ver as receitas Ambrosia de Abricó-Manga e Enzimas à Beça, no Capítulo 7.

Manga-Laranja

1 manga, sem o caroço, em fatias
2 laranjas, descascadas

Manga-Mamão

1 manga, sem o caroço, em fatias
½ mamão, sem caroços, em fatias

Manga-Pêra

1 manga, sem o caroço, em fatias
2 peras, em fatias

Manga-Abacaxi

1 manga, sem o caroço, em fatias
½ abacaxi, com casca, em fatias

NECTARINAS (VER PÊSSEGOS E NECTARINAS)

LARANJA

A laranja moderna evoluiu de variedades nativas do sul da China e sudeste da Ásia. É, de longe, a principal colheita de fruta

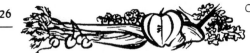

nos Estados Unidos. Pessoalmente, prefiro a laranja da Califórnia (a Valencia) à variedade da Flórida, embora esta última forneça tipicamente mais sumo. As laranjas mandarim, tangerina, tangelo e citron proporcionam benefícios semelhantes aos da laranja comum.

PRINCIPAIS BENEFÍCIOS

Todos sabem que a laranja é uma excelente fonte de vitamina C. Também contém flavonóides. A combinação de vitamina C e flavonóides torna-lhe o suco muito valioso para reforçar o sistema imunológico, fortalecer tecidos conjuntivos, como as juntas e gengivas, além de promover a boa saúde geral.

Comprovou-se que o consumo de laranja e suco de laranja protege o indivíduo contra o câncer, fortalece o sistema imunológico e ajuda a combater infecções viróticas[12]. Além da vitamina C e dos flavonóides, possui também bons volumes de carotenos, pectina, potássio e ácido fólico.

ANÁLISE NUTRICIONAL

1 laranja da Califórnia crua (121g)

Nutrientes e Unidades

Água	104,5	g
Calorias	59	kcal
Proteína	1,26	g
Gordura	0,36	g
Carboidrato	14,49	g

VITAMINAS

Vitamina A	28	RE
Vitamina C	58,7	mg

Tiamina	0,205 mg
Riboflavina	0,048 mg
Niacina	0,332 mg

MINERAIS

Potássio	217	mg
Cálcio	48	mg
Ferro	0,11	mg
Magnésio	12	mg
Fósforo	21	mg
Sódio	0	mg

SELEÇÃO

A laranja fresca é de melhor qualidade quando tem cor viva, é pesada, firme e de casca macia. Examine bem para ver se apresenta bolor, está amassada ou mole demais. A laranja resiste bem no refrigerador durante mais de uma semana.

CUIDADOS ANTES DE FAZER O SUCO

Descasque a laranja, tentando manter tanto da parte branca esponjosa quanto possível. Corte em cunhas e introduza na centrífuga.

RECEITAS DE SUCO DE LARANJA

O suco de laranja é delicioso por si mesmo. Três laranjas fornecem geralmente mais de 150g de suco. Ver as receitas Maçã-Laranja, Abricó-Laranja, Bagas-Laranja, Kiwi-Laranja e Manga-Laranja antes e as receitas seguintes no Capítulo 7: Ambrosia de Abricó-

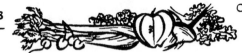

Laranja, Concentrado de Uva-do-Monte, Enzimas à Beça, O Raio de Sol de Gina, Usina Imunológica, Macaco Shake, Laranjaid e Ponche de Potássio.

Laranja-Mamão

2 laranjas, descascadas
½ mamão, sem caroço, em fatias

Laranja-Pêssego

2 laranjas, descascadas
1 pêssego, descaroçado

MAMÃO

O mamão é originário da América Central. O mamão verde é fonte de papaína, uma enzima que digere proteína, semelhante à bromelina. A papaína é usada comercialmente em inúmeros produtos para amaciar a carne.

PRINCIPAIS BENEFÍCIOS

O mamão é rico em nutrientes antioxidantes, tais como carotenos, vitamina C e flavonóides. Contém também bons volumes de numerosos minerais, especialmente potássio e magnésio. Embora a fruta madura não contenha tanta papaína como a verde, ainda assim contém um pouco. Além de seus usos comerciais, a papaína tem sido empregada em certo número de problemas, tais como indigestão, diarréia crônica, febre do feno, contusões em esporte e outras causas de trauma, além de alergias. Basicamente, é usada de maneira semelhante à da bromelina.[13]

ANÁLISE NUTRICIONAL

1 mamão, descascado (304g)

Nutrientes e Unidades

Água	270	g
Calorias	117	kcal
Proteína	1,86	g
Gordura	0,43	g
Carboidrato	29,82	g

VITAMINAS

Vitamina A	612	RE
Vitamina C	187,8	mg
Tiamina	0,082	mg
Riboflavina	0,097	mg
Niacina	1,028	mg

MINERAIS

Potássio	780	mg
Cálcio	72	mg
Ferro	0,3	mg
Magnésio	31	mg
Fósforo	16	mg
Sódio	8	mg

SELEÇÃO

O mamão deve ser de cor amarelo-esverdeada e firme ao toque, mas não duro como pedra. O mamão maduro demais é mole e geralmente mostra sinais de apodrecimento.

CUIDADOS ANTES DE FAZER O SUCO

Lave bem o mamão orgânico; embeba em água ou borrife com produto de limpeza biodegradável os não-orgânicos e, em seguida, enxágüe. O mamão tem pequenas sementes pretas, que são comestíveis, mas muito amargas. Recomendo que você abra o mamão ao meio, tire as sementes e corte-o em fatias.

RECEITAS COM SUCO DE MAMÃO

O suco de mamão é gostoso por si mesmo. Ver as receitas Maçã-Mamão, Grapefuit-Mamão, Kiwi-Mamão, Manga-Mamão e Laranja-Mamão, antes, e Enzimas à Beça, Macaco Shake e Ponche de Potássio, no Capítulo 7.

Mamão-Pêra

½ mamão, sem caroços, em fatias
2 peras, em fatias

Mamão-Abacaxi

½ mamão, sem caroços, em fatias
½ abacaxi, com a casca, em fatias

PÊSSEGO E NECTARINA

O pêssego, como tantas outras frutas, é originário da China Embora haja numerosas variedades de pêssego, os dois tipos básicos são os seguintes: caroço solto e caroço preso. Esta é a maneira de dizer se é fácil ou difícil retirar o caroço. As variedades populares do primeiro incluem a Elberta, Hale e Golden Jubilee.

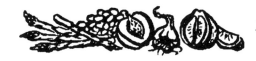

As variedades mais conhecidas do segundo são o Fortuna, o Johnson e o Sims. A nectarina é basicamente um pêssego, mas sem a penugem.

PRINCIPAIS BENEFÍCIOS

Duzentos e cinqüenta gramas de suco puro de pêssego ou nectarina contêm menos de 100 calorias, mas, ainda assim, proporcionam nutrientes importantes, como potássio, carotenos, flavonóides e açúcares naturais.

ANÁLISE NUTRICIONAL

1 pêssego (87g)

Nutrientes e Unidades

Água	76,26	g
Calorias	37	kcal
Proteína	0,61	g
Gordura	0,08	g
Carboidrato	9,65	g

VITAMINAS

Vitamina A	47	RE
Vitamina B	5,7	mg
Tiamina	0,025	mg
Riboflavina	0,036	mg
Niacina	0,861	mg

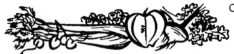

MINERAIS

Potássio	171	mg
Cálcio	5	mg
Ferro	0,1	mg
Magnésio	6	mg
Fósforo	11	mg
Sódio	0	

SELEÇÃO

O pêssego e a nectarina frescos devem ser bem firmes. Amadurecem em casa à temperatura ambiente se não estiverem inteiramente maduros. A cor indica a variedade e não a madureza do pêssego. Por isso, não deve ser usada como critério de madureza. Procure amassados e sinais de estrago. Uma vez maduro, guarde o pêssego no refrigerador.

CUIDADOS ANTES DE FAZER O SUCO

Lave bem o pêssego orgânico; embeba em água ou borrife com um produto de limpeza biodegradável o não-orgânico. Corte-o pela metade, tire o caroço, com cuidado para que saia todo, e em seguida corte em fatias ou na forma de cunha.

RECEITAS DE SUCO DE PÊSSEGO

O pêssego produz um suco grosso e é melhor misturá-lo com maçã ou pêra. Ver as receitas Maçã-Abricó-Pêssego, **Cereja-Pêssego** e Laranja-Pêssego, antes, e a receita Ponche de Potássio, no Capítulo 7.

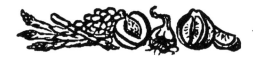

Pêssego-Pêra

1 pêssego, descaroçado, fatiado
2 peras, fatiadas

PERAS

A pêra, originária da Ásia Ocidental, é atualmente cultivada em praticamente todo o mundo. São muito numerosas suas variedades. As melhores para preparação de sucos incluem a Bosc, Anjou, Bartlett e Comice.

PRINCIPAIS BENEFÍCIOS

A pêra é uma fonte excelente de fibras solúveis em água, incluindo a pectina. Na verdade, tem mais pectina do que a maçã. Como a maçã, pode ser adicionada a sucos de hortaliças para lhes melhorar o sabor.

ANÁLISE NUTRICIONAL

1 pêra (166g)

Nutrientes e Unidades

Água	139	g
Calorias	98	kcal
Proteína	0,65	g
Gordura	0,66	g
Carboidrato	25	g

VITAMINAS

Vitamina A	3	RE
Vitamina C	6,6	mg
Tiamina	0,033	mg
Riboflavina	0,066	mg
Niacina	0,166	mg

MINERAIS

Potássio	208	mg
Cálcio	19	mg
Ferro	0,41	mg
Magnésio	9	mg
Fósforo	18	mg
Sódio	1	mg

SELEÇÃO

À medida que amadurece, a cor da pele muda de verde para a cor característica de sua variedade. A pêra Bosc fica pardacenta, a Anjou e a Bartlett adquirem um tom amarelo e a Comice apresenta uma pele verde pintalgada. A pêra fresca é melhor quando cede à pressão, como faz um abacate. Pêra verde amadurece em casa à temperatura ambiente. Uma vez madura, deve ser refrigerada. No que interessa a sucos, as firmes são muito mais fáceis de processar do que as moles.

CUIDADOS ANTES DE FAZER O SUCO

Lave bem a pêra; embeba em água ou borrife com produto de limpeza biodegradável as não-orgânicas. Corte-a em fatias ou em cunha.

RECEITAS DE SUCO DE PÊRA

O suco de pêra é delicioso por si só e também se mistura muito bem com numerosas frutas e hortaliças. Ver as receitas antes de Maçã-Pêra-Gengibre, Abricó-Pêra, Bagas-Pêra, Cerejas-Pêra, Uva-do-Monte-Pêra, Manga-Pêra, Mamão-Pêra e Pêssego-Pêra.

Pêra-Ameixa

- 2 ameixas, descaroçadas
- 2 peras, fatiadas

ABACAXI

O abacaxi é nativo da América do Sul. Os Estados Unidos são hoje um dos maiores fornecedores de abacaxi do mundo, embora o único estado que os produza seja o Havaí. A polpa comestível do abacaxi tem um sabor característico, freqüentemente descrito como uma mistura de maçã, morango e pêssego.

PRINCIPAIS BENEFÍCIOS

As virtudes da bromelina, o complexo de enzimas do abacaxi que digerem proteínas, já foram estudadas (ver pp. 59-60). Em resumo, provou-se que a bromelina é útil em certo número de problemas de saúde, incluindo angina, artrite, indigestão, infecções do trato respiratório superior, contusões nos esportes e traumas.

Num estudo realizado pelo Cancer Research Center, da Universidade do Havaí, verificou-se que o extrato de abacaxi inibiu fortemente o crescimento de células tumorais em culturas de células[14]. Neste estudo, a enzima conhecida como peroxidase foi indicada como o componente mais importante contra tumores, o que suge-

re que o abacaxi fresco pode produzir outros efeitos, além de seu conteúdo de bromelina. O suco de abacaxi fresco é rico em enzimas, vitamina C e potássio.

ANÁLISE NUTRICIONAL

1 xícara de abacaxi cortado em cubos, sem a casca (155g)

Nutrientes e Unidades

Água	135	g
Calorias	77	kcal
Proteína	0,6	g
Gordura	0,66	g
Carboidrato	19,21	g

VITAMINAS

Vitamina A	4	RE
Vitamina C	23,9	mg
Tiamina	0,143	mg
Riboflavina	0,056	mg
Niacina	0,651	mg

MINERAIS

Potássio	175	mg
Cálcio	11	mg
Ferro	0,57	mg
Magnésio	21	mg
Fósforo	11	mg
Sódio	1	mg

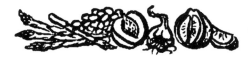

SELEÇÃO

O principal motivo de preocupação é a presença de partes podres ou com infestação de bolor. Verifique a cicatriz do corte do talo, na parte inferior. Abacaxis frescos têm um aroma agradável e forte; são mais amarelos do que verdes e parecem pesados para seu tamanho.

CUIDADOS ANTES DE FAZER O SUCO

Torça ou corte a parte superior. Lave bem e esfregue o abacaxi orgânico; embeba em água ou borrife com um produto de limpeza biodegradável os não-orgânicos e, em seguida, esfregue e enxágüe. Se a centrífuga der conta do trabalho, simplesmente corte todo o abacaxi, com casca e tudo, no tamanho de peças que a máquina possa receber.

RECEITAS DE SUCO DE ABACAXI

O abacaxi é baixo em calorias e constitui uma base fantástica para bebidas de frutas, especialmente quando misturado com bagas. Ver as receitas antes para Bagas-Abacaxi, Cereja-Abacaxi, Uva-Limão-Abacaxi, Grapefruit-Abacaxi, Manga-Abacaxi e Mamão-Abacaxi. Examine também as receitas seguintes, no Capítulo 7: Delícia Digestiva, O Dom-Juan, Enzimas à Beça, Usina Imunológica, O Favorito de Mike, Laranjaid e Jinjibirra de Abacaxi.

AMEIXA FRESCA E AMEIXA SECA

Tal como os pêssegos e abricós, as ameixas são classificadas como drupas por causa de seu caroço duro, cercado por polpa car-

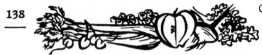

nuda e pele fina. São originárias da Europa e da Ásia. Dividem-se em cinco tipos principais: européia, japonesa, americana, Damson e ornamental. A ameixa seca assemelha-se à passa de uva.

PRINCIPAIS BENEFÍCIOS

As ameixas, fresca e seca, são freqüentemente usadas por seus efeitos laxativos. Neste aspecto, as secas são mais eficazes do que as frescas. As ameixas são boas fontes de carotenos, flavonóides, potássio e ferro.

ANÁLISE NUTRICIONAL

1 ameixa (66g)

Nutrientes e Unidades

Água	56,23	g
Calorias	36	kcal
Proteína	0,52	g
Gordura	0,41	g
Carboidrato	8,6	g

VITAMINAS

Vitamina A	21	RE
Vitamina C	6,3	mg
Tiamina	0,028	mg
Riboflavina	0,063	mg
Niacina	0,33	mg

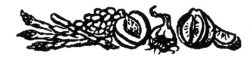

MINERAIS

Potássio	113	mg
Cálcio	2	mg
Ferro	0,07	mg
Magnésio	4	mg
Fósforo	7	mg
Sódio	0	

SELEÇÃO

As ameixas variam em tamanho e cor. Podem ser tão pequenas como uma cereja ou tão grandes quanto um pêssego, e a pele, verde, amarela, azulada ou púrpura. Escolha ameixas frescas baseando-se na cor característica da variedade. Ameixas maduras variam de firmes ao toque a ligeiramente moles. Evite as que apresentam rasgões na pele, descoloração pardacenta ou estiverem moles.

CUIDADOS ANTES DE FAZER O SUCO

Lave as ameixas orgânicas; embeba em água ou borrife com um produto de limpeza biodegradável as não-orgânicas e enxágüe em seguida. As secas podem ser reidratadas embebendo-as em água (2-4 ameixas por 1 xícara de água) durante 24 horas e, em seguida, colocadas com a água em um liquidificador.

RECEITAS DE SUCO DE AMEIXA

Ver as receitas Pêra-Ameixa, antes, e a Regulador Intestinal, no Capítulo 7.

FRAMBOESA (VER BAGAS)

MORANGO (VER BAGAS)

TANGERINA (VER LARANJA)

MELANCIA

Embora originária da África, a melancia vem sendo cultivada desde tempos antigos na Europa e na Ásia. Atualmente, são cultivadas em todo o mundo, em climas tropicais, semitropicais e temperados. A melancia mais comum consumida nos Estados Unidos varia em cor, de verde claro a escuro, com riscas ou pintas na parte externa, que abriga uma carne vermelha brilhante, com sementes marrons ou pretas. A carne pode ser também cor-de-rosa, alaranjada, amarela ou branca.

PRINCIPAIS BENEFÍCIOS

A melancia, como o nome indica [*watermelon*, em inglês], é uma fonte excelente de água pura. De baixíssimo teor de calorias, se o suco for preparado usando-se a casca e tudo mais, suas qualidades nutricionais aumentam espetacularmente, uma vez que os nutrientes concentram-se na casca e nas sementes. A melancia, além disso, é um excelente diurético.

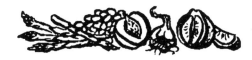

ANÁLISE NUTRICIONAL

1 xícara de melancia cortada em cubinhos, sem casca (160g)

Nutrientes e Unidades

Água	146,42	g
Calorias	50	kcal
Proteína	0,99	g
Gordura	0,68	g
Carboidrato	11,5	g

VITAMINAS

Vitamina A	58	RE
Vitamina B	15,4	mg
Tiamina	0,128	mg
Riboflavina	0,032	mg
Niacina	0,32	mg

MINERAIS

Potássio	186	mg
Cálcio	13	mg
Ferro	0,28	mg
Magnésio	17	mg
Fósforo	14	mg
Sódio	3	mg

SELEÇÃO

Compradores batem muitas vezes na melancia para verificar se ela produz um som oco e, por conseguinte, está madura. Esse

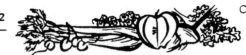

costume, porém, nem sempre garante uma boa escolha. Procure melancias que têm uma superfície macia e uma parte inferior clara. A despeito das melhores precauções, é difícil julgar a qualidade sem abri-la ao meio. Quando cortada, os indicadores de boa qualidade incluem carne vermelha e firme, de aparência suculenta, com sementes marrons ou pretas. A presença de riscas brancas na carne ou sementes brancas indica geralmente que ela está meio verde.

CUIDADOS ANTES DE FAZER O SUCO

Lave, esfregue e enxágüe a melancia orgânica; embeba em água ou borrife com um produto de limpeza biodegradável a não-orgânica e, em seguida, lave, esfregue e enxágüe. Corte a melancia (casca e tudo mais) em tiras compridas que possam entrar pelo bocal da centrífuga.

RECEITAS DE SUCO DE MELANCIA

É melhor consumir puro o suco de melancia ou em combinação com outros sucos de melão. Ver Cantalupo-Melancia, antes.

6
GUIA PARA PREPARAR SUCOS DE HORTALIÇAS

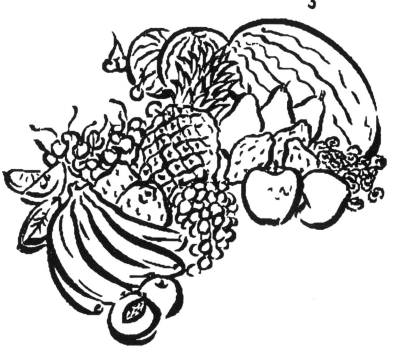

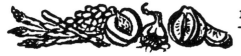

Qual a diferença entre hortaliça e fruta? Em 1893, essa questão foi examinada pelo Supremo Tribunal dos Estados Unidos, que decidiu que hortaliça é uma planta cultivada por sua parte comestível, geralmente consumida como parte do prato principal, ao passo que fruta é uma planta geralmente comida como tira-gosto, como sobremesa, ou sem hora certa, quando dá vontade. Algumas partes típicas de plantas usadas como hortaliças são: bulbo (alho e cebola), flores (brócolis e couve-flor), frutas (abóbora-moranga e tomate), folhas (espinafre e alface), raiz (cenoura e beterraba), semente (feijão, ervilha e milho), pedúnculo (aipo), talo (aspargo) e tubérculo (batata e inhame).

O Departamento de Agricultura dos Estados Unidos (USDA) estabeleceu padrões voluntários de qualidade para ambas. Os padrões oficiais do USDA são os seguintes:

U.S. Fancy: qualidade extra, faixa de qualidade superior.
U.S. N° 1: principal qualidade comercial; boa qualidade.
U.S. N° 2: qualidade intermediária.
U.S. N° 3: baixa qualidade.

A classificação é principalmente visual, baseada não apenas no aspecto visível, mas também na aparência interna. Há modelos, guias de cor e fotos coloridas à disposição dos classificadores para conferir amostras no tocante à forma, matiz da coloração e grau de defeitos ou danos.

As hortaliças devem desempenhar um papel importante na dieta. A Academia Nacional de Ciências dos Estados Unidos, o Departamento de Saúde e Serviços Humanos e o Instituto Nacional do Câncer recomendam que os americanos comam de três a cinco porções de hortaliças por dia. Beber um mínimo de dois copos comuns de suco de hortaliças frescas ao dia é também uma recomendação extremamente sadia.

Por favor, não esqueça de preparar as hortaliças de acordo com as diretrizes a seguir e as recomendações do manual do fabricante da centrífuga.

ASPARGO

O aspargo é membro da família do lírio e originário do Mediterrâneo. Tem sido usado como planta medicinal no tratamento da artrite, do reumatismo e como diurético. É cultivado em todo o mundo.

PRINCIPAIS BENEFÍCIOS

Embora tenha baixo teor de calorias e carboidratos, o aspargo é muito rico em proteínas. Na verdade, um copo de 150ml de suco de aspargo contém mais proteínas do que uma xícara de arroz ou milho cozido. É também uma boa fonte de muitas vitaminas e minerais, incluindo vitamina C, riboflavina e ácido fólico. Contém o aminoácido asparagina, que, quando excretado pela urina, pode lhe dar um cheiro muito forte. Mas não fique assustado: esse efeito é passageiro.

ANÁLISE NUTRICIONAL

6 hastes de aspargo cru (100g)

Nutrientes e Unidades

Água	92	g
Calorias	32	kcal
Proteína	2,5	g
Gordura	0,2	g
Carboidrato	5	g

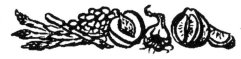

VITAMINAS

Vitamina A	16	RE
Vitamina C	33	mg
Tiamina	0,18	mg
Riboflavina	0,5	mg
Niacina	1,5	mg
Vitamina B6	0,18	mg
Ácido fólico	104	mcg

MINERAIS

Potássio	278	mg
Cálcio	22	mg
Ferro	1	mg
Magnésio	18	mg
Fósforo	62	mg
Sódio	2	mg

SELEÇÃO

O aspargo de melhor qualidade é firme e fresco, com as pontas fechadas. Quanto mais verde o talo, maior a concentração de nutrientes.

CUIDADOS ANTES DE EXTRAIR O SUCO

Lave o aspargo orgânico; embeba em água ou borrife o não-orgânico com um produto de limpeza biodegradável e enxágüe em seguida. Introduza o aspargo na centrífuga começando com a parte superior.

RECEITAS DE SUCO DE ASPARGO

O aspargo tem um gosto próprio muito forte. Adicione-o ao básico Cenoura-Maçã (ver Capítulo 7) ou tente as receitas seguintes:

Aspargo-Cenoura-Aipo

- 4 talos de aspargo
- 3 cenouras
- 2 hastes de aipo

Aspargo-Aipo

- 6 hastes de aspargo
- 4 hastes de aipo

FEIJÃO-VERDE

O feijão-verde é originário do México e do Peru. Os índios americanos cultivavam-no nas regiões norte e sul do país, de onde foi levado para a Europa pelos espanhóis.

PRINCIPAIS BENEFÍCIOS

O feijão-verde é uma excelente fonte de proteínas e compostos de fibras solúveis em água, incluindo gomas e pectinas. Os legumes, de modo geral, trazem excepcionais benefícios nutricionais aos diabéticos. Numerosos estudos comprovaram que uma dieta rica em legumes resultará em melhor controle do açúcar no sangue de diabéticos. Presumivelmente, um grande volume desses efeitos ocorrerá também com uso do suco.

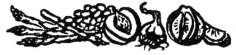

ANÁLISE NUTRICIONAL

1 xícara de feijão-verde cru (135g)

Nutrientes e Unidades

Água	124	g
Calorias	36	kcal
Proteína	1,84	g
Gordura	0,18	g
Carboidrato	8,26	g

VITAMINAS

Vitamina A	71	RE
Vitamina C	11	mg
Tiamina	0,065	mg
Riboflavina	0,1	mg
Niacina	0,5	mg
Vitamina B6	0,28	mg
Ácido fólico	63,2	mcg

MINERAIS

Potássio	151	mg
Cálcio	61	mg
Ferro	1,11	mg
Magnésio	29	mg
Fósforo	33	mg
Sódio	17	mg

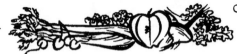

SELEÇÃO

O feijão deve ter aparência fresca, ser de cor verde e dar um estalido quando quebrado. Evite o feijão seco e de aparência enrugada.

CUIDADOS ANTES DE EXTRAIR O SUCO

Lave o feijão orgânico; embeba em água ou borrife com produto de limpeza biodegradável o não-orgânico e, em seguida, lave-o e enxágüe-o.

RECEITAS DE SUCO DE FEIJÃO

Isoladamente, o suco de feijão-verde é muito grosso e não tem bom sabor. Mas você pode extrair o suco de uma xícara de feijão e adicioná-lo à receita básica Cenoura-Maçã.

BETERRABA

A beterraba pertence à mesma família do espinafre, da acelga e da couve. São usadas tanto a raiz quanto as folhas. A beterraba foi originariamente cultivada na Europa e na Ásia. Hoje é encontrada em todo o mundo e plantada como alimento e matéria-prima para a produção de açúcar.

PRINCIPAIS BENEFÍCIOS

As folhas da beterraba têm valor nutricional mais alto do que as raízes, especialmente em cálcio, ferro, vitamina A e vitamina C. As raízes são usadas há muito tempo para fins medicinais, princi-

palmente no tratamento de problemas de fígado. A beterraba é também agora reconhecida por suas propriedades anticâncer[1].

ANÁLISE NUTRICIONAL

2 beterrabas, sem a parte superior (163g)

Nutrientes e Unidades

Água	142,22	g
Calorias	77	kcal
Proteína	2,41	g
Gordura	0,23	g
Carboidrato	16,3	g

VITAMINAS

Vitamina A	3	RE
Vitamina C	17,9	mg
Tiamina	0,082	mg
Riboflavina	0,033	mg
Niacina	0,652	mg
Vitamina B6	0,08	mg
Ácido fólico	151	mcg

MINERAIS

Potássio	528	mg
Cálcio	25	mg
Ferro	1,5	mg
Magnésio	34	mg
Fósforo	78	mg
Sódio	118	mg

SELEÇÃO

A beterraba de boa qualidade deve ter intactas as folhas. As folhas precisam ter aparência fresca, sem sinal de estrago. Folhas ligeiramente moles podem recuperar o frescor se guardadas dentro d'água no refrigerador. A raiz deve ser firme, macia e de uma cor viva vermelho-púrpura, evitando-se a que se apresenta enrugada e de cor baça. Beterrabas menores são geralmente melhores para fazer suco.

CUIDADOS ANTES DE EXTRAIR O SUCO

Lave a raiz e as folhas da beterraba orgânica; embeba em água ou borrife um preparado biodegradável sobre as não-orgânicas e, em seguida, enxágüe.

RECEITAS DE SUCO DE BETERRABA

O suco de beterraba pode irritar a garganta e o esôfago, se consumido puro. Tente as receitas abaixo e examine as seguintes, no Capítulo 7: Melhor Vermelho do Que Morto, Coquetel Purificador, Ferro de Sobra, Mexe-Fígado e Tônico Hepático.

Beterraba-Cenoura

½ beterraba, com a parte superior
4 cenouras

Beterraba-Cenoura-Aipo

½ beterraba, com a parte superior
3 cenouras
2 hastes de aipo

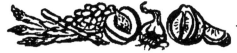

Beterraba-Cenoura-Salsa

½ beterraba, com a parte superior
4 cenouras
½ molho de salsa

Beterraba-Cenoura-Pimentão

½ beterraba, com a parte superior
3 cenouras
½ pimentão vermelho

Beterraba-Cenoura-Espinafre

½ beterraba, com a parte superior
3 cenouras
½ xícara de espinafre

MELÃO AMARGO

O melão amargo, também conhecido como pêra balsâmica, é uma fruta tropical cultivada na Ásia, África e América do Sul. De modo geral, a fruta verde e de sabor amargo é usada como hortaliça. Além de fazer parte da dieta, o melão amargo verde tem sido usado extensamente na medicina popular como remédio para o diabetes. A fruta madura está se mostrando promissora no tratamento da leucemia. A madura, porém, não é facilmente encontrada nos Estados Unidos. O melão amargo verde é vendido principalmente em armazéns de alimentos asiáticos.

PRINCIPAIS BENEFÍCIOS

O melão amargo possui vários compostos dotados de comprovadas propriedades contra o diabetes. A ciência reconheceu a ação de redução do nível de açúcar no sangue do suco fresco tanto em estudos experimentais quanto clínicos. Embora tenha se verificado que a fruta estimula a liberação de insulina, acredita-se que seu principal mecanismo de ação seja o aumento da absorção de glucose pelas células. Este fato indica tanto um efeito direto quanto indireto. Contém ainda um composto conhecido como carantina, que é mais potente do que o medicamento Tolbutamida, freqüentemente usado no tratamento do diabetes para reduzir os níveis de açúcar no sangue, sem falar no composto conhecido como polipeptídio-P, ou insulina vegetal, que reduz os níveis de açúcar no sangue quando aplicado sob a forma de injeção em diabéticos que precisam tomar insulina. Contudo, talvez não seja necessário usar injeções, uma vez que a administração oral de apenas 60g do suco mostrou bons resultados em experimentos clínicos[2].

SELEÇÃO

O melão amargo é de cor verde, parecendo um pepino, com saliências por todos os lados em volta da cabaça. Parece um pepino feio. Escolha a fruta menor, uma vez que você não vai precisar nem querer muito suco. A fruta deve ser firme, como um pepino.

CUIDADOS ANTES DE EXTRAIR O SUCO

Lave o melão amargo orgânico; embeba em água ou borrife com um preparado de limpeza biodegradável o tipo não-orgânico, enxa-

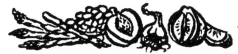

güando-o em seguida. Corte-o em tiras que possa introduzir na centrífuga. A fruta é chamada de "amarga" por boa razão. Lembre-se, porém, de que estudos clínicos demonstraram que apenas 60g são uma boa dose. Eu recomendaria que seja tomado puro, uma vez que o sabor é extremamente difícil de disfarçar. Ainda assim, você pode tentar misturá-lo com 200g de suco de cenoura-maçã (ver Suco Básico Cenoura-Maçã).

BRÓCOLIS

Membro da família das hortaliças crucíferas, ou do repolho, o brócolis é originário de variedades silvestres nativas da Europa. O brócolis foi melhorado pelos romanos e pelos italianos modernos, e é cultivado atualmente em todo o mundo.

PRINCIPAIS BENEFÍCIOS

O brócolis é um dos alimentos mais densos em nutrientes. Uma xícara fornece mais ou menos o mesmo volume de proteínas que uma xícara de milho ou arroz, mas com um terço a menos de calorias. É também uma das fontes mais ricas em vitamina C que se conhece. Tal como os demais membros da família, o brócolis vem demonstrando em estudos produzir notáveis efeitos anticâncer (ver Repolho), sobretudo no câncer da mama. Compostos existentes no brócolis, conhecidos como indóis (especificamente o indol-3-carbinol), aumentam a eliminação de uma forma de estrógeno (2-hidroxiestrona) ligado ao câncer do seio.

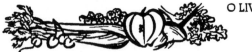

ANÁLISE NUTRICIONAL

2/3 de xícara de brócolis cru (100g)

Nutrientes e Unidades

Água	91,46	g
Calorias	26	kcal
Proteína	2,81	g
Gordura	0,29	g
Carboidrato	4,76	g

VITAMINAS

Vitamina A	207	RE
Vitamina C	56,4	mg
Tiamina	0,053	mg
Riboflavina	0,096	mg
Niacina	0,47	mg
Vitamina B6	0,13	mg
Ácido fólico	67	mcg

MINERAIS

Potássio	212	mg
Cálcio	56	mg
Ferro	0,81	mg
Magnésio	18	mg
Fósforo	50	mg
Sódio	24	mg

SELEÇÃO

O brócolis deve ser verde-escuro, da cor verde profunda da sálvia ou verde-arroxeado, dependendo da variedade. Os ramos e talos devem ser macios e firmes. Folhas amareladas ou murchas indicam perda de grande parte do valor nutricional. Evite o brócolis murcho, mole e visivelmente velho.

CUIDADOS ANTES DE EXTRAIR O SUCO

Lave o brócolis orgânico; embeba em água ou borrife com uma solução biodegradável o não-orgânico e enxágüe em seguida. Corte o brócolis em tiras. Introduza-o pela cabeça na centrífuga.

RECEITAS DE SUCO DE BRÓCOLIS

O suco de brócolis precisa ser misturado com outros sucos para torná-lo mais saboroso. Extraia o suco de 1/2 xícara de brócolis e junte-o à Receita Básica Cenoura-Maçã, que encontrará no Capítulo 7. Tente também as receitas abaixo e as seguintes, também no Capítulo 7: Surpresa Crucífera, Tudo, Menos a Pia da Cozinha, C para Homem Nenhum Botar Defeito e Ferro de Sobra.

Brócolis-Cenoura

1 haste de brócolis
3 cenouras

Brócolis-Cenoura-Aipo

1 haste de brócolis
3 cenouras
1 haste de aipo

Brócolis-Cenoura-Salsa

1 haste de brócolis
3 cenouras
½ xícara de salsa

COUVE-DE-BRUXELAS

Tal como o brócolis, a couve-de-bruxelas originou-se do repolho silvestre. Adquiriu sua forma atual nas proximidades de Bruxelas, daí seu atual nome. É cultivada em todo o mundo. Nos Estados Unidos, quase toda a produção vem da Califórnia.

PRINCIPAIS BENEFÍCIOS

Em qualidade nutricional, a couve-de-bruxelas assemelha-se ao brócolis. Como membro da família do repolho, está sendo estudada por suas propriedades anticâncer (ver Repolho).

ANÁLISE NUTRICIONAL

1 xícara de couve-de-bruxelas crua (150g)

Nutrientes e Unidades

Água	136	g
Calorias	60	kcal
Proteína	4	g
Gordura	0,8	g
Carboidrato	13,5	g

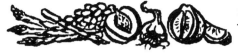

VITAMINAS

Vitamina A	112	RE
Vitamina C	96	mg
Tiamina	0,16	mg
Riboflavina	0,124	mg
Niacina	0,92	mg
Vitamina B6	0,28	mg
Ácido fólico	94	mcg

MINERAIS

Potássio	494	mg
Cálcio	56	mg
Ferro	1,88	mg
Magnésio	32	mg
Fósforo	88	mg
Sódio	34	mg

SELEÇÃO

A couve-de-bruxelas deve ter aparência firme e fresca, com uma boa cor verde. Evite a que tiver folhas descoradas, murchas ou amarelas.

CUIDADOS ANTES DE EXTRAIR O SUCO

Lave a couve-de-bruxelas orgânica; embeba em água ou borrife com uma solução biodegradável a não-orgânica e enxágüe em seguida.

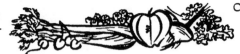

RECEITAS DE SUCO DE COUVE-DE-BRUXELAS

O conteúdo de fósforo desse tipo de couve é quase duas vezes mais alto que seu conteúdo de cálcio, e o alto consumo de fósforo tem sido ligado à osteroporose, porque reduz a utilização e promove a excreção do cálcio. Por conseguinte, é prudente misturar o suco dessa hortaliça com alimentos mais ricos em cálcio, tais como couve comum, espinafre e salsa. O sabor do suco puro é muito forte e por isso será bom acrescentar 1/2 xícara do Suco Básico Cenoura-Maçã, que encontrará no Capítulo 7.

Couve-de-bruxelas-Cenoura-Espinafre

4 couves-de-bruxelas
3 cenouras
½ xícara de espinafre

REPOLHO

A família do repolho, ou crucífera, inclui o próprio, o brócolis, a couve-flor, a couve-de-bruxelas, a couve comum, a couve-seda, a mostarda, o rabanete, a rutabaga, o nabo e outras hortaliças bem conhecidas. Esta família de hortaliças está despertando grande atenção devido a suas impressionantes propriedades anticâncer (discutidas a seguir).

O repolho moderno originou-se do repolho silvestre, trazido da Ásia para a Europa por bandos nômades do povo céltico, por volta do ano 600 a.C. Espalhou-se como cultura alimentar por todo o norte da Europa (Alemanha, Polônia, Rússia, Áustria) porque era bem adaptado a climas mais frios, apresentava alto rendimento por hectare e podia ser guardado durante todo o inverno em adegas frias.

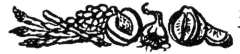

Há numerosos tipos de repolho, incluindo variedades diferentes dos tipos roxo e verde. Elas são cultivadas agora em grandes regiões das latitudes setentrionais do hemisfério norte.

PRINCIPAIS BENEFÍCIOS

A família de hortaliças do repolho traz numerosos benefícios para a saúde. Do ponto de vista nutricional, proporciona excelentes níveis de muitos nutrientes conhecidos, incluindo vitamina C, potássio, ferro e cálcio. Porém, talvez ainda mais importante do que isso seja seu nível de anutrientes. Essa família contém mais anutrientes com demonstráveis propriedades anticâncer do que qualquer outra família de hortaliças. Na verdade, uma das principais recomendações dietéticas da Sociedade Americana do Câncer para reduzir o risco da doença consiste em incluir na dieta, em base regular, hortaliças crucíferas, tais como repolho, brócolis, couve-de-bruxelas e couve-flor[3].

COMPOSTOS ANUTRIENTES NO REPOLHO DOTADOS DE PROPRIEDADES ANTICÂNCER

COMPOSTO	MÉTODO DE AÇÃO
Ditioltionas	Estimula os mecanismos antioxidantes e de desintoxicação.
Glucosinolatos	Estimula os mecanismos antioxidantes e de desintoxicação.
Indóis	Estimula os mecanismos antioxidantes e de desintoxicação; melhora o metabolismo do estrogênio.
Cumarinas	Bloqueia, em partes importantes do corpo, a reação de compostos que causam câncer.
Fenóis	Estimulam as enzimas de desintoxicação e impedem a formação de carcinógenos.

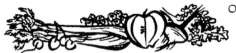

Como evidenciado antes, os componentes anutrientes do repolho funcionam principalmente ao reforçar os mecanismos antioxidantes, bem como ao aumentar a capacidade do corpo de desintoxicar e eliminar agentes químicos e hormônios nocivos. Os efeitos anticâncer da família do repolho foram observados em estudos demográficos. Invariavelmente, quanto mais alto o consumo de hortaliças dessa família, menores as taxas de câncer, principalmente do cólon e do seio[4].

Comprovou-se também que o suco do repolho fresco é extremamente eficaz no tratamento de úlceras pépticas, ocorrendo isso em menos de sete dias (ver Capítulo 8)[5].

A família do repolho contém bociógenos, compostos que podem interferir na ação do hormônio tiroidal em certas situações (baixos níveis de iodo, principalmente). Os bociógenos são constituídos principalmente de isotiocianatos, que bloqueiam a utilização do iodo; contudo, não há prova de que esses compostos encontrados nas hortaliças crucíferas interfiram na função tiroidal em qualquer grau significativo, quando os níveis de iodo na dieta são adequados. Por conseguinte, é uma boa idéia, se grandes quantidades de hortaliças crucíferas estão sendo consumidas (mais de quatro porções por dia), que a dieta contenha também volumes adequados de iodo. O iodo é encontrado em algas marinhas dos tipos grande e micro, em hortaliças cultivadas perto do mar, em frutos do mar, no sal iodado e em suplementos alimentares. A couve-nabiça e o nabo contêm a mais alta concentração de bociógenos.

ANÁLISE NUTRICIONAL

½ xícara de repolho cru

Nutrientes e Unidades

Água	420	g
Calorias	108	kcal

Proteína	5,5 g
Gordura	0,82 g
Carboidrato	24,4 g

VITAMINAS

Vitamina A	57 RE
Vitamina C	215 mg
Tiamina	0,23 mg
Riboflavina	0,14 mg
Niacina	1,4 mg
Vitamina B6	0,43 mg
Ácido fólico	207 mcg

MINERAIS

Potássio	1.116 mg
Cálcio	212 mg
Ferro	2,5 mg
Magnésio	67 mg
Fósforo	110 mg
Sódio	82 mg

SELEÇÃO

O repolho deve ser fresco e de cor viva, sem sinais de apodrecimento ou estrago provocado por vermes.

CUIDADOS ANTES DE EXTRAIR O SUCO

Lave o repolho orgânico; embeba em água ou borrife com uma solução biodegradável o não-orgânico, lave e enxágüe. Corte o repolho em cunhas pequenas que possam ser introduzidas na centrífuga.

RECEITAS DE SUCO DE REPOLHO

O repolho tem um gosto muito forte. Ver as receitas abaixo e as receitas Surpresa Crucífera, Vaca Roxa e Vitamina U para Úlcera, no Capítulo 7.

Repolho-Cenoura

½ cabeça de repolho, cortada em cunhas
3 cenouras

Repolho-Cenoura-Aipo

½ cabeça de repolho, cortada em cunhas
3 cenouras
2 hastes de aipo

Repolho-Cenoura-Salsa

½ cabeça de repolho, cortada em cunhas
3 cenouras
½ xícara de salsa

CENOURA

Acredita-se que a cenoura seja originária do Oriente Médio e da Ásia. As variedades mais antigas eram, na maior parte, roxas e pretas. Aparentemente, a cenoura moderna foi, no início, uma mutação destituída de pigmentos roxos ou preto. Atualmente, é cultivada em todo o mundo.

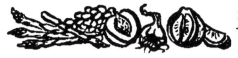

PRINCIPAIS BENEFÍCIOS

A cenoura é a rainha das hortaliças. Entre as de consumo geral, nenhuma tem mais carotenos provitamina A. Na verdade, como é mostrado abaixo, duas cenouras fornecem aproximadamente 4.050 equivalentes de retinol ou, mais ou menos, quatro vezes a dose de vitamina A recomendada pela RDA. Mas, ao contrário da vitamina A, o beta-caroteno e outros carotenos existentes na cenoura não são tóxicos. Elas contêm muitos outros nutrientes e anutrientes, muito embora seu teor de carotenos seja o que mais se comenta. A julgar por extensos estudos realizados com seres humanos, uma quantidade tão pequena como uma cenoura por dia pode concebivelmente cortar pela metade o câncer de pulmão[6].

ANÁLISE NUTRICIONAL

2 cenouras cruas (144g)

Nutrientes e Unidades

Água	126	g
Calorias	62	kcal
Proteína	1,5	g
Gordura	0,28	g
Carboidrato	14,6	g

VITAMINAS

Vitamina A	4.050	RE
Vitamina C	13,4	mg
Tiamina	0,14	mg
Riboflavina	0,84	mg
Niacina	1,3	mg

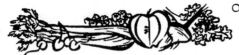

Vitamina B6	0,2 mg
Ácido fólico	20 mcg

MINERAIS

Potássio	466 mg
Cálcio	38 mg
Ferro	0,72 mg
Magnésio	22 mg
Fósforo	64 mg
Sódio	50 mg

SELEÇÃO

A cenoura deve ter aparência fresca, firme, macia e de cor viva. Evite cenoura com rachaduras, amassadas ou indícios de mofo.

CUIDADOS ANTES DE EXTRAIR O SUCO

Lave a cenoura orgânica; embeba em água ou borrife com uma solução biodegradável a não-orgânica e, em seguida, esfregue e enxágüe. É recomendável cortar as folhas (verdes) da cenoura. No mínimo, não faça suco de mais do que algumas folhas, uma vez que são fontes importantes de compostos que, uma vez absorvidos pelo corpo, podem reagir com a luz solar e produzir severas queimaduras ou brotoejas. Introduza a cenoura na centrífuga pela parte mais grossa e procure evitar que ela fique presa.

RECEITAS DE SUCO DE CENOURA

O suco de cenoura é um dos mais populares pelo seu delicioso sabor próprio. O sabor adocicado torna-o um valioso complemen-

*GUIA PARA PREPARAR
SUCOS DE HORTALIÇAS*

to de sucos amargos de outras hortaliças. Neste capítulo, examine as receitas seguintes: Aspargo-Cenoura-Aipo, Beterraba-Cenoura, Beterraba-Cenoura-Aipo, Beterraba-Cenoura-Salsa, Beterraba-Cenoura-Pimenta, Beterraba-Cenoura-Espinafre, Brócolis-Cenoura, Brócolis-Cenoura-Aipo, Brócolis-Cenoura-Salsa, Couve-de-Bruxelas-Cenoura-Espinafre, Repolho-Cenoura, Repolho-Cenoura-Aipo e Repolho-Cenoura-Salsa.

Ver também as receitas seguintes, no Capítulo 7: Receita Básica Cenoura-Maçã, Melhor Vermelho do que Morto, Coquetel Revitalizador Ósseo, Tônico Encolhe-Colesterol, Coquetel Purificador, Surpresa Crucífera, Fórmula Diurética, O Energizador, Tudo, Menos a Pia da Cozinha, O Esvaziador, Reforçador do Sistema Imunológico, Ferro de Sobra, Jicama-Cenoura-Maçã, Tônico Hepático, A Força do Popeye, O Potássio Está Aqui, Super V-7 e Vitamina U para Úlcera.

Cenoura-Couve-Flor

4 cenouras
1 xícara de couve-flor

Cenoura-Aipo

4 cenouras
4 raminhos de aipo

Cenoura-Aipo-Salsa

4 cenouras
3 raminhos de aipo
½ xícara de salsa

Cenoura-Pepino-Salsa

4 cenouras
½ pepino
½ xícara de salsa

Cenoura-Folhas de Dente-de-leão

5 cenouras
½ xícara de folhas de dente-de-leão

Cenoura-Raiz de Dente-de-leão

4 cenouras
1 raiz de dente-de-leão

Cenoura-Dente-de-leão-Espinafre

4 cenouras
1 raiz de dente-de-leão
½ maço de espinafre

Cenoura-Funcho (Erva-doce)

4 cenouras
½ bulbo de funcho

Cenoura-Girassol-Batateiro

4 cenouras
1 xícara de girassol-batateiro

Cenoura-Jícama

5 cenouras
½ xícara de *jícama*

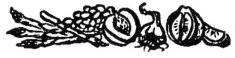

Cenoura-Couve comum

- 5 cenouras
- 3 folhas de couve

Cenoura-Alho-Poró-Salsa

- 4 cenouras
- 1 alho-poró
- 1 xícara de salsa

Cenoura-Alface

- 4 cenouras
- 1 molho de alface, picado

Cenoura-Cebola-Salsa

- 4 cenouras
- ½ cebola
- 1 xícara de salsa

Cenoura-Pimentão

- 5 cenouras
- ½ pimentão vermelho ou verde

Cenoura-Rabanete

- 4 cenouras
- 2 rabanetes, com as folhas

Cenoura-Espinafre

- 5 cenouras
- 1 xícara de espinafre

Cenoura-Nabo

4 cenouras
1 nabo, com as folhas

Cenoura-Grama-do-Campo

5 cenouras
½ xícara de grama-do-campo

Cenoura-Batata-Doce

4 cenouras
½ batata-doce

COUVE-FLOR

Como o brócolis e a couve-de-bruxelas, a couve-flor originou-se do repolho silvestre. Acredita-se que a variedade original surgiu na Ásia, mas só na Itália assumiu a forma atual. Como é sensível tanto à geada quanto ao tempo quente, mais de 80% da safra americana de couve-flor são produzidos na Califórnia.

PRINCIPAIS BENEFÍCIOS

A couve-flor não é tão densa em nutrientes como numerosas outras hortaliças da família do repolho. Sua cor branca é um sinal de que contém muito menos dos benéficos carotenos e clorofila. Mas é uma boa fonte de boro (ver pág. 47) e não cresce bem em solo deficiente nesse mineral. Quanto às propriedades anticâncer desta hortaliça, ver Repolho.

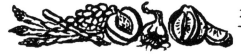

ANÁLISE NUTRICIONAL

1 xícara de couve-flor, cortada em pedaços de 2,5cm (100g)

Nutrientes e Unidades

Água	92,26	g
Calorias	24	kcal
Proteína	2	g
Gordura	0,18	g
Carboidrato	4,9	g

VITAMINAS

Vitamina A	2	RE
Vitamina C	71,5	mg
Tiamina	0,76	mg
Riboflavina	0,057	mg
Niacina	0,63	mg
Vitamina B6	0,231	mg
Ácido fólico	66	mcg

MINERAIS

Potássio	353	mg
Cálcio	29	mg
Ferro	0,58	mg
Magnésio	14	mg
Fósforo	46	mg
Sódio	15	mg

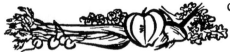

SELEÇÃO

A couve-flor deve ter aparência de fresca, a cabeça da flor limpa, de cor branca, e folhas frescas, em bom estado. Evite o produto com folhas murchas, cabeças sujas ou sinais evidentes de estrago.

CUIDADOS ANTES DE EXTRAIR O SUCO

Lave bem a couve-flor orgânica; embeba em água ou borrife com um produto biodegradável a não-orgânica e, em seguida, esfregue e enxágüe. Corte a couve-flor em pedaços que possam entrar facilmente na centrífuga.

RECEITAS DE SUCO DE COUVE-FLOR

O suco puro de couve-flor tem sabor muito forte. Misture meia xícara do mesmo com as receitas básicas Cenoura-Maçã ou O Energizador, que encontrará no Capítulo 7.

AIPO

O aipo é membro da família das umbelíferas, juntamente com a cenoura, a salsa e o funcho (erva-doce). O aipo moderno evoluiu de uma espécie nativa do Mediterrâneo, onde foi outrora largamente usado como medicamento, especialmente como diurético.

PRINCIPAIS BENEFÍCIOS

Rico em potássio e sódio, o suco de aipo, após exercícios físicos, serve como uma excelente bebida de reposição de eletrólitos. Contém compostos anutrientes conhecidos como cumarinas, que se com-

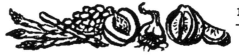

provou prevenir o câncer e aumentar a atividade dos glóbulos brancos. Os compostos de cumarina tonificam ainda o sistema vascular, baixam a pressão arterial e podem ser úteis em casos de enxaqueca.

ANÁLISE NUTRICIONAL

3 raminhos de aipo fresco (120g)

Nutrientes e Unidades

Água	114	g
Calorias	18	kcal
Proteína	0,8	g
Gordura	1,4	g
Carboidrato	4,4	g

VITAMINAS

Vitamina A	16	RE
Vitamina C	7,6	mg
Tiamina	0,04	mg
Riboflavina	0,04	mg
Niacina	0,36	mg
Vitamina B6	0,036	mg
Ácido fólico	10,6	mcg

MINERAIS

Potássio	340	mg
Cálcio	44	mg
Ferro	0,6	mg
Magnésio	14	mg
Fósforo	32	mg
Sódio	106	mg

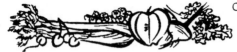

SELEÇÃO

O melhor aipo tem cor verde clara, aparência fresca e firme. Os raminhos devem quebrar com um estalido e não dobrar-se. O aipo mole, flexível, deve ser evitado.

CUIDADOS ANTES DE EXTRAIR O SUCO

Corte a parte inferior para separar os raminhos e permitir uma limpeza completa. Lave o aipo orgânico; embeba em água ou borrife com uma solução biodegradável o não-orgânico, lave e em seguida enxágüe.

RECEITAS DE SUCO DE AIPO

O suco de aipo pode ser muito agradável por si mesmo, mas é em geral misturado com outros. Ver as receitas antes: Aspargo-Cenoura-Aipo, Aspargo-Aipo, Beterraba-Cenoura-Aipo, Brócolis-Cenoura-Aipo, Repolho-Cenoura-Aipo e Cenoura-Aipo. Ver também as receitas seguintes no Capítulo 7: Coquetel Purificador, Refrigerante de Pepino, Fórmula Diurética, Tudo, Menos a Pia da Cozinha, Femme Fatale, O Potássio Está Aqui, Super V-7, Vitamina U para Úlcera e Salada Waldorf.

Aipo-Repolho

    4 raminhos de aipo
    ½ cabeça de repolho, cortada em cunhas

Aipo-Pepino

    4 raminhos de aipo
    ½ pepino

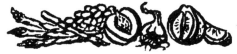

Aipo-Pepino-Couve

- 4 raminhos de aipo
- ½ pepino
- 3 folhas de couve

Aipo-Pepino-Salsa

- 4 raminhos de aipo
- ½ pepino
- ½ xícara de salsa

Aipo-Pepino-Salsa-Espinafre

- 4 raminhos de aipo
- ½ pepino
- ½ xícara de salsa
- ½ xícara de espinafre

Aipo-Folhas de Dente-de-Leão

- 4 raminhos de aipo
- 1 xícara de folhas de dente-de-leão

Aipo-Funcho (Erva-doce)

- 4 raminhos de aipo
- 1 xícara de folhas de dente-de-leão

Aipo-Funcho-Salsa

- 4 raminhos de aipo
- ½ bulbo de funcho
- ½ xícara de salsa

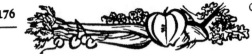

Aipo-Alface-Espinafre

- 4 raminhos de aipo
- 1 molho de alface, cortado em cunhas
- ½ xícara de espinafre

ACELGA, SUÍÇA (Ver REPOLHO)

COUVE-SEDA (Ver REPOLHO)

PEPINO

O pepino é uma planta tropical originária do sudeste da Ásia. Quando novo, é hortaliça refrescante. Infelizmente, mais de 70% da safra americana de pepino são usados na fabricação de picles.

PRINCIPAIS BENEFÍCIOS

O pepino fresco é composto principalmente de água. A casca dura dessa hortaliça é uma excelente fonte de alguns minerais importantes, como a sílica, que contribui para o fortalecimento do tecido conjuntivo, que mantém o corpo como um todo. O tecido conjuntivo inclui o cimento celular, músculos, tendões, ligamentos, cartilagens e ossos. Sem sílica, esses tecidos não seriam formados de maneira correta. O suco de pepino é freqüentemente recomendado como fonte desse mineral e como maneira de melhorar a tez e a saúde da pele.

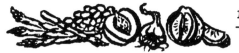

ANÁLISE NUTRICIONAL

1 pepino cru (301g)

Nutrientes e Unidades

Água	289	g
Calorias	39	kcal
Proteína	1,63	g
Gordura	0,39	g
Carboidrato	8,76	g

VITAMINAS

Vitamina A	14	RE
Vitamina C	0,09	mg
Tiamina	0,06	mg
Riboflavina	0,9	mg
Niacina	0,752	mg
Vitamina B6	0,156	mg
Ácido fólico	42	mcg

MINERAIS

Potássio	448	mg
Cálcio	42	mg
Ferro	0,84	mg
Magnésio	33	mg
Fósforo	51	mg
Sódio	6	mg

SELEÇÃO

O pepino deve parecer fresco, de boa conformação e de cor média a verde-escuro. Evite o produto murcho, enrugado e amarelo. Veja se consegue comprar pepino não encerado.

CUIDADOS ANTES DE EXTRAIR O SUCO

Lave o pepino orgânico; embeba em água ou borrife com um produto biodegradável o não-orgânico, lave e enxágüe em seguida. O pepino encerado deve ser descascado.

RECEITAS DE SUCO DE PEPINO

O suco de pepino em si não é saboroso. Será melhor misturá-lo com outros sucos. Ver as receitas antes: Cenoura-Pepino-Salsa, Aipo-Pepino, Aipo-Pepino-Salsa, Aipo-Pepino-Salsa-Espinafre, Aipo-Pepino-Salsa-Couve Comum. No Capítulo 7, ver as receitas seguintes: Refrigerante de Pepino, Tudo, Menos a Pia da Cozinha, Salada no Copo e Super V-7.

Pepino-Tomate-Salsa

- ½ pepino
- 2 tomates, cortados em quatro partes
- ½ xícara de salsa

Pepino-Tomate-Agrião

- ½ pepino
- 2 tomates, cortados em quatro partes
- 1 molho de agrião

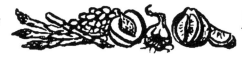

DENTE-DE-LEÃO

Com uma distribuição quase mundial, o dente-de-leão é uma planta perene. Embora muitos o considerem planta nociva, herbalistas em todo o mundo reverenciam essa valiosa erva. Seu nome em inglês (Dandelion) é uma adulteração do francês "dent-de-lion", que lhe descreve as folhas, que possuem vários grandes dentes afiados. Seu nome científico, *Taraxacum*, deriva do grego *taraxos* (distúrbio) e *akos* (remédio). O nome se refere à capacidade do dente-de-leão de curar um sem-número de distúrbios.

Conta com uma longa história de uso popular em todo o mundo. Na Europa, era usado no tratamento de febres, furúnculos, problemas dos olhos, diarréia, retenção de fluidos, congestão do fígado, azia e vários problemas da pele. Os chineses empregavam-no no tratamento de problemas do seio (câncer, inflamação, falta de leite), doenças hepáticas, apendicite e problemas digestivos. Na Índia, Rússia e outras partes do mundo, era empregado principalmente por sua ação sobre o fígado.

PRINCIPAIS BENEFÍCIOS

É uma rica fonte de nutrientes e de outros compostos que podem melhorar a função hepática, promover perda de peso e exercer ação diurética. Possui valor nutricional superior a muitas outras hortaliças. É particularmente rico em vitaminas e minerais, proteínas, colina, insulina e pectinas. Tem um conteúdo extremamente alto de vitamina A, mais alto do que na cenoura: 14.000 U.I. (unidades internacionais) por 100g, em comparação com 11.000 da cenoura. Deve ser considerado como alimento extremamente nutritivo e rica fonte de compostos medicinais, com efeito tonificante sobre o corpo. Tanto a folha quanto a raiz podem ser usadas para esse fim.

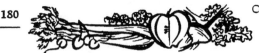

A raiz é considerada como um dos melhores remédios para o fígado, tanto como alimento quanto como medicamento. Estudos com seres humanos e com animais de laboratório mostraram que a raiz do dente-de-leão aumenta o fluxo de bile, aliviando problemas tais como congestão hepática, inflamação do duto biliar, hepatite, cálculos renais e icterícia. A ação de aumento sobre o fluxo biliar é dupla: produz um efeito direto sobre o fígado, aumentando a produção e o fluxo de bile para a bexiga (efeito colerético), e também ocasionando a contração e liberação da bile acumulada (efeito colagógico). O uso histórico do dente-de-leão em uma variedade tão grande de problemas de saúde relaciona-se provavelmente com sua capacidade de melhorar o funcionamento do fígado.

Foi também usado ao longo da história no tratamento da obesidade. Este fato levou pesquisadores a estudar seus efeitos sobre o peso corporal em animais de laboratório. Ao tomar durante um mês um extrato fluido de folhas de dente-de-leão, os animais chegaram a perder 30% do peso inicial. Grande parte da perda de peso parece ter resultado de sua importante atividade diurética.

SELEÇÃO

O dente-de-leão silvestre é abundante em muitas regiões dos Estados Unidos. As folhas são encontradas também no comércio, especialmente em feiras e lojas de produtos orgânicos. Quanto mais fresco, melhor.

CUIDADOS ANTES DE EXTRAIR O SUCO

As folhas e raízes do dente-de-leão devem ser bem lavadas antes de se usar a centrífuga.

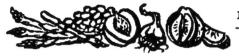

RECEITAS DE DENTE-DE-LEÃO

É aconselhável misturar o dente-de-leão com outras hortaliças. Ver as receitas antes: Cenoura-Folhas de Dente-de-Leão, Cenoura-Raiz de Dente-de-Leão, Cenoura-Dente-de-Leão-Espinafre e Aipo-Folhas de Dente-de-Leão. Ver as receitas Fórmula Diurética e Tônico Hepático no Capítulo 7.

FUNCHO (ERVA-DOCE)

O funcho é membro da família das umbelíferas, juntamente com o aipo, a cenoura e a salsa. Como tantas outras hortaliças, o funcho moderno surgiu na Itália. Mas conta com uma longa história como planta medicinal na região do Mediterrâneo. Tem sabor de alcaçuz.

PRINCIPAIS BENEFÍCIOS

Embora possua algum bom valor nutricional, o funcho é usado principalmente por seus efeitos mais medicinais. Entre os herbalistas, é considerado como: 1) antiespasmódico intestinal; 2) carminativo, ou composto que alivia ou expele gases; 3) estomacal, ou composto que tonifica e fortifica o estômago; e 4) anódino, ou composto que alivia ou faz passar a dor. Contém também substâncias conhecidas como fito-estrógenos, o que o torna útil em numerosas condições próprias das mulheres, especialmente na menopausa. E tem um teor de compostos de cumarina ainda mais alto do que o aipo e a cenoura.

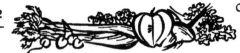

SELEÇÃO

Deve ser comprado com o bulbo e os talos, ter aparência fresca e, como o aipo, os ramos devem produzir um estalido quando partidos, em vez de se dobrarem.

CUIDADOS ANTES DE EXTRAIR O SUCO

Lave o funcho orgânico; embeba em água ou borrife com uma solução biodegradável o não-orgânico, lave e em seguida enxágüe. Corte o bulbo e os raminhos de forma a poderem entrar na centrífuga.

RECEITAS DE SUCO DE FUNCHO

O funcho tem sabor muito forte, a menos que você goste realmente de alcaçuz. Se isso não acontecer, misture-o com cenoura, maçã, pêra ou aipo. Ver as receitas Cenoura-Funcho, Aipo-Funcho e Aipo-Funcho-Salsa, acima, e Femme Fatale e Barriguinha, Adeus, no Capítulo 7.

ALHO

O alho, membro da família do lírio, é cultivado em todo o mundo. O bulbo de alho é composto de "dentes" individuais, dentro de uma pele com consistência de papel. Foi usado ao longo de toda a história para tratar uma grande variedade de doenças. Registros sânscritos mencionam o uso de remédios à base de alho há aproximadamente 5.000 anos. Os chineses usam-no há pelo menos 3.000 anos. O Codex Ebers, um papiro médico egípcio que data de cerca de 1550 a.C., menciona o alho como medicamento eficaz em uma grande variedade de doenças. Hipócrates, Aristóteles e Plínio citam suas numerosas aplicações terapêuticas. De modo geral, tem sido usado em todo o mundo para tratar tosse, dor de dente, dor de ouvido, caspa, hipertensão, aterosclerose, histeria, diarréia, disenteria, difteria, vaginite e muitos outros estados.

Histórias, versos e lendas populares (tal como sua alegada capacidade de repelir vampiros) proporcionam documentação histórica do poder do alho. Sir John Harrington, no *The Englishman's Doctor,* escrito em 1609, sumaria da seguinte maneira as virtudes e defeitos do alho:

O alho tem o poder de salvar da morte,
Tolere-o, embora ele lhe torne desagradável o hálito,
E não o despreze como alguns, que pensam
Que ele apenas faz o homem medroso, beberrão e
fedorento.

PRINCIPAIS BENEFÍCIOS

São numerosos os usos terapêuticos do alho. Seu consumo deve ser estimulado, a despeito do cheiro, especialmente por indivíduos com alto nível de colesterol, doença cardíaca, pressão arterial alta, diabetes, candidíase, asma, infeções (principalmente do trato respiratório) e distúrbios gastrintestinais.

Numerosos estudos comprovaram que reduz o nível de colesterol no soro sanguíneo, ao mesmo tempo que aumenta o nível do colesterol-HDL, freqüentemente chamado de o "bom" colesterol, que é um fator protetor nas doenças cardíacas. Numerosos estudos documentaram também seu efeito em baixar a pressão arterial. Provou-se que reduz a pressão sistólica em 20-30mm Hg (milímetros de mercúrio) e a diastólica em 10-20mm Hg em pacientes com pressão arterial alta.

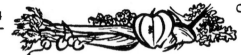

Num estudo de 1979 envolvendo três populações vegetarianas na comunidade jainista da Índia, que consumiam diferentes volumes de alho e cebola, numerosos efeitos favoráveis sobre os lipídios sanguíneos foram observados no grupo que consumia o mais alto volume de alho (ver abaixo)[7]. Esse estudo foi muito importante porque os entrevistados seguiam dietas quase idênticas, exceto no que interessava ao consumo de alho e cebola.

EFEITOS DO CONSUMO DE ALHO E CEBOLA SOBRE LIPÍDIOS NO SORO SANGUÍNEO EM DIETAS CUIDADOSAMENTE COMPARADAS

CONSUMO DE ALHO-CEBOLA	NÍVEL DE COLESTEROL	NÍVEL DE TRIGLICERÍDIOS
50g alho/semana cebola 600g/semana	159mg/dl	52mg/dl
10g alho/semana cebola 200g/semana	172mg/dl	75mg/dl
Nenhum alho/cebola	208mg/dl	109mg/dl

Descobriu-se ainda que o alho:
- reduz o açúcar no sangue no diabetes
- ajuda a eliminar metais pesados, como o chumbo
- promove reações de desintoxicação
- reforça o sistema imunológico
- protege contra o câncer
- é antibacteriano
- é antifúngico
- é anti-helmíntico (mata vermes)

Está além do escopo deste livro detalhar todas as maravilhosas propriedades dessa planta realmente notável. Livros inteiros fo-

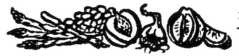

ram escritos sobre o alho, e no meu livro *The Healing Power of Herbs*, o alho recebe a merecida atenção, caso o leitor esteja interessado.

Acredita-se que grande parte do efeito terapêutico do alho resulte de seus fatores voláteis, isto é, compostos que contêm enxofre: alicina, dialil dissulfeto, dialil trissulfeto, e outros. Outros constituintes do alho incluem compostos adicionais com conteúdo de enxofre, altas concentrações de oligoelementos (especialmente de selênio e germânio), glucossinolatos e enzimas. O composto alicina é o principal responsável pelo odor pungente do alho.

Muitos dos compostos terapêuticos do alho perdem-se em suas formas cozida, processada e comercial, de modo que grande número dos efeitos benéficos a ele atribuídos são obtidos principalmente com o alho fresco, cru, embora efeitos limitados, específicos, possam ser obtidos com as outras formas. Para fins medicinais, recomenda-se pelo menos três dentes de alho ao dia; para finalidades protetoras, igual quantidade é boa idéia.

SELEÇÃO

Compre alho fresco. Não compre produto mole, com sinal de estrago, como mofo ou escurecimento, ou ainda se estiver começando a brotar.

CUIDADOS ANTES DE EXTRAIR O SUCO

Tire o dente de alho do bulbo e envolva-o em uma hortaliça verde, como a salsa. Essa medida traz dois resultados: 1) impede o alho de saltar para fora da centrífuga e 2) a clorofila ajuda a reduzir parte do cheiro. É uma boa idéia extrair inicialmente o suco do alho, uma vez que as outras hortaliças eliminarão o cheiro que fica na máquina.

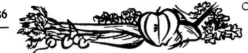

RECEITAS DE SUCO DE ALHO

Você pode adicionar o alho a O Engergizador, no Capítulo 7. Além disso, veja as receitas Tônico Encolhe-Colesterol e Reforçador do Sistema Imunológico, também no Capítulo 7.

GENGIBRE

O gengibre é uma erva perene erecta que possui grossos rizomas tuberosos (talos e raízes subterrâneos). É originário do sul da Ásia, embora seja agora cultivado em todos os trópicos (como, por exemplo, Índia, China, Jamaica, Haiti e Nigéria). As exportações da Jamaica para todo o mundo alcançam mais de 1 milhão de quilos anuais. Na China, o gengibre vem sendo usado há milhares de anos no tratamento de numerosos problemas de saúde.

PRINCIPAIS BENEFÍCIOS

Ao longo da história, o gengibre foi usado principalmente em doenças ligadas ao sistema gastrintestinal. É em geral considerado como excelente carminativo (substância que promove a eliminação de gases intestinais) e como espasmolítico intestinal (substância que relaxa e alivia o trato intestinal).

Uma pista para o sucesso do gengibre na eliminação de gases foi sugerida por estudos recentes, que demonstraram que a substância era muito eficaz para prevenir sintomas de enjôo provocado por movimento, principalmente enjôo no mar[8]. Na verdade, um estudo verificou que o gengibre era muito superior ao Dramamine, um remédio geralmente receitado ou comprado livremente em farmácias para combater o enjôo no mar. O gengibre alivia todos os sintomas associados ao enjôo pelo movimento, incluindo tonteira, náusea, vômito e suores frios.

Foi usado também no tratamento de náusea e vômitos ligados à gravidez. Recentemente, esse benefício foi confirmado na *hyperemesis gravidarum*, a forma mais grave de náusea matutina[9]. Esse problema geralmente requer hospitalização. O pó de raiz de gengibre, na dosagem de 250mg quatro vezes ao dia, resultou em significativa redução da gravidade da náusea e do número de ataques de vômito.

Comprovou-se também que é um potente inibidor da formação de compostos inflamatórios da prostaglandina e dos tromboxanos. Esse fato poderia explicar o uso do gengibre ao longo da história como agente antiinflamatório. Mas a substância possui, além disso, fortes propriedades antioxidantes e contém uma protease (enzima que digere proteína) que talvez funcione de maneira semelhante à da bromelina nas inflamações.

Num estudo clínico, sete pacientes que sofriam de artrite reumatóide, nos quais medicamentos convencionais haviam provocado apenas alívio temporário ou parcial, foram tratados com gengibre. Um deles tomou 50g ao dia de gengibre levemente cozido, enquanto os seis restantes ingeriam 5g de gengibre fresco ou 0,1-1g do produto em pó, diariamente. Todos os pacientes comunicaram grande melhora, incluindo alívio da dor, aumento de mobilidade das juntas e diminuição de inchação e dureza matutinas[10]. Tal como o alho, verificou-se que reduz em muito o soro e melhora a função hepática.

Embora a maioria dos estudos científicos seja sobre o uso de raiz de gengibre em pó, acredita-se que a raiz fresca, em uma dosagem equivalente, produzirá ainda melhores resultados, porque contém enzimas ativas. A maioria dos estudos usou 1g de raiz de gengibre em pó. Isto seria equivalente a cerca de 10g ou um terço de uma raiz fresca, ou uma fatia de aproximadamente oito milímetros.

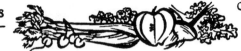

SELEÇÃO

O gengibre fresco pode ser comprado na seção de hortaliças da maioria dos supermercados. A raiz, de cor bronzeada, deve ter aparência fresca, sem sinais de estrago, como partes moles, bolor ou pele seca e enrugada. O gengibre fresco pode ser guardado na geladeira.

CUIDADOS ANTES DE EXTRAIR O SUCO

Corte em fatias a quantidade desejada de gengibre e a introduza na centrífuga. Será melhor pôr o gengibre antes de qualquer outra coisa com a qual você irá misturar o suco.

RECEITAS DE SUCO DE GENGIBRE

No Capítulo 7, examine as receitas seguintes: Suco de Maçã, Tônico Encolhe-Colesterol, Delícia Digestiva, O Dom-Juan, Jinjibirra, O Esvaziador, Reforçador do Sistema Imunológico, Mate o Resfriado, Jinjibirra de Abacaxi e Barriguinha, Adeus. Veja também a receita Maçã-Pêra-Gengibre, no Capítulo 5.

ALCACHOFRA-GIRASSOL, ALCACHOFRA-DE-JERUSALÉM

A alcachofra-girassol é nativa da América do Norte. Não faz parte da família do girassol. Na verdade, pertence à família das margaridas (*Compositae*) e é parente próxima do girassol. Acredita-se que o nome *Jerusalem* seja uma adulteração inglesa de Ter Neusen, o local na Holanda de onde a planta foi levada para a Inglaterra. Alternativamente, o dicionário Webster diz que *Jerusalem* é uma adulteração de *girasole*, a palavra italiana correspondente a girassol. Essa planta era cultivada pelos índios americanos.

PRINCIPAIS BENEFÍCIOS

A alcachofra-girassol é muito rica em um tipo de açúcar conhecido como inulina. A inulina é um polissacarídeo, ou amido, que o corpo trata de forma diferente da que faz com outros tipos de açúcar. Na verdade, a inulina não é usada pelo corpo no metabolismo da energia. Este fato torna-a muito benéfica aos diabéticos. Na verdade, demonstrou-se que a inulina melhora o controle do açúcar no sangue. Uma vez que o corpo não utiliza o principal carboidrato que esse tipo de alcachofra contém, o conteúdo calórico é virtualmente nulo, de apenas 7g por 100g.

A inulina tem também a capacidade de potencializar um componente de nosso sistema imunológico, conhecido como complemento[11]. Especificamente, é uma ativadora da trajetória alternativa do complemento, que é responsável pelo aumento dos mecanismos de defesa do hospedeiro, como a neutralização de vírus, destruição de bactérias e aumento da movimentação dos glóbulos brancos para as áreas infectadas. Numerosas plantas medicinais, como a *echinacea* e a bardana, devem à inulina grande parte de seus efeitos de reforço do sistema imunológico. A alcachofra-girassol é uma das fontes conhecidas mais ricas de inulina.

SELEÇÃO

O produto deve ser firme, com pele de aparência fresca.

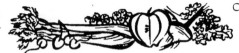

CUIDADOS ANTES DE EXTRAIR O SUCO

Lave a alcachofra fresca; embeba em água ou borrife a não-orgânica com uma solução biodegradável, lave e enxágüe em seguida.

RECEITAS DE SUCO DE ALCACHOFRA-GIRASSOL

O suco em si é muito amargo. Será melhor misturá-lo com o de cenoura, maçã ou pêra. Ver também a receita Cenoura-Alcachofra-Girassol antes e Reforçador do Sistema Imunológico, no Capítulo 7.

JICAMA

A *jicama* é uma tuberosa em forma de nabo, nativa do México e da América Central.

PRINCIPAIS BENEFÍCIOS

O alto conteúdo de água da *jicama* torna-a uma hortaliça excepcional para a preparação de suco. Tal como a maioria das tuberosas, ela é especialmente rica em potássio. Seu sabor é muito semelhante ao da castanha-d'água. Na verdade, numerosos restaurantes usam-na em lugar da castanha autêntica, muito mais cara.

SELEÇÃO

A *jicama* de alta qualidade deve ser firme ao toque e pesada em relação a seu tamanho. A que se apresenta enrugada, mole ou grande demais será provavelmente dura, lenhosa e conterá menos água.

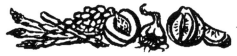

CUIDADOS ANTES DE EXTRAIR O SUCO

Lave bem a *jícama* orgânica; embeba em água ou borrife a não-orgânica com um preparado biodegradável, lave e enxágüe em seguida. Corte a *jícama* em fatias que possam passar pelo bocal da centrífuga.

RECEITAS DE SUCO DE JÍCAMA

A *jícama* é forte demais para ser tomada pura. Ver a receita Cenoura-Jicama, antes, e a Jicama-Cenoura-Maçã, no Capítulo 7.

COUVE COMUM E OUTRAS FOLHAS VERDES

A couve é provavelmente a parente mais próxima do repolho silvestre em toda essa família. A couve comum e a couve-seda são basicamente a mesma hortaliça, embora a primeira tenha folhas onduladas nas bordas e seja menos tolerante ao calor. Nativa da Europa, foi cultivada durante muitos séculos como alimento tanto para o homem quanto para os animais. Nos Estados Unidos, é plantada principalmente na Costa Leste, de Delaware à Flórida. Outras verduras da família do repolho, tais como couve-mostarda, nabiça, couve-rábano e agrião proporcionam benefícios semelhantes ao da couve comum e da couve-seda, e podem ser usadas de maneira semelhante.

PRINCIPAIS BENEFÍCIOS

As verduras são ricas em vitaminas e minerais essenciais, especialmente cálcio, potássio e ferro. Uma xícara de couve comum ou couve-seda tem mais cálcio do que uma xícara de leite. Além disso, contém quase três vezes mais cálcio do que fósforo. O alto

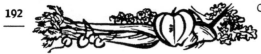

consumo de fósforo foi ligado à osteoporose, uma vez que reduz a utilização e promove a eliminação do cálcio.

Como membros da família do repolho, as verduras possuem o mesmo tipo de propriedades anticâncer (ver Repolho). São excelentes fontes de numerosos nutrientes, especialmente de pigmentos como os carotenos e a clorofila. As verduras figuram entre as hortaliças mais nutrititvas.

ANÁLISE NUTRICIONAL

1 xícara de couve comum (100g)

Nutrientes e Unidades

Água	88	g
Calorias	45	kcal
Proteína	5	g
Gordura	1	g
Carboidrato	7	g

VITAMINAS

Vitamina A	1.066	RE
Vitamina C	102	mg
Tiamina	0,11	mg
Riboflavina	0,2	mg
Niacina	1,8	mg
Vitamina B6	0,18	mg
Ácido fólico	183	mcg

MINERAIS

Potássio	243	mg
Cálcio	206	mg

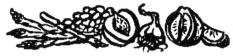

Ferro	1,8	mg
Magnésio	12	mg
Fósforo	64	mg
Sódio	2	mg

SELEÇÃO

As verduras de alta qualidade são frescas, tenras e de cor verde-escuro. Evite as que possuem folhas secas ou amarelecendo, o que prova ataque de insetos ou estrago de outra natureza.

CUIDADOS ANTES DE EXTRAIR O SUCO

Enxágüe as verduras orgânicas; embeba em água ou borrife as não-orgânicas com uma solução biodegradável, lave e enxágüe em seguida. Seque-as bem antes de começar a preparar o suco. Geralmente, as folhas podem ser postas inteiras na centrífuga. As maiores talvez precisem ser cortadas.

RECEITAS DE SUCO DE COUVE

O suco de couve e de outras verduras tem gosto amargo quando tomado puro, mas pode ser misturado com outros sucos para fornecer um produto delicioso e sadio. Ver as receitas Cenoura-Couve e Aipo-Pepino-Couve, antes, e as receitas seguintes no Capítulo 7: Coquetel Revitalizador dos Ossos, Surpresa Crucífera, Bebida Verde, Ferro de Sobra e Vaca-Roxa.

ALHO-PORÓ

O alho-poró é aparentado da cebola e do alho. Embora os bulbos do alho e da cebola sejam tipicamente as partes comestíveis,

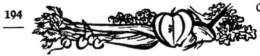

no caso do alho-poró o que se consome são as folhas e talos, e não o bulbo comprido e fino.

PRINCIPAIS BENEFÍCIOS

O alho-poró compartilha de muitas das qualidades da cebola e do alho, apenas com menores volumes. Isso significa que maiores quantidades dessa hortaliça precisam ser consumidas para produzir efeitos semelhantes aos da cebola e do alho. Presumivelmente, o alho-poró pode reduzir os níveis de colesterol, reforçar o sistema imunológico e combater o câncer de modo muito semelhante ao da cebola e do alho.

ANÁLISE NUTRICIONAL

½ xícara de alho-poró cru (100g)

Nutrientes e Unidades

Água	82	g
Calorias	90	kcal
Proteína	2,2	g
Gordura	0,3	g
Carboidrato	11,2	g

VITAMINAS

Vitamina A	60	RE
Vitamina C	17	mg
Tiamina	0,11	mg
Riboflavina	0,06	mg
Niacina	0,5	mg
Vitamina B6	0,05	mg
Ácido fólico	20	mcg

MINERAIS

Potássio	347	mg
Cálcio	50	mg
Ferro	1,1	mg
Magnésio	6	mg
Fósforo	50	mg
Sódio	5	mg

SELEÇÃO

O alho-poró deve ter folhas largas, escuras, sólidas e um pescoço branco grosso, com uma base de cerca de 2,5cm de diâmetro. O que apresenta folhas amareladas, murchas ou descoloridas deve ser evitado.

CUIDADOS ANTES DE EXTRAIR O SUCO

Lave o alho-poró orgânico; embeba em água ou borrife o não-orgânico com uma solução biodegradável, lave e enxágüe. Corte as peças no sentido do comprimento, em pedaços que possam ser postos na centrífuga.

RECEITAS DE SUCO DE ALHO-PORÓ

O suco puro do alho-poró é muito forte, de modo que é melhorar misturá-lo com bases mais palatáveis, tais como a Receita Básica Cenoura-Maçã (Capítulo 7) ou na receita Cenoura-Alho-Poró-Salsa, antes.

ALFACE

A alface é nativa da região do Mediterrâneo e membro da família da margarida e do girassol (*Compositae*). Os antigos gregos e romanos consideravam-na como remédio. Augusto César chegou ao ponto de mandar erigir uma estátua em sua honra, acreditando que ela o havia ajudado na recuperação de uma doença. Constitui uma grande planta para saladas nos Estados Unidos. Há vários tipos de alface.

PRINCIPAIS BENEFÍCIOS

De modo geral, quanto mais escura a alface, maior seu conteúdo de nutrientes.

ANÁLISE NUTRICIONAL

1 molho de alface, crua

Nutrientes e Unidades

Água	517	g
Calorias	70	kcal
Proteína	5,4	g
Gordura	1	g
Carboidrato	11,26	h

VITAMINAS

Vitamina A	178	RE
Vitamina C	21	mg
Tiamina	0,25	mg
Riboflavina	0,16	mg

Niacina	1	mg
Vitamina B6	0,22	mg
Ácido fólico	301	mcg

MINERAIS

Potássio	852	mg
Cálcio	102	mg
Ferro	2,7	mg
Magnésio	48	mg
Fósforo	108	mg
Sódio	48	mg

SELEÇÃO

A alface de boa qualidade tem aparência fresca, seca e livre de qualquer sinal de estrago. Evite alface com aparência de enferrujada ou sinal de que está passada.

CUIDADOS ANTES DE EXTRAIR O SUCO

Enxágüe a alface orgânica; embeba em água ou borrife a não-orgânica com uma solução biodegradável, lave e em seguida enxágüe. Seque bem as folhas antes de fazer o suco. Corte-a em cunhas ou introduza as folhas inteiras na centrífuga, dobrando-as, se necessário. As variedades mais escuras de alface são as melhores para sucos.

RECEITAS DE SUCO DE ALFACE

A alface pode ser acrescentada a um bom número das receitas do Capítulo 7: Básica Cenoura-Maçã, O Energizador e Salada no Copo, para citar apenas umas poucas. Ver também as receitas Cenoura-Alface e Aipo-Alface-Espinafre, antes.

COUVE-MOSTARDA (VER COUVE)

CEBOLA

A cebola, como o alho, faz parte da família do lírio. Surgiu na parte central da Ásia, entre o Irã e o Paquistão, e daí emigrou para o sul da Rússia. Numerosas formas e variedades dessa hortaliça são cultivadas em todo o mundo. As variedades mais comuns são a branca, amarela, vermelha e verde (chalota e cebolinha-verde). Com as brancas, a parte usada é o bulbo carnoso, ao passo que com as verdes, tanto o bulbo esguio quando as folhas verdes podem ser consumidos.

PRINCIPAIS BENEFÍCIOS

A cebola, como o alho, contém uma grande variedade de compostos orgânicos de enxofre. E também a enzima alinase, que é liberada quando a cebola é cortada ou amassada, resultando no chamado fator de choro (propanetiol S-óxido). Outros de seus constituintes incluem flavonóides (principalmente quercetina), ácidos fenólicos, saponinas, pectina e óleos voláteis.

Embora nem de longe tão valiosa como planta medicinal como o alho, a cebola tem sido usada com igual freqüência. Exerce também muitos dos efeitos do alho (ver Alho). Há, contudo, algumas diferenças sutis que tornam o alho mais valioso do que ela em certas condições.

Tal como o alho, a cebola e extratos de cebola, segundo se comprovou em vários estudos clínicos, reduzem os níveis de lipídios no sangue, impedem a formação de trombos e baixam a pressão arterial. Descobriu-se que tem ação importante na redução do açúcar no sangue, comparável a medicamentos como a Tolbutamida e o Fenformin, freqüentemente receitados a diabéticos. Acredita-se que o princípio ativo responsável pela redução da pressão arterial na cebola seja o dissulfeto alilpropil (APDS), embora outros constituintes, como os flavonóides, possam desempenhar também um papel importante nesse particular. Prova clínica e experimental sugere que o APDS reduz a glucose ao competir com a insulina (também um dissulfeto) pelos espaços de decomposição no fígado, aumentando, dessa maneira, o tempo de vida da insulina. Outros mecanismos, como o aumento do metabolismo da glucose ou elevação da secreção da insulina, foram também sugeridos.

Ao longo da história, a cebola foi usada no tratamento da asma. A eficácia nesse particular deve-se à sua capacidade de inibir a produção de compostos que fazem com que o músculo bronquial entre em espasmo, juntamente com sua capacidade de relaxá-lo.

Descobriu-se que o extrato de cebola destrói células tumorais em tubos de ensaio e que detém o crescimento de tumores quando células do mesmo são implantadas em ratos. Provou-se que o extrato de cebola é inusitadamente atóxico, uma vez que uma dose até 40 vezes mais alta do que a necessária para destruir as células do tumor nenhum efeito adverso produziu no hospedeiro. Além disso, comprovou-se que cebolas verdes exercem uma atividade importante contra a leucemia em camundongos.

Repetindo, o uso liberal da espécie *Allium* (alho, cebola, alhoporó etc.) parece especialmente indicado contra graves processos mórbidos (tais como aterosclerose, diabetes e câncer) do século **XX**.

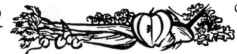

ANÁLISE NUTRICIONAL

½ cebola (100g)

Nutrientes e Unidades

Água	90	g
Calorias	34	kcal
Proteínas	1,18	g
Gordura	0,26	g
Carboidratos	7,3	g

VITAMINAS

Vitamina A	0	
Vitamina C	8,4	mg
Tiamina	0,06	mg
Riboflavina	0,01	mg
Niacina	0,1	mg
Vitamina B6	0,157	mg
Ácido fólico	19,9	mcg

MINERAIS

Potássio	155	mg
Cálcio	25	mg
Ferro	0,37	mg
Magnésio	10	mg
Fósforo	29	mg
Sódio	2	mg

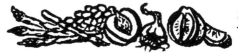

SELEÇÃO

A cebola branca deve ser limpa e dura, com pele seca e macia. Evite cebolas cujo talo-semente já se desenvolveu, bem como as deformadas e que mostrem sinais de estrago.

A cebolinha-verde deve ter folhinhas verdes com aparência de frescas e pescoço branco. As que apresentam a parte superior amarela, murcha ou descolorida devem ser evitadas.

CUIDADOS ANTES DE EXTRAIR O SUCO

Tire a pele e lave a cebola orgânica; tire a pele, embeba em água e borrife as não-orgânicas com um preparado biodegradável, lave e em seguida enxágüe.

RECEITAS DE SUCO DE CEBOLA

O suco de cebola é forte demais para ser consumido puro. Se não tiver cebola, pode usar alho. E veja a receita Cenoura-Cebola-Salsa, antes.

SALSA

A salsa, como a cenoura e o aipo, faz parte da família das umbelíferas. É nativa da região do Mediterrâneo. Infelizmente, a maior parte dela é hoje usada como enfeite de prato, e não como alimento.

PRINCIPAIS BENEFÍCIOS

A salsa é extremamente rica em grande número de nutrientes, clorofila e carotenos. Seu alto conteúdo de clorofila disfarça até certo ponto o cheiro e o sabor de numerosos outros alimentos, como

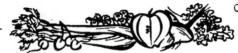

o alho. Comprovou-se que o consumo da salsa inibe o aumento da mutagenicidade urinária que se segue à ingestão de alimentos fritos. Esse efeito se deve, ao que tudo indica, à presença da clorofila (ver Capítulo 3), mas descobriu-se também que outros compostos que a salsa contém, como vitamina C, flavonóides e carotenos, inibem as propriedades causadores de câncer dos alimentos fritos.

A salsa, porém, traz outros benefícios, além de seu conteúdo de clorofila. Vem sendo usada há muito tempo para fins medicinais e é considerada um excelente "estimulante dos nervos". Prova empírica parece confirmar isso e é provavelmente a responsável pelo fato de tantos entusiastas de sucos considerarem os que a contêm como "bebidas energéticas".

ANÁLISE NUTRICIONAL

½ xícara de salsa (30g)

Nutrientes e Unidades

Água	26,5	g
Calorias	10	kcal
Proteína	0,66	g
Gordura	0,09	g
Carboidrato	2	g

VITAMINAS

Vitamina A	156	RE
Vitamina C	27	mg
Tiamina	0,02	mg
Riboflavina	0,033	mg
Niacina	0,2	mg
Vitamina B6	0,05	mg
Ácido fólico	55	mcg

GUIA PARA PREPARAR
SUCOS DE HORTALIÇAS

MINERAIS

Potássio	161	mg
Cálcio	39	mg
Ferro	1,86	mg
Magnésio	13	mg
Fósforo	12	mg
Sódio	12	mg

SELEÇÃO

A salsa pode ser cultivada em casa ou comprada fresca em supermercados. Deve ter cor brilhante, ser fresca, verde e isenta de folhas amarelas e de sujeira. A salsa ligeiramente murcha pode recuperar o frescor se mergulhada em água fria.

CUIDADOS ANTES DE EXTRAIR O SUCO

Lave a salsa orgânica; embeba em água ou borrife com um preparado biodegradável a não-orgânica, lave em seguida e enxágüe. Seque-a bem. Faça bolinhas de salsa com a mão e introduza-as na centrífuga.

RECEITAS DE SUCO DE SALSA

O suco de salsa pura tem sabor muito forte e vale a pena misturá-lo com outros sucos. Ver as seguintes receitas, antes: Beterraba-Cenoura-Salsa, Brócolis-Cenoura-Salsa, Repolho-Cenoura-Salsa, Cenoura-Aipo-Salsa, Cenoura-Pepino-Salsa, Cenoura-Alho-Poró-Salsa, Cenoura-Cebola-Salsa, Aipo-Pepino-Salsa, Aipo-Pepino-Salsa-Espinafre, Aipo-Funcho-Salsa e Pepino-Tomate-Salsa.

Ver as receitas seguintes, no Capítulo 7: Coquetel Revitalizador dos Ossos, Tônico Encolhe-Colesterol, Coquetel Purificador, Refrigerante de Pepino, O Dom-Juan, O Energizador, Bebida Verde, Reforçador do Sistema Imunológico, A Força do Popeye, O Potássio Está Aqui, Salada no Copo e Super V-7.

Salsa-Espinafre-Tomate

½ xícara de salsa
½ xícara de espinafre
4 tomates cortados em quatro

Salsa-Tomate

1 xícara de salsa
4 tomates cortados em quatro

PIMENTÃO BELL (DOCE)

As pimentas pertencem à família das *Solanaceae*, ou erva-moura, que inclui ainda a batata, a berinjela e os tomates. São nativas das América Central e do Sul. O pimentão Bell é encontrado nas variedades vermelha, verde, amarela e preta. A variedade Bell é, na verdade, pimenta verde que se permitiu que amadurecesse no pé e, daí, ser muito mais suave. A pimenta chili (malagueta) mais forte é usada em quantidades bem menores.

PRINCIPAIS BENEFÍCIOS

As pimentas constituem um dos alimentos mais ricos em nutrientes e são boas fontes de uma grande variedade deles, incluindo a vitamina C. A variedade vermelha tem um teor de nutrientes muito mais alto do que a verde. Contém também substâncias, como se comprovou, que impedem a formação de coágulos e reduzem o risco de ataques cardíacos e derrames cerebrais. A capsaicina, extraída da pi-

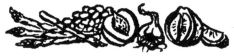

menta-malagueta, é usada topicamente no tratamento da psoríase e neuralgia pós-herpes. Mas deve ser observado que as hortaliças da família da erva-moura podem agravar a artrite em alguns indivíduos.

ANÁLISE NUTRICIONAL

Um pimentão Bell verde (74g)

Nutrientes e Unidades

Água	68,65	g
Calorias	18	kcal
Proteína	0,63	g
Gordura	0,33	g
Carboidrato	3,93	g

VITAMINAS

Vitamina A	39	RE
Vitamina C	95	mg
Tiamina	0,063	mg
Riboflavina	0,037	mg
Niacina	0,407	mg
Vitamina B6	0,121	mg
Ácido fólico	12,5	mcg

MINERAIS

Potássio	144	mg
Cálcio	4	mg
Ferro	0,94	mg
Magnésio	10	mg
Fósforo	16	mg
Sódio	2	mg

SELEÇÃO

As pimentas devem ser frescas, firmes ao toque e de aparência lustrosa. Evite as que parecem secas ou enrugadas ou que mostram sinais de estrago.

CUIDADOS ANTES DE EXTRAIR O SUCO

Lave os pimentões orgânicos; embeba em água ou borrife os não-orgânicos com um produto biodegradável, lave e, em seguida, enxágüe. Tire as sementes e corte-os em pedaços que se ajustem ao bocal da centrífuga.

RECEITAS DE SUCO DE PIMENTÃO

O suco do pimentão verde fresco é muito forte e talvez seja uma boa idéia usar apenas um quarto ou a metade de um deles em uma base de suco de tomate ou de cenoura. Quantidades maiores da variedade doce vermelha podem ser usadas. Ver as receitas Beterraba-Cenoura-Pimentão e Cenoura-Pimentão antes e as receitas seguintes no Capítulo 7: Coquetel Revitalizador dos Ossos, Tudo, Menos a Pia da Cozinha, High C, Vaca-Roxa, Salada no Copo, Quanto Mais Quente, Melhor e Super V-7.

Pimentão-Tomate

½ pimentão verde ou vermelho
4 tomates, cortados em quatro

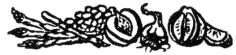

BATATAS

As batatas são membros da família das *Solanaceae*, ou erva-moura, e nativas dos Andes da Bolívia e Peru, onde foram cultivadas durante mais de 7.000 anos. Em alguma ocasião na primeira parte do século XVI, exploradores espanhóis trouxeram-nas para a Europa. Formam uma cultura muito resistente e se tornaram uma das favoritas na Irlanda, principalmente em virtude do enorme aumento da população do país nos anos 1800, que coincidiu com um declínio da economia. Uma vez que meio hectare pode produzir batata suficiente para alimentar uma família de cinco pessoas durante um ano, a maioria das famílias irlandesas passou a depender delas para sobreviver. Várias centenas de variedades de batatas são cultivadas em todo o mundo. Para fazer suco, as variedades vermelha e castanho-avermelhada são as melhores.

PRINCIPAIS BENEFÍCIOS

As batatas são excelentes fontes de numerosos nutrientes, incluindo potássio e vitamina C. Na verdade, têm poucas calorias: uma de tamanho médio contém apenas 115 calorias. Infelizmente, a maioria dos americanos as consome sob a forma de batatas fritas, coradas etc., lambuzadas de manteiga ou creme azedo. A qualidade das proteínas da batata é, na verdade, muito alta. Embora seja do mesmo volume encontrado no milho ou no arroz, elas contêm lisina, um aminoácido essencial freqüentemente ausente em cereais. Mas, como outros membros da família da erva-moura, pode agravar a artrite em alguns indivíduos.

Como nota adicional, bandagens de casca de batata cozida podem ser um tratamento eficaz de ferimentos na pele em alguns países do Terceiro Mundo, onde não estão disponíveis

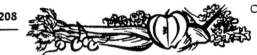

processos modernos de enxertos de pele. Estudos preliminares realizados em um hospital infantil em Bombaim, Índia, usando uma compressa preparada com cascas de batata, presas a uma bandagem padrão de gaze, demonstraram bom efeito terapêutico em promover a cura e impedir que queimaduras infeccionassem. Os pacientes comunicaram alívio da dor, enquanto os médicos notavam redução de contaminação bacteriana e cura mais rápida[12].

SELEÇÃO

Use apenas batatas de alta qualidade, firmes ao toque e que mostrem bem as características da variedade. Evite batatas murchas, coriáceas ou descoloridas, especialmente as que exibem um matiz esverdeado.

CUIDADOS ANTES DE EXTRAIR O SUCO

Lave bem a batata orgânica; embeba em água ou borrife a não-orgânica com um preparado biodegradável, lave e enxágüe em seguida. Corte-a em pedaços que possam passar pelo bocal da centrífuga.

RECEITAS DE SUCO DE BATATA

O suco de batata é por si só muito forte e fica preto rapidamente, se não consumido logo. Acrescente, se desejar, uma batata às receitas seguintes no Capítulo 7: Básica Cenoura-Maçã, O Energizador, O Esvaziador.

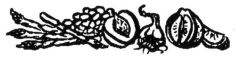

ESPINAFRE

Acredita-se que o espinafre seja originário do sudoeste da Ásia ou da Pérsia. Há centenas de anos é cultivado em numerosas áreas do mundo não só como alimento, mas também como importante fitoterápico em muitos sistemas tradicionais de medicina.

PRINCIPAIS BENEFÍCIOS

São muito ricas as tradições populares em torno do espinafre. Ao longo da história, foi considerado como uma planta dotada de notável capacidade de restaurar as energias, aumentar a vitalidade e melhorar a qualidade do sangue. Há boas razões para esses resultados, devidos principalmente ao fato de conter duas vezes mais ferro do que a maioria das demais hortaliças verdes. Como outras hortaliças que contêm clorofila e caroteno, proporciona forte proteção contra o câncer.

ANÁLISE NUTRICIONAL

1 xícara de espinafre cru (55g)

Nutrientes e Unidades

Água	51	g
Calorias	12	kcal
Proteína	1,6	g
Gordura	0,2	g
Carboidrato	2	g

VITAMINAS

Vitamina A	376	RE
Vitamina C	16	mg

Tiamina	0,04 mg
Riboflavina	0,1 mg
Niacina	0,4 mg
Vitamina B6	0,11 mg
Ácido fólico	109,2 mcg

MINERAIS

Potássio	312 mg
Cálcio	56 mg
Ferro	1,52 mg
Magnésio	44 mg
Fósforo	28 mg
Sódio	22 mg

SELEÇÃO

O espinafre fresco deve ser verde-escuro, de boa aparência e livre de qualquer indicação de estrago. Espinafre ligeiramente murcho pode recuperar o frescor se mergulhado em água fria.

CUIDADOS ANTES DE EXTRAIR O SUCO

Lave o espinafre orgânico; embeba em água ou borrife o não-orgânico com uma solução biodegradável, lave e, em seguida, enxágüe. Seque-o bem. Faça bolinhas com a mão e coloque-as na centrífuga.

RECEITAS DE SUCO DE ESPINAFRE

Puro, o suco de espinafre é muito forte e é aconselhável misturá-lo com outros, tais como os de cenoura, tomate e maçã. Ver as receitas seguintes, antes: Beterraba-Cenoura-Espinafre, Couve-de-

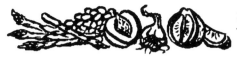

Bruxelas-Cenoura-Espinafre, Cenoura-Dente-de-Leão-Espinafre, Cenoura-Espinafre, Aipo-Pepino-Salsa-Espinafre, Aipo-Alface-Espinafre e Salsa-Espinafre-Tomate.

E ainda as receitas seguintes, no Capítulo 7: Tudo, Menos a Pia da Cozinha, Bebida Verde, A Força do Popeye, O Potássio Está Aqui e Super V-7.

Espinafre-Tomate

- 1 xícara de espinafre
- 4 tomates, cortados em quatro

BATATA-DOCE E INHAME

A batata-doce não pertence à família da batata (*Solanaceae*), mas à da ipoméia. É nativa do México, América Central e América do Sul. Nos Estados Unidos, tendemos a chamar a batata-doce mais escura, mais doce, de inhame, o que é inexato. O inhame verdadeiro é nativo do sudeste da Ásia e África e difere ligeiramente da batata-doce. O inhame verdadeiro, por exemplo, contém pouquíssimos carotenos.

PRINCIPAIS BENEFÍCIOS

A batata-doce é excepcionalmente rica em carotenos. Quanto mais escura a variedade, maior a concentração. É também rica em vitamina C, cálcio e potássio.

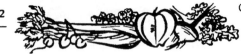

*ANÁLISE NUTRICIONAL**

1 batata-doce, cozida e descascada (114g)

Nutrientes e Unidades

Água	79	g
Calorias	160	kcal
Proteína	2	g
Gordura	1	g
Carboidrato	37	g

VITAMINAS

Vitamina A	923	RE
Vitamina C	25	mg
Tiamina	0,1	mg
Riboflavina	0,08	mg
Niacina	0,8	mg
Vitamina B6	0,06	mg
Ácido fólico	85	mcg

MINERAIS

Potássio	342	mg
Cálcio	46	mg
Ferro	1	mg
Magnésio	14	mg
Fósforo	66	mg
Sódio	10	mg

*Não há informação disponível sobre batata-doce crua, mas estima-se que terá de 10 a 15% mais valor nutricional do que a cozida.

SELEÇÃO

Use apenas batata-doce da mais alta qualidade e que seja firme e exiba os aspectos característicos da variedade a que pertence. Lembre-se, quanto mais escura a variedade, maior o conteúdo de caroteno. E, de quebra, as mais escuras são mais doces e de melhor sabor. Evite as murchas, coriáceas e descoloridas, especialmente as que apresentarem um matiz verde.

CUIDADOS ANTES DE EXTRAIR O SUCO

Lave bem a batata-doce orgânica; embeba em água ou borrife a não-orgânica com um preparado biodegradável, lave e enxágüe em seguida. Corte-a em fatias que possam passar pelo bocal da centrífuga.

RECEITAS DE SUCO DE BATATA-DOCE

Se você gosta de bata-doce e inhame, o sabor do suco pode ser agradável. Eu prefiro a receita Melhor Vermelho do que Morto (ver Capítulo 7) ao suco puro. Ver também as receitas Beterraba-Batata-Doce e Cenoura-Batata-Doce, antes.

TOMATE

Antigamente, pensava-se que o tomate era venenoso. Atualmente, é uma das principais culturas de hortaliças do mundo. Tal como outros membros da família das *Solanaceae*, ou da erva-moura, o tomate é originário das Américas Central e do Sul. Dele existem numerosas variedades, todas as quais servem para fazer suco.

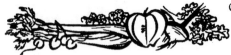

PRINCIPAIS BENEFÍCIOS

O tomate é extremamente nutritivo, especialmente quando inteiramente maduro, uma vez que os vermelhos têm quatro vezes mais beta-caroteno do que os verdes. Eles fornecem bons volumes de vitamina C, carotenos e potássio. Tal como outros membros da família da erva-moura, podem agravar a artrite em certos indivíduos.

ANÁLISE NUTRICIONAL

1 tomate cru (123g)

Nutrientes e Unidades

Água	115	g
Calorias	24	kcal
Proteína	1,09	g
Gordura	0,26	g
Carboidrato	5,34	g

VITAMINAS

Vitamina A	239	RE
Vitamina C	21,6	g
Tiamina	0,07	mg
Riboflavina	0,06	mg
Niacina	0,738	mg
Vitamina B6	0,06	mg
Ácido fólico	11,5	mcg

MINERAIS

Potássio	254	mg
Cálcio	8	mg

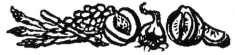

Ferro	0,59	mg
Magnésio	14	mg
Fósforo	29	mg
Sódio	10	mg

SELEÇÃO

O tomate de boa qualidade tem boa conformação e é rechonchudo, inteiramente vermelho, firme e isento de marcas de amassamento. Evite tomates moles e que mostrem sinais de estrago ou apodrecimento.

CUIDADOS ANTES DE EXTRAIR O SUCO

Lave o tomate orgânico; embeba em água ou borrife o não-orgânico com uma solução biodegradável, lave e enxágüe em seguida. Corte-o em cunhas suficientemente pequenas para passar pelo bocal da máquina.

RECEITAS DE SUCO DE TOMATE

Por si mesmo, o suco de tomate é refrescante. Pode-se usá-lo nas receitas baseadas nele, dadas antes, ou nas que constam do capítulo seguinte. Entre as primeiras, ver: Pepino-Tomate-Salsa, Pepino-Tomate-Agrião, Pimentão-Tomate e Espinafre-Tomate. Examine também as receitas seguintes, no Capítulo 7: Refrigerante de Pepino, Tudo, Menos a Pia da Cozinha, O Potássio Está Aqui, Salada no Copo, Quanto Mais Quente, Melhor e Tomate Super.

NABIÇA (VER COUVE)

7
CINQÜENTA FABULOSAS RECEITAS DE SUCOS

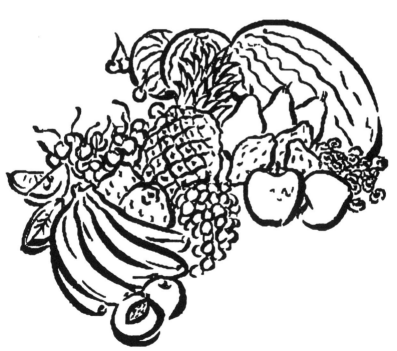

É fácil cair no hábito de preparar o mesmo suco todos os dias. A fim de ajudá-lo a explorar esse campo, ofereço-lhe abaixo algumas de minhas receitas favoritas. E aconselho-o encarecidamente a criar as suas. Não se preocupe em segui-las à risca. Seja flexível. Divirta-se com isso! Minha sugestão é a de experimentar um leque tão amplo de sucos frescos de frutas e hortaliças quanto lhe for possível. Para tornar as coisas mais fáceis, tente consumir, todas as semanas, o espectro mais completo possível de cores de frutas e hortaliças. Uma prova cada vez mais abundante convence-nos que os pigmentos das plantas encerram algumas de suas propriedades mais importantes. Descobre-se a cada dia que a clorofila, os carotenos e os flavonóides trazem benefícios realmente notáveis para a saúde. De modo que é bom que você beba um arco-íris de frutas e hortaliças frescas.

ALGUMAS DIRETRIZES PARA A PREPARAÇÃO DE SUCOS

Há algumas diretrizes que você deve tentar seguir quando "bolar" suas próprias receitas. Como regra empírica geral, deixe que suas papilas gustativas lhe sirvam de guia. Elas devem orientá-lo na direção certa. Por exemplo, é em geral recomendado que não mais de um quarto de suco verde seja composto de hortaliças verdes, como salsa, couve comum, alface, grama-do-campo ou espinafre. As papilas gustativas devem lhe dizer que bebida verde forte demais não tem lá um sabor tão bom assim e que deve ser misturada com cenoura ou maçã.

A diretriz mais importante, porém, é divertir-se fazendo isso. É gostoso experimentar e descobrir uma combinação surpreendentemente deliciosa. Eu tive uma experiência assim quando, há alguns anos, inventei a receita Melhor Vermelho do que Morto. Ela contém cenoura, beterraba e batata-doce. Isso mesmo, batata-doce — e é deliciosa.

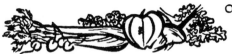

Às vezes, você pode descobrir um novo suco, de que não gosta. Ótimo, também. Por quê? Porque mostra que você está pelo menos disposto a tentar coisas novas. Preparei alguns sucos que não vou mais repetir, mas, pelo menos, tentei.

Muitas pessoas dizem que não devemos misturar frutas e hortaliças, mas é muito pouca (se é que realmente existe) qualquer base científica para essa alegação. A crença baseia-se mais em filosofia do que em fisiologia. Ainda assim, parece que algumas pessoas têm, de fato, alguma dificuldade com a combinação de frutas e hortaliças, queixando-se de formação de gases. Se você é uma delas, evite misturá-las. A exceção a essa regra parece ser a de cenoura e maçã, uma vez que aparentemente esses alimentos se misturam bem com qualquer fruta ou hortaliça. Repito: oriente-se por suas papilas gustativas.

É aconselhável beber o suco logo que preparado. Dessa maneira, você obterá o maior benefício possível. Se não der, guarde-o em um recipiente estanque no refrigerador ou em uma garrafa térmica. No máximo absoluto, não deve guardar um suco por mais de 12 horas. Quanto mais fresco o suco, melhor.

SOBRE AS RECEITAS

Todas as receitas devem render aproximadamente 200g de suco fresco. O rendimento concreto dependerá do tamanho da fruta ou hortaliça e da qualidade de sua centrífuga. A menos que expressamente observado, todas as receitas exigem frutas e hortaliças de tamanho médio. O conteúdo de nutrientes é uma aproximação, baseada em valores aceitos. *Nota*: itens em **negrito** representam mais de 35% da dose geralmente recomendada na dieta.

SUCO DE MAÇÃ

O suco abaixo é delicioso e estimulante e dá a impressão de que nos aquece todo por dentro. Considero-o tiro e queda e uma alternativa ao maçã-sidra apimentado. Esta bebida é boa para o fígado, uma vez que já se comprovou que o gengibre e a canela melhoram a função hepática. E constitui também uma bebida excelente para tomar antes de ir dormir.

- ¼ de fatia de gengibre
- 3 maçãs, cortadas em cunhas
- ¼ de colher de chá de canela

Prepare o suco de gengibre juntamente com as maçãs, adicione a canela e mexa.

Conteúdo Nutricional Aproximado

Calorias	244
Proteína	0,92 g
Carboidrato	63 g
Gordura	1,52 g
Vitamina A	21,3 RE
Vitamina C	**23,6 mg**
Vitamina E	1,2 mg
Tiamina	1,2 mg
Riboflavina	0,07 mg
Niacina	0,06 mg
Vitamina B6	0,3 mg
Ácido fólico	11,7 mcg
Sódio	0,3 mg
Cálcio	37 mg
Magnésio	18,3 mg
Potássio	480 mg
Ferro	1,12 mg

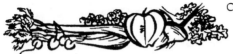

AMBROSIA DE ABRICÓ-MANGA

Este suco é muito agradável e repleto de bons nutrientes. O abricó e a manga são fontes extremamente abundantes em beta-caroteno, ao passo que a laranja constitui, sabidamente, uma rica fonte de vitamina C e de flavonóides.

- 4 abricós, sem caroços e cortados ao meio
- 1 manga, sem o caroço e fatiada
- 1 laranja, descascada

Inicialmente, extraia o suco do abricó, em seguida o da manga, e termine com o de laranja. Talvez precise mexer o suco para que todos os sabores se misturem.

Conteúdo Nutricional Aproximado

Calorias	295	
Proteína	5	g
Carboidrato	73	g
Gordura	1,38	g
Vitamina A	**1.220**	**RE**
Vitamina C	**210**	**mg**
Vitamina E	**5,3**	**mg**
Tiamina	0,34	mg
Riboflavina	0,35	mg
Niacina	2,8	mg
Vitamina B6	**0,63**	**mg**
Ácido fólico	**91**	**mcg**
Sódio	5,3	mg
Cálcio	144	mg
Magnésio	54	mg
Potássio	**1.203**	**mg**
Ferro	1,28	mg

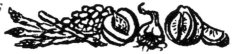

SUCO BÁSICO CENOURA-MAÇÃ

Este é um suco "básico" simples, mas isso não significa que não seja uma bebida deliciosa e supernutritiva. Na verdade, esta bebida é chamada de "A Campeã" por Jay Kordich, e, há mais de 40 anos, sua favorita. E por boa razão: Jay acredita que ela lhe salvou a vida. O Suco Básico Cenoura-Maçã pode servir como base de pequenas quantidades de hortaliças mais potentes, como as folhas verdes, espinafre, rábano e beterraba.

- 4 cenouras
- 2 maçãs, cortadas em cunhas

Alterne as cenouras e as maçãs, de modo que o suco se misture bem.

Conteúdo Aproximado de Nutrientes

Calorias	286	
Proteína	3,4	g
Carboidrato	71	g
Gordura	1,56	g
Vitamina A	**8.114**	**RE**
Vitamina C	**44**	**mg**
Vitamina E	**2,8**	**mg**
Tiamina	0,33	mg
Riboflavina	0,2	mg
Niacina	2,9	mg
Vitamina B6	**0,64**	**mg**
Ácido fólico	48	mcg
Sódio	102	mg
Cálcio	96	mg

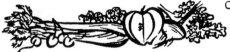

Magnésio	56 mg
Potássio	**1.250 mg**
Ferro	2,04 mg

MELHOR VERMELHO DO QUE MORTO

Esta é uma de minhas favoritas absolutas, especialmente no outono. É uma das mais ricas em conteúdo de caroteno, especialmente os carotenos vermelhos e alaranjados. Beber esse suco lhe dará aquela aparência de George Hamilton, ou seja, aquele bronzeado durante o ano inteiro. Batizei essa bebida com o nome Melhor Vermelho do que Morto porque um de meus professores, o Dr. Ed Madison, deu uma aula com esse título sobre os benefícios do caroteno. A aula me impressionou muito e, desde então, venho procurando comer tanto caroteno quanto possível. Conforme notado antes, há uma forte correlação entre os níveis de caroteno e a expectativa de vida. Esta bebida é fenomenal para elevar esses níveis. Minha mulher, Gina, prepara freqüentemente uma boa reserva desse suco, antes de tirarmos férias em lugares ensolarados, porque os carotenos se depositam na pele e protegem o corpo contra queimaduras solares.

- 1 beterraba, incluindo a parte superior
- ½ batata-doce de tamanho médio, cortada em tiras
- 3 cenouras

Prepare inicialmente o suco da beterraba, em seguida o das tiras da batata e finalmente o das cenouras.

Conteúdo Aproximado de Nutrientes

Calorias	198	
Proteína	4	g
Carboidrato	46	g

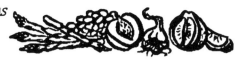

Gordura	0,56 g
Vitamina A	**6.076 RE**
Vitamina C	**34 mg**
Vitamina E	**3,55 mg**
Tiamina	0,34 mg
Riboflavina	0,15 mg
Niacina	2,64 mg
Vitamina B6	**0,56 mg**
Ácido fólico	**86 mcg**
Sódio	123 mg
Cálcio	75 mg
Magnésio	76 mg
Potássio	**1.420 mg**
Ferro	2 mg

COQUETEL REVITALIZADOR DOS OSSOS

Esta bebida fornece os nutrientes fundamentais para a formação dos ossos, tais como cálcio, boro, magnésio e outros minerais, além da vitamina K1.

É uma bebida extraordinariamente densa em nutrientes, no sentido de fornecê-los em níveis incríveis por caloria.

- 3 folhas de couve comum
- 2 folhas de couve-seda
- 1 molho de salsa
- 3 cenouras
- 1 maçã, cortada em cunhas
- ½ pimentão verde

Amasse todas as folhas em bolinhas para introduzir na centrífuga. Use as cenouras e as maçãs para ajudar a empurrar as folhas verdes para dentro da máquina.

Conteúdo Aproximado de Nutrientes

Calorias	211
Proteína	5,6 g
Carboidrato	50 g
Gordura	1,37 g
Vitamina A	**6.639 RE**
Vitamina C	**110 mg**
Vitamina E	**6,2 mg**
Tiamina	0,33 mg
Riboflavina	0,36 mg
Niacina	3 mg
Vitamina B6	**0,68 mg**
Ácido fólico	**173 mcg**
Sódio	143 mg
Cálcio	212 mg
Magnésio	**102 mg**
Potássio	**1.384 mg**
Ferro	4,4 mg

REGULADOR INTESTINAL

As peras e maçãs são excelentes fontes de fibras solúveis em água, como a pectina, ao passo que a ameixa contém propriedades laxativas bem conhecidas. Essa mistura produz um efeito tonificante muito bom sobre o intestino. É muito útil em casos leves de prisão de ventre.

- 2 ameixas sem caroço, em conserva ou secas, que foram embebidas em 1 xícara de água
- 2 maçãs, cortadas em cunhas
- 1 pêra, em fatias

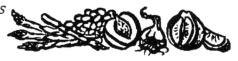

Se usar as ameixas secas, e não as frescas, misture-as com um copo d'água no liquidificador, em alta velocidade. Extraia separadamente os sucos das maçãs e da pêra, junte ao suco de ameixa e mexa.

Conteúdo Aproximado de Calorias

Calorias	269
Proteína	1,6 g
Carboidrato	72 g
Gordura	1,52 g
Vitamina A	78 RE
Vitamina C	**24,3 mg**
Vitamina E	2,1 mg
Tiamina	0,1 mg
Riboflavina	0,23 mg
Niacina	1,1 mg
Vitamina B6	0,23 mg
Ácido fólico	20 mcg
Sódio	4,8 mg
Cálcio	52 mg
Magnésio	32,4 mg
Potássio	**697 mg**
Ferro	1,35 mg

GOSTOSURA DE CEREJA

As cerejas constituem uma excelente fonte de flavonóides e comprovou-se que trazem excelentes resultados em casos de artrite, especialmente de gota. É uma bebida deliciosa, que os pais podem servir aos filhos, em vez de refrigerantes ou bebidas de "frutas" de sabor e cor artificiais.

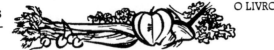

2 xícaras de cerejas sem caroço
1 maçã, cortada em cunhas
100g de água mineral com gás

Extraia o suco das cerejas e da maçã. Ponha em um copo com um pouco de gelo e, em seguida, adicione a água mineral.

Conteúdo Aproximado de Nutrientes

Calorias	228	
Proteína	2,7	g
Carboidrato	55	g
Gordura	2,6	g
Vitamina A	52	RE
Vitamina C	**22**	**mg**
Vitamina E	1,9	mg
Tiamina	0,12	mg
Riboflavina	0,14	mg
Niacina	1	mg
Vitamina B6	0,17	mg
Ácido fólico	12,3	mcg
Sódio	1	mg
Cálcio	40	mg
Magnésio	30	mg
Potássio	615	mg
Ferro	1,2	mg

TÔNICO ENCOLHE-COLESTEROL

Se você quer mesmo reduzir logo os níveis de colesterol, este suco ativo, juntamente com uma dieta rica em cereais, legumes, hortaliças e frutas, pode resolver o problema. Ele contém uma mistura de alimentos que se comprovou que, por si mesmos, bai-

xam os níveis de colesterol. Ao combinar todos esses alimentos, é bem possível que um efeito ainda maior seja obtido do que se fossem consumidos separadamente. Isto é conhecido como efeito sinergético. Segundo minha experiência pessoal, este suco pode, na verdade, ser muito eficaz para baixar os tais níveis. O alho, o gengibre e o cápsico no molho Tabasco funcionam também para impedir que as plaquetas do sangue se juntem, reduzindo significativamente, dessa maneira, o risco de ataque cardíaco e derrame cerebral.

- 1 fatia de gengibre de 60mm de comprimento
- 1 dente de alho
- 1 punhado de salsa (para absorver parte do cheiro do alho)
- 4 cenouras
- 1 maçã, cortada em cunhas
- Um pouco de molho Tabasco (opcional)

Extraia em primeiro lugar o suco do gengibre e do alho, colocando-os no centro de um punhado de salsa e introduzindo-os na centrífuga. (Esta medida reduz em muito o cheiro do alho.) Em seguida, tire o suco das cenouras e da maçã.

Conteúdo Aproximado de Nutrientes

Calorias	215	
Proteína	4	g
Carboidrato	53	g
Gordura	1,06	g
Vitamina A	**8.107**	**RE**
Vitamina C	**55**	**mg**
Vitamina E	2,4	mg
Tiamina	0,3	mg

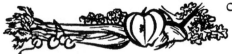

Riboflavina	0,21 mg
Niacina	3 mg
Vitamina B6	0,54 mg
Ácido fólico	**81 mcg**
Sódio	176 mg
Cálcio	117 mg
Magnésio	59 mg
Potássio	**1.220 mg**
Ferro	3,04 mg

COQUETEL PURIFICADOR

Esta é uma bebida excelente para fazer um jejum à base de sucos, porque é muito denso em nutrientes e auxilia na desintoxicação. Se não tiver grama-do-campo, a salsa também serve. A grama-do-campo é extremamente rica em antioxidantes e em clorofila. Procure-a em uma loja de alimentos naturais, se não a conhecer bem. Ela será muito boa para a saúde.

- ½ xícara de grama-do-campo ou salsa
- 4 cenouras
- 1 maçã, cortada em cunhas
- 2 raminhos de aipo
- ½ beterraba, com a parte superior

Faça um bolinho da grama-do-campo ou da salsa e introduza-o na centrífuga com ajuda da cenoura. Alterne os ingredientes restantes para garantir a mistura correta.

Conteúdo Aproximado de Nutrientes

Calorias	249	
Proteína	5	g
Carboidrato	60	g

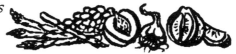

Gordura	1,3	g
Vitamina A	**8.118**	**RE**
Vitamina C	**63**	**mg**
Vitamina E	**5,8**	**mg**
Tiamina	0,35	mg
Riboflavina	0,21	mg
Niacina	3,4	mg
Vitamina B6	0,59	mg
Ácido fólico	**133**	**mcg**
Sódio	221	mg
Cálcio	149	mg
Magnésio	**99**	**mg**
Potássio	**1.693**	**mg**
Ferro	3,9	mg

QUERO FICAR ROSADO

Esta é uma grande maneira de iniciar o dia, especialmente se você está fazendo regime para perder peso. Embora a bebida seja baixa em calorias, os açúcares naturais da fruta manterão seu apetite sob controle. Esta mistura é especialmente rica em flavonóides. Tome cuidado para aproveitar tanto quanto possível o álbido (a parte branca da casca), que é rica em flavonóides.

1 xícara de framboesas
½ *grapefruit* rosado, sem casca

Tire inicialmente o suco da framboesa e, em seguida, o do *grapefruit*.

Conteúdo Aproximado de Nutrientes

Calorias	100	
Proteína	2	g
Carboidrato	26	g
Gordura	0,9	g
Vitamina A	31	RE
Vitamina C	**73**	**mg**
Vitamina E	0,9	mg
Tiamina	0,08	mg
Riboflavina	0,12	mg
Niacina	1,5	mg
Vitamina B6	0,2	mg
Ácido fólico	12,2	mcg
Sódio	0	
Cálcio	41	mg
Magnésio	32	mg
Potássio	355	mg
Ferro	0,8	mg

CONCENTRADO DE UVA-DO-MONTE

A uva-do-monte é fantástica para manter a bexiga livre de infecções. Nesta bebida, os princípios amargos da framboesa são disfarçados pelo sabor e doçura natural da maçã e da laranja.

1 xícara de uva-do-monte
2 maçãs, cortadas em cunhas
1 laranja, descascada

Tire primeiro o suco das uvas-do-monte e, em seguida, alterne as maçãs e a laranja.

Conteúdo Aproximado de Nutrientes

Calorias	306	
Proteína	2,8	g
Carboidrato	78	g
Gordura	1,8	g
Vitamina A	56	RE
Vitamina C	**104**	**mg**
Vitamina E	1,7	mg
Tiamina	0,25	mg
Riboflavina	0,24	mg
Niacina	1,1	mg
Vitamina B6	0,4	mg
Ácido fólico	57	mcg
Sódio	11	mg
Cálcio	81	mg
Magnésio	32	mg
Potássio	**684**	**mg**
Ferro	0,9	mg

SURPRESA CRUCÍFERA

A surpresa é o sabor realmente delicioso desta bebida. Trata-se de um suco superdenso em nutrientes ricos em compostos que contêm enxofre, da família de hortaliças crucíferas (repolho), que se comprovou aumentar a capacidade do corpo para desintoxicar agentes químicos causadores de câncer e eliminar metais pesados. É rica também em cálcio, vitamina C e carotenos. É uma bebida de eleição em regimes à base de sucos.

3 ou 4 folhas de couve comum
½ xícara de flores de brócolis, com os talos
½ cabeça de repolho, cortada em cunhas

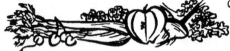

2 cenouras
2 maçãs, cortadas em cunhas

Extraia inicialmente o suco da couve, seguido do de brócolis e do de repolho. Em seguida, alterne as cenouras e as maçãs.

Conteúdo Aproximado de Nutrientes

Calorias	272	
Proteína	6,1	g
Carboidrato	67	g
Gordura	1,8	g
Vitamina A	**4.520**	**RE**
Vitamina C	**136**	**mg**
Vitamina E	**7,9**	**mg**
Tiamina	0,31	mg
Riboflavina	0,4	mg
Niacina	2,5	mg
Vitamina B6	**0,79**	**mg**
Ácido fólico	**126**	**mcg**
Sódio	126	mg
Cálcio	183	mg
Magnésio	**104**	**mg**
Potássio	**1.497**	**mg**
Ferro	3,9	mg

REFRIGERANTE DE PEPINO

Esta bebida pode ser servida com gelo ou você pode tirar o suco de tomate um dia antes e fazer com ele cubinhos de gelo na bandeja do refrigerador.

- 1 tomate, cortado em quatro
- 1 pepino
- 2 raminhos de aipo
  Um galhinho de salsa para guarnição

Tire primeiro o suco do tomate, seguido pelo de pepino e aipo

Conteúdo Aproximado de Nutrientes

Calorias	212
Proteína	2,86 g
Carboidrato	53 g
Gordura	1,64 g
Vitamina A	167 RE
Vitamina C	**47 mg**
Vitamina E	2,7 mg
Tiamina	0,17 mg
Riboflavina	0,14 mg
Niacina	1,4 mg
Vitamina B6	0,47 mg
Ácido fólico	41 mcg
Sódio	84 mg
Cálcio	70 mg
Magnésio	48 mg
Potássio	**956 mg**
Ferro	12 mg

DELÍCIA DIGESTIVA

Esta bebida é fantástica para pessoas que têm problemas de indigestão. É um pacote completo de enzimas, bem como de compostos existentes no gengibre e na menta, que aliviam intestinos espásticos e promovem a eliminação de gases.

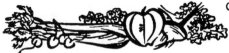

1 fatia de gengibre de 7mm de comprimento
¼ de molho de menta
1 kiwi, sem pele
¼ de abacaxi com casca, em fatias

Inicialmente, tire o suco do gengibre e da menta, seguido do de kiwi e, finalmente, do abacaxi.

Conteúdo Aproximado de Nutrientes

Calorias	256	
Proteína	2,3	g
Carboidrato	63	g
Gordura	2,3	g
Vitamina A	23	RE
Vitamina C	**139**	**mg**
Vitamina E	0,5	mg
Tiamina	**0,51**	**mg**
Riboflavina	0,19	mg
Niacina	2,4	mg
Vitamina B6	0,5	mg
Ácido fólico	44,5	mcg
Sódio	9	mg
Cálcio	50	mg
Magnésio	78	mg
Potássio	**727**	**mg**
Ferro	1,8	mg

FÓRMULA DIURÉTICA

A atividade diurética de um extrato de folhas de dente-de-leão, segundo se comprovou, é comparável ao produzido pelo medicamento Lasix. A cenoura e o aipo exercem também alguma ação diurética.

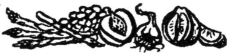

Um punhado de folhas de dente-de-leão (ou endívia, na falta)
2 raminhos de aipo
4 cenouras

Tire inicialmente o suco das folhas, e depois o do aipo e o das cenouras.

Conteúdo Aproximado de Nutrientes

Calorias	148	
Proteína	5	g
Carboidrato	34	g
Gordura	0,96	g
Vitamina A	**8.486**	**RE**
Vitamina C	**49**	**mg**
Vitamina E	**7,2**	**mg**
Tiamina	0,35	mg
Riboflavina	0,38	mg
Niacina	3,3	mg
Vitamina B6	**0,66**	**mg**
Ácido fólico	**156**	**mcg**
Sódio	214	mg
Cálcio	160	mg
Magnésio	**98**	**mg**
Potássio	**1.472**	**mg**
Ferro	3,44	mg

O DOM-JUAN

Comprovou-se que o gengibre produz alguns leves efeitos afrodisíacos e que é longa sua história como regenerador da vida sexual no sistema medicinal árabe. A salsa que este suco contém proporciona aumento de energia e da atividade mental.

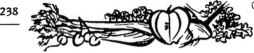

1 fatia de 5,5cm de gengibre
Um molho de salsa
¼ de abacaxi com casca, fatiado

Coloque o gengibre no meio da salsa e extraia inicialmente este suco, seguido do de abacaxi.

Conteúdo Aproximado de Nutrientes

Calorias	118
Proteína	1,1 g
Carboidrato	29,5 g
Gordura	1,05 g
Vitamina A	6 RE
Vitamina C	**45 mg**
Vitamina E	0,3 mg
Tiamina	0,15 mg
Riboflavina	0,15 mg
Niacina	1,15 mg
Vitamina B6	0,15 mg
Ácido fólico	46 mcg
Sódio	5,5 mg
Cálcio	29,5 mg
Magnésio	35,5 mg
Potássio	317 mg
Ferro	1,5 mg

O ENERGIZADOR

Esta bebida é um substituto muito popular do café, quando se quer aumento da energia e da atividade. Embora rico em nutrientes, é muito baixo em calorias.

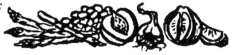

Um molho de salsa
6 cenouras

Faça com a mão um bolinho de salsa. Em seguida, coloque-o no bocal da centrífuga e empurre-o com a cenoura (o lado mais gordinho em primeiro lugar).

Conteúdo Aproximado em Calorias

Calorias	192
Proteína	4,6 g
Carboidrato	45 g
Gordura	0,84 g
Vitamina A	**1.215 RE**
Vitamina C	**60 mg**
Vitamina E	**3 mg**
Tiamina	**0,42 mg**
Riboflavina	0,24 mg
Niacina	158 mg
Vitamina B6	**0,66 mg**
Ácido fólico	**97 mcg**
Sódio	158 mg
Cálcio	140 mg
Magnésio	74 mg
Potássio	**1.506 mg**
Ferro	3,36 mg

ENZIMAS À BEÇA

Esta bebida contém enzimas até dizer chega. Constitui uma maneira fora de série de iniciar o dia, um superdesjejum. E também tem um gosto espetacular, sem a banana.

½ manga, sem o caroço
2 laranjas, descascadas
½ mamão, sem sementes, fatiado
¼ com a casca, fatiado
1 banana, descascada

Faça primeiro o suco da manga, seguido pelo das laranjas, em seguida do mamão, da outra laranja e, finalmente, do abacaxi. Ponha tudo no liquidificador, junte a banana e misture.

Conteúdo Aproximado de Nutrientes

Calorias	355
Proteína	5,1 g
Carboidrato	90 g
Gordura	1,5 g
Vitamina A	**772 RE**
Vitamina C	**272 mg**
Vitamina E	**3 mg**
Tiamina	**0,4 mg**
Riboflavina	0,4 mg
Niacina	2,5 mg
Vitamina B6	**1,1 mg**
Ácido fólico	101 mcg
Sódio	7 mg
Cálcio	158 mg
Magnésio	84 mg
Potássio	**1.476 mg**
Ferro	0,9 mg

TUDO, MENOS A PIA DA COZINHA

Você já pensou no gosto que teria uma bebida se misturasse todas as hortaliças de verão que vem cultivando em sua horta para

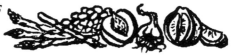

formar um único copo de suco? Bem, sua oportunidade é esta. Acho que é muito bom e, definitivamente, sei que é bom para mim. Esta bebida realmente me acende todo.

- 1 molho de espinafre
- 1 raminho de aipo
- 3 cenouras
- 2 rabanetes
- 1 maçã, cortada em cunhas
- ½ pepino
- 1 tomate, cortado em quatro
- ½ xícara de florzinhas de brócolis, com os talos
- ½ pimentão verde

Faça primeiro o suco de espinafre, seguido pelo de aipo. Alterne as hortaliças restantes, com a cenoura por último.

Conteúdo Aproximado de Nutrientes

Calorias	247	
Proteína	7,3	g
Carboidrato	58	g
Gordura	2	g
Vitamina A	**6.522**	**RE**
Vitamina C	**165**	**mg**
Vitamina E	**5,9**	**mg**
Tiamina	**0,52**	**mg**
Riboflavina	0,42	mg
Niacina	4	mg
Vitamina B6	**0,9**	**mg**
Ácido fólico	**167**	**mcg**
Sódio	169	mg
Cálcio	159	mg

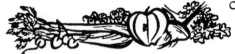

Magnésio	114 mg
Potássio	1.862 mg
Ferro	4,3 mg

FEMME FATALE

A mulher fatal (*femme fatale*) é aquela que atrai os homens com uma aura de encanto e mistério. Esta bebida reforça o sistema glandular da mulher. Tanto o funcho (erva-doce) quanto o aipo contêm o que é conhecido como fitoestrógenos. Esses componentes vegetais podem ocupar áreas de ligação dos hormônios femininos e exercer os efeitos que são próprios dos mesmos. Esta bebida é muito útil em uma larga faixa de problemas específicos das mulheres, incluindo a menopausa e a SPM [síndrome pós-menstrual], devido à presença desses fitoestrógenos, bem como a de outros importantes nutrientes contidos no suco (tais como potássio, magnésio, ácido fólico e vitamina B6).

- 1 molho pequeno de funcho
- 2 maçãs, cortadas em cunhas
- 2 raminhos de aipo

Corte o funcho em cunhas estreitas e coloque-as na centrífuga, seguidas pelas maçãs e o aipo.

Conteúdo Aproximado de Nutrientes

Calorias	238
Proteína	2,76 g
Carboidrato	60 g
Gordura	1,52 g
Vitamina A	32 RE
Vitamina C	**32,6 mg**

Vitamina E	2,2 mg
Tiamina	0,13 mg
Riboflavina	0,09 mg
Niacina	0,82 mg
Vitamina B6	0,22 mg
Ácido fólico	**83 mcg**
Sódio	92 mg
Cálcio	108 mg
Magnésio	50 mg
Potássio	**734 mg**
Ferro	3,2 mg

O RAIO DE SOL DE GINA

Esta bebida é uma especialidade de minha esposa, Gina. Ela adora tomá-la pela manhã e é também uma de minhas favoritas. É muito boa de tomar logo cedo e também em meados da tarde, como um reforço rápido, por causa de sua riqueza em açúcares naturais. A efervescência da água mineral realça o aroma deste suco, o que o transforma em uma bebida deliciosa, refrescante.

- 1 xícara de uvas verdes
- ½ limão, descascado
- 2 laranjas, descascadas
- 125g de água mineral com gás

Tire inicialmente o suco das uvas, seguido pelo de limão e laranjas. Misture com a água mineral e mexa.

Conteúdo Aproximado de Nutrientes

Calorias	163
Proteína	3 g

Carboidrato	42	g
Gordura	0,66	g
Vitamina A	59	RE
Vitamina C	**157**	**mg**
Vitamina E	2,4	mg
Tiamina	0,25	mg
Riboflavina	0,23	mg
Niacina	0,99	mg
Vitamina B6	0,03	mg
Ácido fólico	**84**	**mcg**
Sódio	0,5	mg
Cálcio	117	mg
Magnésio	28	mg
Potássio	606	mg
Ferro	0,54	mg

JINJIBIRRA

Esta bebida é excelente para crianças e um substituto excepcional dos refrigerantes açucarados. É também útil para aliviar problemas intestinais.

- 1 fatia de gengibre de 5mm de comprimento
- 1 cunha de limão
- 1 maçã verde, cortada em cunhas
- 125g de água mineral com gás

Tire em primeiro lugar o suco do gengibre, seguido pelo do limão e em seguida o da maçã. Misture com a água mineral e mexa.

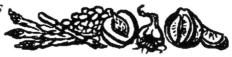

Conteúdo Aproximado de Nutrientes

Calorias	85
Proteína	0,45 g
Carboidrato	22,4 g
Gordura	0,55 g
Vitamina A	7,5 RE
Vitamina C	15,5 mg
Vitamina E	0,4 mg
Tiamina	0,03 mg
Riboflavina	0,02 mg
Niacina	0,12 mg
Vitamina B6	0,12 mg
Ácido fólico	5,4 mcg
Sódio	1,25 mg
Cálcio	13,8 mg
Magnésio	6 mg
Potássio	179 mg
Ferro	0,4 mg

O ESVAZIADOR

Bebida excelente para reduzir, sem uso de alho, o nível de colesterol.

- 1 fatia de gengibre de 5mm de comprimento
- 1 maçã, cortada em cunhas
- 4 cenouras

Tire inicialmente o suco do gengibre, seguido pelo da maçã e termine com o das cenouras.

Conteúdo Aproximado de Nutrientes

Calorias	205
Proteína	3,1 g
Carboidrato	50 g
Gordura	1,06 g
Vitamina A	**8.107 RE**
Vitamina C	**36 mg**
Vitamina E	2,4 mg
Tiamina	0,3 mg
Riboflavina	0,18 mg
Niacina	2,8 mg
Vitamina B6	0,54 mg
Ácido fólico	44 mcg
Sódio	101 mg
Cálcio	86 mg
Magnésio	50 mg
Potássio	**1.091 mg**
Ferro	1,74 mg

BEBIDA VERDE

Já ouviu falar no velho ditado "Verde por dentro, limpo por dentro"? Acredito que há alguma verdade nessas palavras. Esta é provavelmente uma das melhores receitas para a saúde.

Um punhado de salsa ou grama-do-campo
2 maçãs Granny Smith, cortadas em cunhas
2 folhas de couve comum
Um punhado de espinafre

Prepare inicialmente o suco da salsa ou da grama-do-campo, em seguida o de uma das maçãs, couve, espinafre e da segunda maçã.

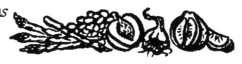

Conteúdo Aproximado de Nutrientes

Calorias	189	
Proteína	4	g
Carboidrato	47	g
Gordura	1,4	g
Vitamina A	**766**	**RE**
Vitamina C	**56**	**mg**
Vitamina E	**8,4**	**mg**
Tiamina	0,13	mg
Riboflavina	0,44	mg
Niacina	1,1	mg
Vitamina B6	**0,6**	**mg**
Ácido fólico	**244**	**mcg**
Sódio	94	mg
Cálcio	145	mg
Magnésio	**104**	**mg**
Potássio	**996**	**mg**
Ferro	4,4	mg

C PARA HOMEM NENHUM BOTAR DEFEITO

Freqüentemente, pensamos que as frutas cítricas são as que contêm o mais alto teor de vitamina C, embora, na verdade, várias hortaliças a tenham em dose muito mais alta por porção.

- ½ xícara de flores de brócolis, com os talos
- 1 pimentão verde
- 1 pimentão vermelho
- 2 maçãs, cortadas em cunhas

Prepare inicialmente o suco de brócolis, seguido dos de pimentão e maçãs.

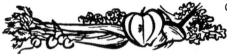

Conteúdo Aproximado de Nutrientes

Calorias	210
Proteína	3,1 g
Carboidrato	52 g
Gordura	1,75 g
Vitamina A	**700 RE**
Vitamina C	**296 mg**
Vitamina E	**3,3 mg**
Tiamina	0,27 mg
Riboflavina	0,16 mg
Niacina	1,28 mg
Vitamina B6	0,47 mg
Ácido fólico	**64 mcg**
Sódio	18 mg
Cálcio	49 mg
Magnésio	43 mg
Potássio	**749 mg**
Ferro	2,8 mg

USINA IMUNOLÓGICA

Esta bebida é rica em numerosos nutrientes vitais para o sistema imunológico. Abunda em flavonóides e em outros nutrientes que demonstraram produzir efeitos antivirótico e antioxidantes. A banana aumenta a viscosidade do líquido e torna mais lenta a absorção dos açúcares, o que é um objetivo importante durante infecções.

1 laranja, descascada
½ abacaxi, com a casca, fatiado
½ xícara de morangos
1 banana, descascada

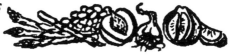

Tire o suco da laranja, abacaxi e morango, nessa ordem, ponha em um liquidificador com a banana e misture tudo.

Conteúdo Aproximado de Nutrientes

Calorias	246	
Proteína	3,6	g
Carboidrato	56	g
Gordura	1,8	g
Vitamina A	71	RE
Vitamina C	**58**	**mg**
Vitamina E	1,5	mg
Tiamina	**0,38 mg**	
Riboflavina	0,37 mg	
Niacina	2,1	mg
Vitamina B6	**0,84 mg**	
Ácido fólico	**88**	**mcg**
Sódio	4	mg
Cálcio	143	mg
Magnésio	96	mg
Potássio	**1.047**	**mg**
Ferro	1,6	mg

REFORÇADOR DO SISTEMA IMUNOLÓGICO

Esta é uma grande bebida de reforço do sistema imunológico, especialmente útil durante infecções fortes. O girassol-batateiro, com seu alto conteúdo de inulina, proporciona benefícios adicionais no aumento da resistência do organismo.

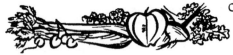

2 dentes de alho
1 fatia de gengibre de 5mm
Um punhado de salsa
4 cenouras
1 maçã, cortada em cunhas
1 xícara de alcachofra-batateira (opcional)

Coloque o alho e o gengibre no centro da salsa e introduza-os na centrífuga, juntamente com uma cenoura. Alterne os ingredientes restantes.

Conteúdo Aproximado de Nutrientes

Calorias	242	
Proteína	5,1	g
Carboidrato	59	g
Gordura	1,16	g
Vitamina A	**8.115**	**RE**
Vitamina C	**51**	**mg**
Vitamina E	2,55	mg
Tiamina	0,34	mg
Riboflavina	0,21	mg
Niacina	3,2	mg
Vitamina B6	0,59	mg
Ácido fólico	**89**	**mcg**
Sódio	147	mg
Cálcio	133	mg
Magnésio	80	mg
Potássio	**1.327**	**mg**
Ferro	3,34	mg

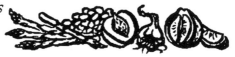

FERRO DE SOBRA

Esta é uma bebida incrível, especialmente para mulheres com tendência para anemia e baixos níveis de ferro. Confira o alto conteúdo de ácido fólico, magnésio, vitaminas C e E, bem com o ferro contido na bebida.

- 1 beterraba, com a parte superior
- 2 folhas de couve
- ½ xícara de flores de brócolis, com os talos
- 4 cenouras
- 1 maçã, cortada em cunhas

Alterne os ingredientes ao alimentar a centrífuga.

Conteúdo Aproximado de Nutrientes

Calorias	255	
Proteína	6,9	g
Carboidrato	60	g
Gordura	1,45	g
Vitamina A	**8.552**	**RE**
Vitamina C	**97**	**mg**
Vitamina E	**8,7**	**mg**
Tiamina	0,4	mg
Riboflavina	0,4	mg
Niacina	3,7	mg
Vitamina B6	0,84	mg
Ácido fólico	**229**	**mcg**
Sódio	199	mg
Cálcio	172	mg
Magnésio	**136,3**	**mg**
Potássio	**1.812**	**mg**
Ferro	**5,5**	**mg**

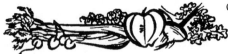

JICAMA-CENOURA-MAÇÃ

Temos aqui um exemplo do uso de cenouras e maçãs como base para acréscimo de outras hortaliças.

- 1 fatia de 1,5cm de *jicama*
- 4 cenouras
- 1 maçã, cortada em cunhas

Alterne os ingredientes ao alimentar a centrífuga.

Conteúdo Aproximado de Nutrientes

Calorias	256
Proteína	3,1 g
Carboidrato	62 g
Gordura	1,46 g
Vitamina A	**8.107 RE**
Vitamina C	**40 mg**
Vitamina E	2,8 mg
Tiamina	0,33 mg
Riboflavina	0,2 mg
Niacina	2,9 mg
Vitamina B6	0,55 mg
Ácido fólico	**97 mcg**
Sódio	92 mg
Cálcio	87 mg
Magnésio	51 mg
Potássio	**1.152 mg**
Ferro	1,94 mg

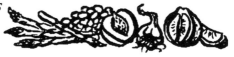

O FAVORITO DAS CRIANÇAS

Crianças adoram esta bebida, que pode ser também congelada. É uma bebida excepcional para quem faz regime (veja a baixa contagem de calorias) e para indivíduos com problemas cardíacos, além de dar um empurrão no sistema imunológico.

½ cantalupo, com a casca, em fatias
1 xícara de morangos
Alterne as fatias de cantalupo com os morangos

Conteúdo Aproximado de Nutrientes

Calorias	139	
Proteína	3,2	g
Carboidrato	33	g
Gordura	1,3	g
Vitamina A	**865**	**RE**
Vitamina C	**197**	**mg**
Vitamina E	0,6	mg
Tiamina	0,13	mg
Riboflavina	0,2	mg
Niacina	1,8	mg
Vitamina B6	0,4	mg
Ácido fólico	72	mcg
Sódio	25	mg
Cálcio	49	mg
Magnésio	44	mg
Potássio	**1.072**	**mg**
Ferro	1,2	mg

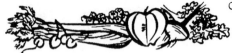

MATE O RESFRIADO

Quando você achar que vai pegar um resfriado, esta é a grande bebida a tomar. Trata-se de um chá diaforético, significando que o aquecerá por dentro, fazendo-o transpirar. É agradável de tomar mesmo sem o resfriado, quando quiser se aquecer e sentir-se bem.

    1 fatia de gengibre de 2,5cm
    ¼ de limão, com a casca
    1 xícara de água quente

Tire o suco do gengibre e do limão e verta-o na xícara de água quente. Que tal adicionar um pouco de noz-moscada ou cardamomo?

MEXE-FÍGADO

Esta bebida é denominada Mexe-Fígado porque auxilia o movimento do fluxo de bile e gordura para dentro e para fora do fígado. Esta propriedade é muito útil quando se quer perder peso e corrigir disfunções hepáticas.

    ½ beterrata, incluindo a cabeça
    2 ou 3 maçãs, cortadas em cunha

Alterne na centrífuga os pedaços de beterraba e as cunhas das maçãs.

Conteúdo Aproximado de Nutrientes

Calorias	188
Proteína	1,5 g
Carboidrato	48 g
Gordura	1,04 g

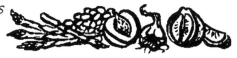

Vitamina A	15 RE
Vitamina C	**20,3 mg**
Vitamina E	**2,85 mg**
Tiamina	0,07 mg
Riboflavina	0,05 mg
Niacina	0,43 mg
Vitamina B6	0,23 mg
Ácido fólico	53 mcg
Sódio	44 mg
Cálcio	29 mg
Magnésio	43 mg
Potássio	584 mg
Ferro	1,13 mg

TÔNICO PARA O FÍGADO

O tônico é uma substância que melhora o tono ou a função. Um tônico hepático é uma substância que melhora especificamente o tono e a função do fígado, o órgão mais importante no metabolismo e na desintoxicação. Se não puder encontrar o dente-de-leão, substitua-o por 4 rabanetes.

- 1 raiz de dente-de-leão
- ½ beterraba, incluindo a parte superior
- 2 cenouras
- 1 maçã, cortada em cunhas

Alterne a colocação dos ingredientes na centrífuga.

Conteúdo Aproximado dos Nutrientes

Calorias	254
Proteína	3,4 g
Carboidrato	63 g

Gordura	1,56 g
Vitamina A	**7.414 RE**
Vitamina C	**44 mg**
Vitamina E	2,8 mg
Tiamina	0,33 mg
Riboflavina	0,2 mg
Niacina	2,9 mg
Vitamina B6	**0,63 mg**
Ácido fólico	58 mcg
Sódio	102 mg
Cálcio	96 mg
Magnésio	56 mg
Potássio	**1.250 mg**
Ferro	2,04 mg

A FAVORITA DO MIKE

Pelo nome da receita, é óbvio que eu gosto dessa bebida. É minha favorita não só pelo sabor, mas também pelo que sei que pode fazer por minha saúde. Trata-se de uma grande bebida para tomar pela manhã, bem grossa e que dá uma sensação de saciedade.

¼ de abacaxi, com a casca, fatiado
1 xícara de mirtilos
1 banana, descascada

Tire o suco do abacaxi. Ponha em um liquidificador, acrescente o mirtilo e a banana e misture tudo.

Conteúdo Aproximado de Nutrientes

Calorias	313	
Proteína	3,1	g
Carboidrato	78	g
Gordura	2,4	g
Vitamina A	30	RE
Vitamina C	**68**	**mg**
Vitamina E	1,1	mg
Tiamina	**0,5**	**mg**
Riboflavina	0,29	mg
Niacina	2,3	mg
Vitamina B6	**1,1**	**mg**
Ácido fólico	58	mcg
Sódio	13	mg
Cálcio	34	mg
Magnésio	73	mg
Potássio	**865**	**mg**
Ferro	1,5	mg

ESPUMA DE MENTA

Excelente bebida, de sabor muito curioso. A menta produz um efeito relaxante sobre o trato intestinal e exerce também alguma atividade antivirótica.

Um punhado de menta
2 kiwis, sem pele
1 maçã verde, cortada em cunhas

Tire inicialmente o suco da menta, seguido pelo dos kiwis e, finalmente, da maçã. Tome com gelo, se preferir.

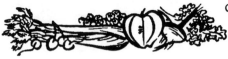

Conteúdo Aproximado de Nutrientes

Calorias	173	
Proteína	1,9	g
Carboidrato	44	g
Gordura	1,1	g
Vitamina A	33	RE
Vitamina C	**157**	**mg**
Vitamina E	0,4	mg
Tiamina	0,05	mg
Riboflavina	0,09	mg
Niacina	0,9	mg
Vitamina B6	0,1	mg
Ácido fólico	3,9	mcg
Sódio	9	mg
Cálcio	50	mg
Magnésio	52	mg
Potássio	**663**	**mg**
Ferro	0,9	mg

MACACO SHAKE

Esta é outra bebida muito boa de se tomar no café da manhã, tira a fome e é baixa em calorias. Definitivamente, agrada a quem gosta de coisas doces.

½ mamão, sem caroços, fatiado
1 ou 3 laranjas, descascadas
1 banana, descascada
Um pedacinho de casca de laranja

Extraia inicialmente o suco do mamão e, em seguida, o da laranja. Ponha tudo em um liquidificador, junte a banana e misture. Sirva num copo enfeitado com um pedacinho de casca de laranja.

Conteúdo Aproximado de Nutrientes

Calorias	226	
Proteína	3,35	g
Carboidrato	57	g
Gordura	1	g
Vitamina A	**342**	**RE**
Vitamina C	**174**	**mg**
Vitamina E	0,9	mg
Tiamina	0,25	mg
Riboflavina	0,25	mg
Niacina	1,5	mg
Vitamina B6	**0,85**	**mg**
Ácido fólico	61	mcg
Sódio	5	mg
Cálcio	95	mg
Magnésio	62	mg
Potássio	**1.078**	**mg**
Ferro	0,65	mg

LARANJAID

Esta é uma variante do suco de laranja e muito agradável às papilas gustativas.

- ¼ abacaxi, com a casca, fatiado
- 2 laranjas, descascadas

Prepare inicialmente o suco de abacaxi e, em seguida, o das laranjas.

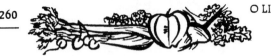

Conteúdo Aproximado de Nutrientes

Calorias	224
Proteína	2,6 g
Carboidrato	59 g
Gordura	1,6 g
Vitamina A	48 RE
Vitamina C	**184 mg**
Vitamina E	1,2 mg
Tiamina	**0,5 mg**
Riboflavina	0,3 mg
Niacina	2,3 mg
Vitamina B6	**0,7 mg**
Ácido fólico	**124 mcg**
Sódio	4 mg
Cálcio	104 mg
Magnésio	61 mg
Potássio	**812 mg**
Ferro	1,3 mg

JINJIBIRRA DE ABACAXI

Esta bebida é absolutamente deliciosa e dotada de um grande potencial terapêutico.

1 fatia de gengibre de 5mm
½ abacaxi, com a casca, fatiado

Prepare inicialmente o suco de gengibre, seguido do de abacaxi.

Conteúdo Aproximado de Nutrientes

Calorias	252	
Proteína	1,8	g
Carboidrato	62	g
Gordura	2,4	g
Vitamina A	12	RE
Vitamina C	**78**	**mg**
Vitamina E	0,6	mg
Tiamina	**0,6**	**mg**
Riboflavina	0,18	mg
Niacina	2,4	mg
Vitamina B6	**0,6**	**mg**
Ácido fólico	53	mcg
Sódio	6	mg
Cálcio	36	mg
Magnésio	66	mg
Potássio	570	mg
Ferro	1,8	mg

A FORÇA DO POPEYE

Lembra-se do Popeye, aquele marinheiro do desenho animado? Lembra-se de como ele se sentia depois de comer a inseparável lata de espinafre? Esta bebida produz o mesmo tipo de efeito. É um preparado energizador, riquíssimo em nutrientes vitais.

Um punhado de salsa
4 cenouras
Um punhado de espinafre

Prepare inicialmente o suco de salsa, formando bolinhos na mão e empurrando-os pelo bocal da centrífuga com ajuda das ce-

nouras. Faça o mesmo com o espinafre e ponha o resto das cenouras na centrífuga.

Conteúdo Aproximado de Nutrientes

Calorias	142
Proteína	4,8 g
Carboidrato	32,6 g
Gordura	0,76 g
Vitamina A	**8.476 RE**
Vitamina C	**62 mg**
Vitamina E	**5,8 mg**
Tiamina	0,32 mg
Riboflavina	0,36 mg
Niacina	3,3 mg
Vitamina B6	**0,64 mg**
Ácido fólico	**185 mcg**
Sódio	152 mg
Cálcio	158 mg
Magnésio	96 mg
Potássio	**1.352 mg**
Ferro	4,2 mg

O POTÁSSIO ESTÁ AQUI

Esta bebida fornece uma dosagem assombrosa de 1.834mg de potássio e transborda de carotenos, vitaminas e minerais.

Um punhado de salsa
4 cenouras
Um punhado de espinafre
2 raminhos de aipo
1 tomate, cortado em quatro

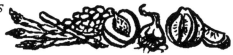

Extraia primeiro o suco da salsa, fazendo bolinhos na mão e empurrando-os pelo bocal da centrífuga com ajuda de uma cenoura. Faça o mesmo com o espinafre e alterne a colocação do restante dos ingredientes.

Conteúdo Aproximado de Nutrientes

Calorias	178	
Proteína	6,5	g
Carboidrato	41	g
Gordura	1,26	g
Vitamina A	**8.625**	**RE**
Vitamina C	**88**	**mg**
Vitamina E	**7,5**	**mg**
Tiamina	**0,42 mg**	
Riboflavina	**0,44 mg**	
Niacina	4,2	mg
Vitamina B6	**0,76 mg**	
Ácido fólico	**204**	**mcg**
Sódio	232	mg
Cálcio	194	mg
Magnésio	**120**	**mg**
Potássio	**1.834**	**mg**
Ferro	**5,2**	**mg**

PONCHE DE POTÁSSIO

Grosso e delicioso, este ponche é rico não só em potássio, mas também em vitamina C. É outra grande maneira de iniciar o dia.

- 1 pêssego, sem caroço, fatiado
- 2 laranjas, descascadas
- ½ mamão, sem caroço, fatiado
- 1 banana, descascada

Tire o suco do pêssego, seguido pelo de uma das laranjas, do mamão, e da outra laranja. Ponha tudo no liquidificador, acrescente a banana e misture.

Conteúdo Aproximado de Nutrientes

Calorias	355	
Proteína	5,1	g
Carboidrato	90	g
Gordura	1,5	g
Vitamina A	772	RE
Vitamina C	**272**	**mg**
Vitamina E	2,75	mg
Tiamina	0,4	mg
Riboflavina	0,4	mg
Niacina	7	mg
Vitamina B6	**0,92**	**mg**
Ácido fólico	32,6	mcg
Sódio	158	mg
Cálcio	84	mg
Magnésio	65	mg
Potássio	**1.476**	**mg**
Ferro	0,9	mg

VACA-ROXA

Tal como o leite, esta bebida fornece cálcio. E contém ainda alguns nutrientes adicionais não encontrados no leite.

- ½ cabeça de repolho roxo, cortado em cunhas
- 2 folhas de couve comum
- 1 pimentão vermelho, cortado em quatro
- 2 maçãs vermelhas, cortadas em cunhas

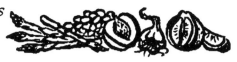

Prepare inicialmente o suco de repolho, seguido pelo de couve, pimentão e maçãs.

Conteúdo Aproximado de Nutrientes

Calorias	226	
Proteína	4	g
Carboidrato	55	g
Gordura	1,8	g
Vitamina A	**245**	**RE**
Vitamina C	**198**	**mg**
Vitamina E	**6,1**	**mg**
Tiamina	0,24	mg
Riboflavina	0,22	mg
Niacina	1,2	mg
Vitamina B6	**0,8**	**mg**
Ácido fólico	**104**	**mcg**
Sódio	42	mg
Cálcio	124	mg
Magnésio	64	mg
Potássio	**906**	**mg**
Ferro	3,1	mg

SALADA NO COPO

Se você não gosta de comer saladas, experimente fazer este suco. Verifique todos os nutrientes fornecidos pela bebida, e note seu baixo teor de calorias.

- 4 raminhos de salsa
- 3 tomates, cortados em quatro
- ½ pimentão verde
- ½ pepino

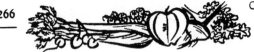

1 cebolinha-verde
1 pedaço de limão cortado em quatro

Faça bolinhos da salsa e ponha-os na centrífuga juntamente com os tomates, pimentão, pepino, cebolinha-verde e limão. Enfeite o copo com uma rodela de limão, se desejar.

Conteúdo Aproximado de Nutrientes

Calorias	115	
Proteína	5,4	g
Carboidrato	25,6	g
Gordura	1,3	g
Vitamina A	**691**	**RE**
Vitamina C	**156**	**mg**
Vitamina E	1,6	mg
Tiamina	0,33	mg
Riboflavina	0,29	mg
Niacina	2,84	mg
Vitamina B6	0,52	mg
Ácido fólico	**82**	**mcg**
Sódio	39	mg
Cálcio	87	mg
Magnésio	73	mg
Potássio	**1.192**	**mg**
Ferro	4,05	mg

QUANTO MAIS QUENTE, MELHOR

Se você gosta de comidas apimentadas e condimentadas, vai adorar esta bebida. É muito revigorante, para dizer o mínimo.

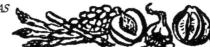

2 rabanetes
2 tomates, cortados em quatro
1 pimentão verde, cortado em quatro
1 pimentão vermelho, cortado em quatro
Um pouco de molho Tabasco (opcional)

Introduza alternadamente os ingredientes na centrífuga.

Conteúdo Aproximado de Nutrientes

Calorias	91	
Proteínas	3,8	g
Carboidrato	20	g
Gordura	1,44	g
Vitamina A	**896**	**RE**
Vitamina C	**243**	**mg**
Vitamina E	2,6	mg
Tiamina	0,34	mg
Riboflavina	0,23	mg
Niacina	2,34	mg
Vitamina B6	0,43	mg
Ácido fólico	60	mcg
Sódio	68	mg
Cálcio	33	mg
Magnésio	52	mg
Potássio	**904**	**mg**
Ferro	3,1	mg

SUPER V-7

Se você gosta de V-8, vai adorar esta bebida. Ela é fresca, viva, rica em nutrientes e não tem gosto de lata. É uma grande pedida de reposição de eletrólitos para atletas e também útil em regimes de perda peso, porque é muito densa em nutrientes e baixa em calorias.

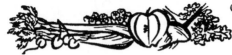

Um punhado de salsa
2 cenouras
Um punhado de espinafre
2 tomates, cortados em quatro
2 raminhos de aipo
½ pepino
½ pimentão verde

Prepare inicialmente o suco da salsa, fazendo bolinhos com ela na mão e empurrando-os pela centrífuga com ajuda de uma cenoura. Faça o mesmo com o espinafre e, em seguida, alterne, colocando os ingredientes restantes na centrífuga.

Conteúdo Aproximado de Nutrientes

Calorias	147	
Proteínas	5,8	g
Carboidrato	33,4	g
Gordura	1,4	g
Vitamina A	**4.548**	**RE**
Vitamina C	**129**	**mg**
Vitamina E	**5,5**	**mg**
Tiamina	**0,39**	**mg**
Riboflavina	0,35	mg
Niacina	3,6	mg
Vitamina B6	**0,67**	**mg**
Ácido fólico	**136**	**mcg**
Sódio	168	mg
Cálcio	132	mg
Magnésio	**97**	**mg**
Potássio	**1.562**	**mg**
Ferro	1,15	mg

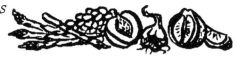

TOMATE SUPER

Um coquetel de suco de tomate. Este é um excelente drinque para refrescar você.

4 tomates, cortados em quatro
2 pimentões vermelhos, cortados em quatro
Um pouco de molho Tabasco

Coloque, alternadamente, os tomates e os pimentões na centrífuga. Despeje o suco num recipiente de vidro (com ou sem gelo), acrescente um pouco de Tabasco e misture.

Conteúdo Aproximado de Nutrientes

Calorias	132	
Proteína	6	g
Carboidrato	29	g
Gordura	1,8	g
Vitamina A	**634**	**RE**
Vitamina C	**276**	**mg**
Vitamina E	**3,2**	**mg**
Tiamina	**0,48**	**mg**
Riboflavina	0,34	mg
Niacina	3,6	mg
Vitamina B6	**0,3**	**mg**
Ácido fólico	**35,5**	**mcg**
Sódio	110	mg
Cálcio	40	mg
Magnésio	76	mg
Potássio	**1.314**	**mg**
Ferro	2,1	mg

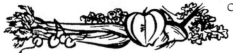

BARRIGUINHA, ADEUS

Funcho, gengibre e hortelã são carminativos e antiespasmódicos intestinais. Carminativos são substâncias que promovem a digestão e aliviam a formação de gases; os antiespasmódicos relaxam músculos intestinais espásticos. Esta bebida é muito interessante e vale a pena experimentá-la, se tiver dores intestinais.

- 1 fatia de gengibre de 5mm de comprimento
- ½ molho de hortelã-pimenta ou hortelã verde
- ½ funcho pequeno
- 2 maçãs, cortadas em cunhas

Envolva o gengibre na hortelã e coloque-os na centrífuga, continuando com o funcho e as cunhas de maçã.

Conteúdo Aproximado de Nutrientes

Calorias	226
Proteína	2,16 g
Carboidrato	57 g
Gordura	1,32 g
Vitamina A	22 RE
Vitamina C	**27,6 mg**
Vitamina E	0,8 mg
Tiamina	0,11 mg
Riboflavina	0,07 mg
Niacina	0,62 mg
Vitamina B6	0,2 mg
Ácido fólico	**76 mcg**
Sódio	22 mg
Cálcio	80 mg
Magnésio	40 mg
Potássio	506 mg
Ferro	2,8 mg

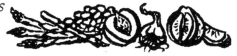

VITAMINA U PARA ÚLCERA

Esta é uma das receitas recomendadas pelo Dr. Garnett Cheney para o tratamento de úlceras pépticas. Em outra, são usadas 2 cenouras, em vez dos tomates.

- ½ cabeça ou 2 xícaras de repolho verde
- 2 tomates, cortados em quatro
- 4 raminhos de salsa

O repolho verde é o melhor, mas o roxo também serve. Corte o repolho em compridas cunhas e introduza-as na centrífuga, seguidas pelos tomates e, por último, a salsa.

Conteúdo Aproximado de Nutrientes

Calorias	104	
Proteína	5	g
Carboidrato	24	g
Gordura	1,24	g
Vitamina A	**314**	**RE**
Vitamina C	**119**	**mg**
Vitamina E	**5,8**	**mg**
Tiamina	0,26	mg
Riboflavina	0,21	mg
Niacina	2,2	mg
Vitamina B6	0,38	mg
Ácido fólico	**117**	**mcg**
Sódio	184	mg
Cálcio	136	mg
Magnésio	68	mg
Potássio	**1.308**	**mg**
Ferro	2,8	mg

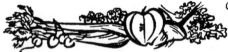

SALADA WALDORF

Esta bebida é deliciosa e refrescante. Produz visivelmente um efeito relaxante e é muito recomendada para dor de cabeça.

- 1 molho de aipo
- 2 maçãs verdes, cortadas em cunhas

Prepare inicialmente o suco de salsa e, em seguida, o de maçã.

Conteúdo Aproximado de Nutrientes

Calorias	168
Proteína	0,9 g
Carboidrato	43,5 g
Gordura	1,1 g
Vitamina A	19 RE
Vitamina C	18 mg
Vitamina E	1,5 mg
Tiamina	0,06 mg
Riboflavina	0,05 mg
Niacina	0,3 mg
Vitamina B6	0,21 mg
Ácido fólico	11,4 mcg
Sódio	37 mg
Cálcio	34 mg
Magnésio	17 mg
Potássio	432 mg
Ferro	0,8 mg

LEVANTA-DEFUNTO DE UVA-DO-MONTE-LIMÃO-UVA COMUM-MAÇÃ

Esta é uma grande bebida para os feriados. Se você se acostumou ao suco de uva-do-monte, esta é uma alternativa sadia para

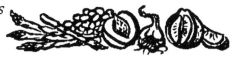

os drinques superaçucarados vendidos em latas e garrafas. Esta bebida é boa também para infecções do trato urinário e para indivíduos com tendência para cálculos nos rins.

½ xícara de uva-do-monte
½ limão, sem casca
Um cacho de uva comuns
2 maçãs, cortadas em cunhas

Faça primeiro o suco da uva-do-monte, seguido pelo de limão, das uvas comuns e das maçãs.

Conteúdo Aproximado de Nutrientes

Calorias	206	
Proteína	1,3	g
Carboidrato	54	g
Gordura	1,33	g
Vitamina A	21	RE
Vitamina C	**37**	**mg**
Vitamina E	1,6	mg
Tiamina	0,1	mg
Riboflavina	0,08	mg
Niacina	0,44	mg
Vitamina B6	0,3	mg
Ácido fólico	14,2	mcg
Sódio	5	mg
Cálcio	33	mg
Magnésio	15	mg
Potássio	436	mg
Ferro	0,92	mg

8
OS SUCOS COMO MEDICAMENTOS

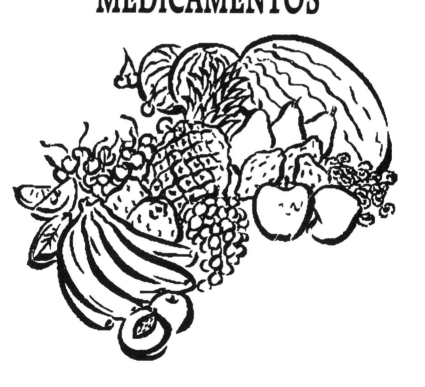

OS SUCOS COMO MEDICAMENTOS

Hipócrates, o pai da medicina ocidental, disse certa vez: "Que o alimento seja teu remédio, e teu remédio, teu alimento." É espantoso como nos afastamos desse conselho tão sensato. Lembro-me de ter lido há alguns anos, na edição dominical de um jornal, uma dessas colunas do tipo "Pergunte ao Médico". A pergunta era: "O repolho produz algum benefício no tratamento da úlcera péptica?" A resposta do médico foi um enfático não. E continuou dizendo que, em sua opinião, essa badalação em torno da sabedoria popular era puro charlatanismo. E, sem saber, ele deu uma resposta sumamente infeliz, por um grande número de razões.

Em primeiro lugar, como mencionado antes, a eficácia do suco fresco de repolho está bem documentada na literatura médica como um notável sucesso no tratamento desse tipo de úlcera. O Dr. Garnett Cheney, da Universidade de Medicina de Stanford, e outros pesquisadores realizaram, nas décadas de 1940 e 1950, vários estudos sobre o suco fresco do repolho[1]. Os resultados obtidos demonstraram claramente que o suco fresco dessa hortaliça é extraordinariamente eficaz no tratamento da doença. Na verdade, a maioria dos pacientes teve cura completa em apenas sete dias. O suco de repolho funciona ao aumentar o volume de substância protetora da membrana que reveste o intestino. Um rompimento na integridade dessa membrana é o que causa a maior parte das úlceras.

Outra parte inquietante da resposta do médico foi recomendar o uso dos medicamentos Tagamet e Zantac. Anualmente, estes remédios lutam para ver qual é o medicamento mais receitado nos Estados Unidos. Em 1989, ganhou o Zantac, e em 1990 e 1991, o Tagamet. Os dois tiveram vendas conjuntas de mais de 1 bilhão de dólares apenas nos Estados Unidos e 4 bilhões em todo o mundo. As companhias que os produzem consideram-nos "remédios perfeitos" porque são não apenas caros (uma dose terapêutica completa custa cerca de 150 dólares mensais), mas têm também a mais alta taxa de recaída (92%) que qualquer outro tratamento de úlce-

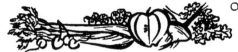

ra. O resultado? O indivíduo torna-se dependente de uma droga muito cara, porque, sem ela, a úlcera voltará, com toda probabilidade.

E serão esses medicamentos realmente perfeitos? Para a maioria das pessoas, a resposta é definitivamente não. Tagamet e Zantac produzem uma série de efeitos colaterais, incluindo perturbações digestivas, desequilíbrio nutricional, disfunção hepática, perturbação do metabolismo dos ossos e desenvolvimento de seios em homens[2].

O método naturopático de tratamento da úlcera consiste, em primeiro lugar, em identificar e, em seguida, eliminar ou reduzir todos os fatores que podem contribuir para o aparecimento desse estado: alergias a alimentos, fumo, estresse e medicamentos, como aspirina e outros analgésicos não-esteroidais. Uma vez controlados ou eliminados os fatores responsáveis, a atenção é dirigida para a cura e o aumento da resistência dos tecidos. A orientação inclui não só a ingestão de suco de repolho, mas também uma dieta alta em fibras e baixa em alimentos alergênicos, evitando-se os fatores que se sabe que provocam a formação da úlcera (tais como fumo, álcool, café e aspirina) e adoção de um plano eficaz de redução do estresse. O naturopata pode usar também um extrato especial de alcaçuz, conhecido como DGL, que provou ser muito superior ao Tagamet e ao Zantac. Tal como o repolho, o DGL funciona restabelecendo o revestimento intestinal sadio.

SERÃO OS SUCOS MEDICAMENTOS? A IMPORTÂNCIA DE UMA ABORDAGEM GLOBAL

Numerosos alimentos, conforme notado neste livro, parecem produzir realmente efeitos terapêuticos. Mas ainda que se tenha provado que sucos específicos trazem benefícios em certos estados de doença, eles, de modo geral, não devem ser considerados como medicamentos. Em vez disso, devem ser adotados como parte habitual de uma dieta e estilo de vida sadios. O leitor deve lembrar-se de fazer sucos de uma grande variedade de frutas e hortaliças, e não confiar em qualquer um deles isoladamente para solucionar um problema médico específico. Esta cautela assegurará que grande número de substâncias benéficas será fornecido ao corpo.

Para dar um exemplo de como sucos frescos podem ser benéficos em uma doença grave, vejamos seu uso na artrite reumatóide. O leitor talvez se lembre de que a bromelina, extraída do abacaxi fresco, foi antes mencionada como uma enzima antiinflamatória que vem sendo usada na artrite. Muitas pessoas que sofrem de artrite podem obter algum alívio com o suco do abacaxi fresco. Mas simplesmente beber o suco e ignorar outros aspectos dietéticos não será provavelmente eficaz a longo prazo. Os sucos devem fazer parte de um programa de saúde amplo e holístico.

Durante muitos anos, a dieta tem sido, por boas razões, implicada em muitas formas de artrite, tanto no tocante à causa quanto à cura. Vários médicos recomendam todos os tipos de dieta para a artrite, especialmente para sua forma mais grave, a reumatóide. Comprovou-se, por exemplo, que se abster de alimentos alergênicos traz grandes benefícios a certos indivíduos que sofrem da doença[3]. O jejum ou uma dieta destinada a eliminar a alergia a alimentos, seguidos pela reintrodução sistemática de outros, é muitas vezes um método eficaz para eliminar os alimentos prejudiciais. Virtualmente qualquer alimento pode provocar agravamento da artrite reumatóide, embora os mais comuns neste particular sejam o trigo, o milho, o leite e outros produtos lácteos, carne de vaca e alimentos da família da erva-moura (tomate, batata, berinjela, pimenta e fumo)[4].

Um estudo recente pôs em destaque a eficácia dos sucos (como partes de uma dieta e estilo de vida sadios) no alívio da artrite reumatóide. Num estudo que teve a duração de 13 meses, realiza-

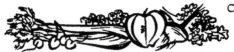

do no Hospital de Reumatologia de Oslo, Noruega, dois grupos de pacientes com artrite reumatóide foram comparados para se determinar o efeito da dieta sobre esse estado. O primeiro grupo (o que recebia tratamento) seguiu uma dieta terapêutica; o segundo (o de controle) pôde comer o que queria. Ambos os grupos iniciaram o estudo hospedando-se em um spa durante quatro semanas.

O grupo sob tratamento iniciou a dieta terapêutica jejuando de sete a dez dias e, em seguida, passou a seguir uma dieta especial. A alimentação durante o jejum consistia em chás de ervas, alho, caldo de hortaliças, uma decocção de batata e salsa, além de sucos de cenoura, beterraba e aipo. Curiosamente, nenhum suco de fruta foi permitido.

Após o jejum, os pacientes passaram a comer um "novo" alimento a cada dois dias. Se notassem aumento da dor, rigidez ou inchação das juntas num período de 2 a 48 horas, o item era omitido na dieta durante pelo menos sete dias, antes de ser reintroduzido. Se o alimento agravasse os sintomas após a segunda vez, era retirado permanentemente da dieta.

O estudo apurou que o jejum curto, seguido por uma dieta vegetariana, provocou "redução substancial na ação da doença" em numerosos pacientes. Os resultados indicavam um benefício terapêutico, além de apenas eliminação de alergias alimentares. Os autores do estudo sugeriram que as melhoras adicionais deveram-se às mudanças nos ácidos graxos da dieta[5].

Os ácidos graxos são mediadores importantes de inflamações. A modificação da ingestão de gordura pode aumentar ou reduzir em muito a inflamação, dependendo do tipo de gordura ou óleo. O ácido araquidônico, um ácido graxo derivado quase exclusivamente de fontes animais (tais como carne e produtos lácteos), contribui em muito para o processo inflamatório através de sua conversão em prostaglandinas inflamatórias e em leucotrienos. O benefício da dieta vegetarina para os que sofrem de estados inflamatórios, como a artrite reumatóide e a asma, resultam presumi-

velmente da diminuição da presença de ácido araquidônico para conversão em compostos inflamatórios[6].

A artrite reumatóide é um exemplo excepcional de uma doença muito complexa, ocasionada por numerosos fatores. Embora o suco de abacaxi fresco possa ser eficaz no tratamento de algumas pessoas que dela sofrem, se simplesmente os usarmos, além de alimentos, também por seus efeitos "terapêuticos", talvez não estejamos tratando muitas das causas que a deflagraram. Em vez de procurar um suco específico para tratar uma doença específica, devemos nos concentrar em adotar uma dieta e estilo de vida que eliminem os fatores que para ela contribuem.

SUCOS DE ERVAS FRESCAS E CONDIMENTOS

Complementar os sucos com ervas medicinais e condimentos pode trazer benefícios adicionais. Conforme notado no Capítulo 4, por exemplo, o alho contém numerosas propriedades que melhoram a saúde — incluindo ação antibiótica, redução da pressão arterial e aumento das atividades de desintoxicação[7]. O alho fresco é muito mais potente do que o cozido, seco ou processado.

O alho fresco pode ser adicionado a grande número de sucos de hortaliças para formar uma bebida deliciosa e sadia. Para lhe reduzir o cheiro forte, é uma boa idéia pôr um ou dois dentes de alho no meio de um punhado de salsa ou outra hortaliça folhuda verde, rica em clorofila, e passá-los pela centrífuga, continuando essa operação com cenouras, aipo ou outras hortaliças para amenizar parte do cheiro.

Outra adição popular aos sucos é o gengibre fresco. Esta é uma grande idéia, se desejamos um "pique" ou se o indivíduo sofre de espasmos intestinais, artrite, cinesia (ou doença do movimento — ver Capítulo 6). Embora a maioria dos estudos científicos tenha sido feita sobre a raiz de gengibre em pó, acredita-se que o tipo

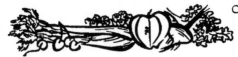

fresco, em uma dosagem equivalente, pode produzir resultados ainda melhores porque contém enzimas ativas. Nesses estudos, foi utilizado 1g de raiz em pó, o que seria equivalente a aproximadamente 10g da raiz fresca. Esta raiz pode ser comprada na maioria dos supermercados.

A adição de gengibre e alho é excelente exemplo de suplementação de sucos com ervas ou condimentos medicinais. Outras substâncias incluiriam a salsa, a hortelã-pimenta, o cápsico (pimenta vermelha), cebolas e folhas ou raiz de dente-de-leão.

SUCOS RECOMENDADOS PARA PROBLEMAS COMUNS DE SAÚDE

As recomendações seguintes referem-se apenas a reforço nutricional. Repito: os sucos não devem ser considerados como substitutos do tratamento médico correto. Não obstante, em numerosos casos, essas recomendações podem ser benéficas. Para uma discussão mais completa do enfoque natural de problemas de saúde comuns, favor consultar *The Encyclopedia of Natural Medicine*, que escrevi em colaboração com o Dr. Joseph Pizzorno, presidente do Bastyr College. A enciclopédia pode ser encontrada na maioria das livrarias.

ACNE

Cenoura
Bebida Verde
Vaca-Roxa
Melhor Vermelho do que Morto [Melhor Rubicundo do que Moribundo]

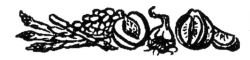

Recomendações adicionais: o Enzymatic Therapy's Derma-Klear Acne Treatment Program, que você pode encontrar em lojas retalhistas de produtos orgânicos, constitui um excelente suplemento nutricional abrangente e um plano de limpeza da pele. A suplementação do zinco (45mg ao dia) é quase sempre indicada.

AIDS (VER CAPÍTULO 11)

ANEMIA (DEFICIÊNCIA DE FERRO)

Ferro de Sobra
Tudo, Menos a Pia da Cozinha
Bebida Verde

Recomendações adicionais: algumas pessoas talvez reajam apenas a um tipo de ferro conhecido como hemiferro. O hemiferro é encontrado no fígado e em outros produtos animais. No tocante às anemias ocasionadas por deficiência de B12 e ácido fólico, a suplementação talvez seja necessária.

ANGINA

Tônico Encolhe-Colesterol
Jinjibirra de Abacaxi
O Favorito das Crianças

Recomendações adicionais: tente a coenzima Q10 (60mg diários), um composto assemelhado às vitaminas que comprovou ser muito útil em problemas cardíacos.

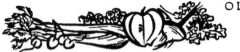

ANSIEDADE

Ponche de Potássio
O Potássio Está Aqui
Salada Waldorf

Recomendações adicionais: o exercício regular é a melhor receita para aliviar o estresse e a ansiedade. Além disso, exercícios regulares de respiração profunda são freqüentemente úteis.

ARTRITE

Jinjibirra de Abacaxi
O Esvaziador
Quero Ficar Rosado

Recomendações adicionais: reduza a pressão sobre as articulações procurando chegar ao peso ideal. Tente eliminar as hortaliças da família da erva-moura (tomate, batata, pimenta, fumo), que podem freqüentemente agravar a artrite.

ASMA E FEBRE DO FENO

Tônico Encolhe-Colesterol
Salada no Copo
C para Homem Nenhum Botar Defeito

Recomendações adicionais: alergias alimentares desempenham amiúde um papel muito importante neste particular, especialmente na asma infantil. Os alérgenos mais comuns são trigo, milho, leite e produtos lácteos, frutas cítricas e ovos. Verificou-se que uma dieta vegetariana é muito eficaz em casos graves. Para alívio imediato, experimente fitoterápicos que contenham éfedra.

ATEROSCLEROSE E ALTOS NÍVEIS DE COLESTEROL

Tônico Encolhe-Colesterol
Gostosura de Cereja
Jinjibirra de Abacaxi

Recomendações adicionais: juntamente com dieta e exercícios, tente produtos fitoterápicos que contenham gugulipídio, um agente natural para reduzir o colesterol, há muito usado na Índia. Produtos com esse agente são encontrados em lojas de produtos naturais.

INFECÇÃO DA BEXIGA (CISTITE)

Concentrado de Uva-do-Monte
Levanta-Defunto de Uva-do-Monte
Reforçador do Sistema Imunológico

Recomendações adicionais: a erva uva-ursinha é comumente usada em infecções do trato urinário. Evite carboidratos refinados e beba pelo menos oito copos de líquidos por dia.

BOLHAS (FURÚNCULOS)

Bebida Verde
Coquetel Purificador
Reforçador do Sistema Imunológico

Recomendações adicionais: o ungüento oleoso baseado na árvore do chá australiana pode ser usado topicamente.

BRONQUITE E PNEUMONIA

Reforçador do Sistema Imunológico
Laranjaid
Mate o Resfriado

Recomendações adicionais: a erva botão-de-ouro (hidraste) exerce atividade antibiótica e imunológica muito forte. Além disso, doses adicionais de vitamina C (até 1g por hora) podem ser benéficas.

CONTUSÕES

O Favorito de Mike
Quero Ficar Rosado
Laranjaid

Recomendações adicionais: vitamina C extra (1-3g ao dia) pode ser útil.

CANCRO EPIDÉRMICO

Bebida Verde
Vitamina U para Úlcera
Ponche de Potássio

Recomendações adicionais: alergias ao leite e ao trigo são freqüentemente encontradas como fatores deflagrantes. Experimente DGL no caso de recaídas dessa enfermidade.

SÍNDROME DO TÚNEL CÁRPICO

O Potássio Está Aqui
Jinjibirra de Abacaxi ou Laranjaid
O Esvaziador

Recomendações adicionais: 200mg de vitamina B6 ao dia têm-se mostrado muito eficientes em numerosos casos.

CATARATA

Suco de Mirtilo-Maçã
C para Homem Nenhum Botar Defeito
Quero Ficar Rosado

Recomendações adicionais: altas doses de vitamina C (1-3g ao dia) e outros antioxidantes, como o selênio, podem ser necessários para prevenir agravamento em indivíduos já portadores de catarata.

RESFRIADO COMUM

Reforçador do Sistema Imunológico
Bebida Verde
Enzimas à Beça

Recomendações adicionais: descanse bastante e tome muito líquido. O fitoterápico *echinacea* é freqüentemente usado para fortalecer o sistema imunológico. Além disso, 1g de vitamina C a cada duas horas e o uso de comprimidos que contenham zinco podem ser muito úteis para reduzir a gravidade dos sintomas e o curso da doença.

PRISÃO DE VENTRE

Regulador Intestinal
Bebida Verde
Enzimas à Beça

Recomendações adicionais: laxativos que formam volume, tais como cascas em pó de sementes de psílio, guar e farelo de aveia podem ser muito úteis. Aumente o consumo de alimentos integrais, tais como cereais, legumes, frutas e hortaliças.

DOENÇA DE CRÖHN E COLITE ULCERATIVA

Bebida Verde
Coquetel Purificador
Enzimas à Beça

Recomendações adicionais: essas doenças são graves. Siga as recomendações adicionais descritas em *The Encyclopedia of Natural Medicine*.

DIABETES

Suco de melão amargo
Suco de girassol-batateiro numa base de sucos de hortaliças
Super V-7
Salada no Copo

Recomendações adicionais: procure alcançar o peso ideal. Excesso de peso leva ao diabetes. Siga uma dieta alta em fibras de carboidratos complexos. O mineral vestigial [oligoelemento] cromo pode contribuir para melhorar o controle do açúcar no sangue.

DIARRÉIA

Macaco Shake
Ponche de Potássio
Tônico Intestinal

Recomendações adicionais: se a diarréia durar mais de 24 horas e for muito forte, consulte um médico.

ECZEMA (DERMATITE ATÓPICA)

Delícia Digestiva
Coquetel Purificador
Reforçador do Sistema Imunológico

Recomendações adicionais: alergias a alimentos desempenham um papel importante neste problema. Os alérgenos mais comuns são trigo, milho, leite, produtos lácteos, frutas cítricas e ovos. Verificou-se que uma dieta vegetariana é muito eficaz em casos graves. Além disso, freqüentemente são úteis ácidos graxos essenciais, como o óleo de linhaça e o óleo de onagra (enotera).

DOENÇAS FIBROCÍSTICAS DOS SEIOS

Mexe-Fígado
Tônico para o Fígado
Coquetel Purificador

Recomendações adicionais: a prisão de ventre é um fator contribuinte em muitos desses casos. Descobriu-se que o iodo, a vitamina E e a eliminação da cafeína são úteis.

CÁLCULO BILIAR

Tônico para o Fígado
Quero Ficar Rosado
Delícia Digestiva

Recomendações adicionais: dieta baixa em gordura e alta em fibras. Beba uns adicionais quatro a seis copos de água ao dia. Experimente um produto fitoterapêutico especial conhecido como *Silymarin phytosome*.

GLAUCOMA (CRÔNICO, DE ÂNGULO ABERTO)

O Favorito de Mike
Suco de Mirtilo-Maçã
Suco de Laranja

Recomendações adicionais: doses extras de vitamina C (1-3g ao dia) são necessárias.

GOTA

Gostosura de Cereja
Jinjibirra de Abacaxi
Bebida Verde

Recomendações adicionais: a gota pode ser facilmente controlada pela dieta. Elimine o álcool e alimentos altos em purinas (vísceras, carne, crustáceos), reduza o consumo de gordura e açúcar refinado e aumente a ingestão de água e outros líquidos até quatro ou seis copos de água e quatro de sucos frescos por dia.

FEBRE DO FENO (VER ASMA)

DOR DE CABEÇA

O Potássio Está Aqui
Femme Fatale
O Esvaziador

Recomendações adicionais: alergias a alimentos desempenham freqüentemente um papel importante neste particular. Os alérgenos mais comuns são trigo, milho, leite e produtos lácteos, frutas cítricas e ovos.

HEPATITE

Tônico para o Fígado
Tônico Encolhe-Colesterol
Reforçador do Sistema Imunológico

Recomendações adicionais: segundo se comprovou, o *Silymarin*, um composto da erva cardo-mariano, é extremamente eficaz neste particular. O *Silymarin phytosome*, encontrado nas lojas de produtos naturais, é a sua melhor forma. Além disso, reforço nutricional do fígado é também recomendado. Ver *The Encyclopedia of Natural Medicine*.

HERPES (VER CAPÍTULO 11)

PRESSÃO ARTERIAL ALTA

Tônico Encolhe-Colesterol
O Potássio Está Aqui
Salada no Copo

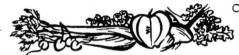

Recomendações adicionais: elimine o álcool, a cafeína e o cigarro. Veja se consegue alcançar o peso ideal, pratique exercícios e empregue técnicas de redução do estresse.

HIPOGLICEMIA

Suco de Girassol-Batateiro em uma base de sucos de hortaliças
Super V-7
Salada no Copo

Recomendações adicionais: dilua sucos frescos de frutas num volume igual de água. Faça refeições freqüentes, menos copiosas.

INDIGESTÃO

Delícia Digestiva
Jinjibirra de Abacaxi
Barriguinha, Adeus

Recomendações adicionais: faça refeições freqüentes, em pequeno volume, numa atmosfera relaxada. Mastigue muito bem os alimentos.

INSÔNIA

Salada Waldorf
Usina Imunológica
Ponche de Potássio

Recomendações adicionais: elimine a cafeína e o álcool, substâncias que perturbam os processos normais do sono. Exercícios

físicos regulares estão freqüentemente ligados a melhores hábitos de sono. Se precisar de apoio adicional, experimente produtos que contenham valeriana ou chá de camomila.

SÍNDROME DE INTESTINO IRRITÁVEL

Barriguinha, Adeus
O Esvaziador
Delícia Digestiva

Recomendações adicionais: procure eliminar alergias a alimentos, aumente o conteúdo de fibra da dieta e suplemente-a com uma fibra que se transforma em geléia, como o psílio ou o farelo de aveia. Se reforço adicional for necessário, experimente cápsulas de óleo de hortelã, que você pode comprar em lojas de produtos naturais.

CÁLCULOS RENAIS

Levanta-Defunto de Uva-do-Monte
Concentrado de Uva-do-Monte
Fórmula Diurética

Recomendações adicionais: volumes adicionais de vitamina B6 (100mg) e magnésio (300mg) podem também ajudar a evitar recaídas.

DEGENERAÇÃO MACULAR

Suco de Mirtilo-Maçã
C para Homem Nenhum Botar Defeito
Quero Ficar Rosado

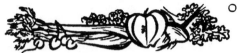

Recomendações adicionais: extrato de *ginkgo biloba* (24% de ginkgoflavoglicosídeos) ou um extrato concentrado de uva-do-monte são encarecidamente recomendados, devido ao caráter grave desse problema. Para informações adicionais, consulte, por favor, *The Encyclopedia of Natural Medicine*.

MENOPAUSA (VER TAMBÉM OSTEOPOROSE)

Femme Fatale
Coquetel Revitalizador dos Ossos
Quero Ficar Rosado

Recomendações adicionais: uma suplementação fitoterapêutica é muitas vezes útil, especialmente as fórmulas que contenham *Angelica sinensis* ou Don Quai.

MENSTRUAÇÃO EXCESSIVA E PROLONGADA (MENORRAGIA)

Ferro de Sobra
Tudo, Menos a Pia da Cozinha
Bebida Verde

Recomendações adicionais: a função tiroidal deficiente é uma causa freqüente de hemorragias menstruais. Os principais nutrientes que entram na formação do hormônio da tiróide incluem o aminoácido tirosina, o iodo e a vitamina C.

CÓLICA MENSTRUAL (DISMENORRÉIA)

Femme Fatale
Jinjibirra de Abacaxi
O Potássio Está Aqui

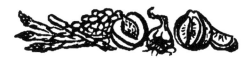

Recomendações adicionais: diminua o consumo de gorduras animais, com exceção de óleos de peixe, e aumente a ingestão de óleos de hortaliças, tais como os de linhaça, canola e girassol.

DOENÇA MATINAL (NÁUSEA E VÔMITOS DE INÍCIO DA GRAVIDEZ)

O Esvaziador
Barriguinha, Adeus
Delícia Digestiva

Recomendações adicionais: costumeiramente, a paciente passa melhor com refeições pequenas e freqüentes. Recentemente, descobriu-se que a vitamina B6, em dosagem de 25mg três vezes ao dia, produz bons resultados.

OSTEOPOROSE

Coquetel Revitalizador dos Ossos
Bebida Verde
Super V-7

Recomendações adicionais: açúcares refinados, refrigerantes e proteínas demais podem aumentar a perda de cálcio. Se a perda de osso já é visível, use OsteoPrime, um suplemento de reforço dos ossos criado pelos médicos Jonathan Wright e Alan Gaby. O OsteoPrime é fabricado pela Enzymatic Therapy e pode ser encontrado em lojas de produtos naturais.

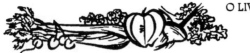

DOENÇA PERIODONTAL

Coquetel Revitalizador dos Ossos
C para Homem Nenhum Botar Defeito
Quero Ficar Rosado

Recomendações adicionais: é imperativa a higiene dentária correta (escovamento regular, uso de fio dental e limpeza geral). Açúcares refinados, especialmente bombons pegajosos e chocolate, devem ser evitados.

HIPERTROFIA DA PRÓSTATA (BPM)

Tônico Encolhe-Colesterol
O Dom-Juan
Super V-7

Recomendações adicionais: sementes de abóbora-moranga fornecem zinco e ácidos graxos essenciais que ajudam na função da próstata. O extrato lipoesterólico de bagas da Saw Palmetto (*Serenoa repens*) é muito eficaz nestes casos. Extratos de *Serenoa* podem ser encontrados em lojas de produtos naturais.

PSORÍASE

Tônico para o Fígado
Reforçador do Sistema Imunológico
Jinjibirra de Abacaxi

Recomendações adicionais: reduza o consumo de produtos de origem animal, com exceção de peixe. Aumente o conteúdo de fibras da dieta. Óleos com ômega-3, como o óleo de linhaça, e o EPA

(ácido eicosanóico pentanóico) mostraram também eficácia neste particular.

ARTRITE REUMATÓIDE

Jinjibirra de Abacaxi
Coquetel Purificador
O Esvaziador

Recomendações adicionais: ver a seção "Serão os Sucos Medicamentos?". Ler também *The Encyclopedia of Natural Medicine*, uma vez que esta doença é muito complexa.

CONTUSÕES NOS ESPORTES (VER ARTRITE)

ÚLCERA

Vitamina U para Úlcera
Bebida Verde
Ponche de Potássio

Recomendações adicionais: elimine fatores como estresse, fumo e medicamentos que causam úlceras, como aspirina e os corticosteróides. A alergia ao leite pode ser um dos fatores responsáveis. Use DGL (alcaçuz deglicirrizinado), que pode ser encontrado em lojas de produtos naturais.

VEIAS VARICOSAS

Laranjaid
O Favorito de Mike
Quero Ficar Rosado

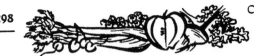

Recomendações adicionais: evite ficar parado no mesmo lugar por muito tempo, use meias elásticas e faça exercícios regulares.

RETENÇÃO DE LÍQUIDOS

Fórmula Diurética
O Potássio Está Aqui
Suco de Melancia

Recomendações adicionais: reduza a ingestão de sódio.

9
O JEJUM DE SUCOS

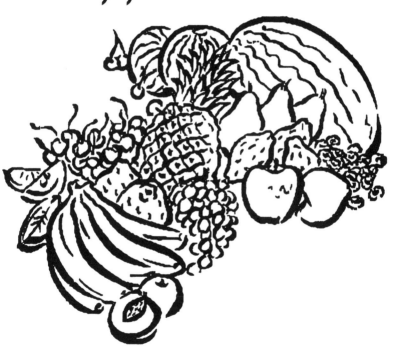

O JEJUM DE SUCOS

Substâncias tóxicas para nosso corpo estão em toda parte — no ar que respiramos, no alimento que comemos, na água que bebemos. Até mesmo o corpo e as bactérias que temos nos intestinos produzem essas substâncias. Podemos dizer enfaticamente que a saúde de uma pessoa é determinada em muito pela capacidade de seu corpo desintoxicar-se. Esta capacidade depende quase que por completo da função de um importante órgão: o fígado.

O ambiente em que vivemos continua a deteriorar-se, à medida que se espalha a industrialização. Cada vez mais agentes químicos, antes inexistentes, continuam a ser despejados no ecossistema e acabarão sendo absorvidos pelo corpo. Não é que nossa saúde esteja sendo ameaçada por um único produto químico, mas, sim, que vem sendo minada ininterruptamente por uma barragem constante desses produtos: pesticidas sintéticos, herbicidas, aditivos alimentares, chumbo, mercúrio, fertilizantes sintéticos, poluentes atmosféricos, solventes e milhares de outros compostos.

Hoje em dia, talvez mais do que nunca, se queremos ter saúde, é fundamental reforçar os sistemas de desintoxicação do corpo. O jejum periódico à base de sucos constitui uma maneira sadia de reforçar a capacidade do corpo de combater as toxinas.

TIPOS DE SUBSTÂNCIAS TÓXICAS

METAIS PESADOS

Incluem-se nesta categoria o chumbo, o mercúrio, o cádmio, o arsênico, o níquel e o alumínio. Esses metais tendem a acumular-se no cérebro, rins e sistema imunológico, e podem perturbar gravemente o funcionamento normal desses órgãos[1].

A pessoa comum tem mais chumbo e outros metais pesados no corpo do que é compatível com a saúde. Em termos conservadores, calcula-se que até 25% da população dos Estados Unidos

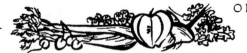

sofrem até certo ponto de envenenamento por metais pesados. A análise da presença de minerais no fio de cabelo é um bom teste da verificação da toxidez dos metais pesados[2].

A maior parte dos metais pesados existentes no corpo tem origem na contaminação industrial. Nos Estados Unidos apenas, por exemplo, as fontes industriais e a queima pelos automóveis de gasolina aditivada com chumbo despejam na atmosfera mais de 600.000 toneladas desse metal, que é inalado ou, após depositar-se sobre culturas agrícolas, água potável e solo, acaba ingerido com os alimentos.

Fontes comuns de metais pesados, além das industriais, incluem: chumbo da soldagem de latas, borrifadores de pesticidas, utensílios de cozinha, cádmio e chumbo presentes no fumo dos cigarros, obturações dentárias feitas com mercúrio, peixes contaminados, cosméticos, antiácidos e louça de cozinha.

Os primeiros sinais de envenenamento por metais pesados são vagos ou aparecem ligados a outros problemas. Podem incluir enxaqueca, fadiga, dores musculares, indigestão, tremores, prisão de ventre, anemia, palidez, tonteiras e má coordenação motora. A pessoa levemente intoxicada experimentará capacidade decrescente de raciocinar ou de concentrar-se. Aumentando a intoxicação, aumenta também a gravidade dos sinais e sintomas[3].

Numerosos estudos demonstram uma forte relação entre problemas de aprendizagem na infância (e outros distúrbios, incluindo comportamento criminoso) e acumulação de metais pesados no corpo[4]. De modo geral, parece que os problemas de aprendizagem correlacionam-se com um padrão geral de altos níveis de mercúrio, cádmio, chumbo, cobre e manganês nos cabelos. A má nutrição e elevação do acúmulo desses metais no corpo geralmente ocorrem juntas, devido à diminuição do consumo de fatores alimentares responsáveis pela quelação desses produtos ou redução de sua absorção.

Acumulam-se a cada dia mais informações indicando que a

intoxicação por metais pesados constitui um grave problema em nossa sociedade. Todos os esforços possíveis deveriam ser feitos para reduzir os níveis de tais metais. Este alerta aplica-se especialmente a indivíduos expostos a altos níveis de tal concentração. Algumas profissões, com exposição extremamente alta a esses elementos, incluem fabricação de baterias, frentistas de postos de gasolina, gráficos, instaladores de telhados, soldadores, dentistas e joalheiros.

PRODUTOS QUÍMICOS TÓXICOS, MEDICAMENTOS, ÁLCOOL, SOLVENTES, FORMALDEÍDO, PESTICIDAS, HERBICIDAS E ADITIVOS USADOS EM ALIMENTOS

A exposição a aditivos alimentares, solventes (materiais de limpeza, formaldeído, tolueno, benzeno), pesticidas, herbicidas e outros produtos químicos tóxicos pode gerar um grande número de sintomas. Os mais comuns são problemas psicológicos e neurológicos, tais como depressão, dores de cabeça, confusão mental, psicoses, formigamento nas extremidades, reflexos nervosos anormais e outros sinais de função deficiente do sistema nervoso, que é extremamente sensível a tais agentes químicos. Alergias do trato respiratório e taxas crescentes de numerosos tipos de câncer foram notadas em pessoas cronicamente expostas a toxinas químicas[5].

Não podemos exagerar o suficiente a importância de reduzir a carga tóxica que carregamos, mediante consumo de produtos agrícolas orgânicos. Nos Estados Unidos, todos os anos, mais de 600 milhões de quilos de pesticidas e herbicidas são borrifados ou adicionados às colheitas. A maioria dos pesticidas em uso é composta de produtos químicos sintéticos, de segurança duvidosa. Os grandes riscos a longo prazo para a saúde incluem o potencial de

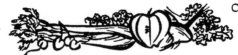

causar câncer, defeitos genéticos, enquanto que os grandes riscos de intoxicação aguda tornam-se visíveis sob as formas de vômitos, diarréia, visão turva, tremores, convulsões e lesões nos nervos.

COMPOSTOS MICROBIANOS

As toxinas produzidas por bactérias e leveduras no intestino podem ser absorvidas pelo corpo, provocando grave perturbação de suas funções. Exemplos desses tipos de toxinas incluem as endotoxinas, exotoxinas, aminas tóxicas, derivados tóxicos da bile e várias substâncias carcinogênicas.

Toxinas microbianas produzidas nos intestinos foram acusadas de uma grande variedade de problemas, incluindo doenças hepáticas, mal de Cröhn, colite ulcerativa, doenças da tiróide, psoríase, lúpus eritematoso, pancreatite, alergias variadas, asma e disfunções do sistema imunológico[6].

Além das substâncias tóxicas produzidas por microorganismos, os anticorpos formados contra antígenos microbianos podem gerar uma reação cruzada com os tecidos do corpo, ocasionando, assim, auto-imunidade [produção de anticorpos contra os tecidos do próprio indivíduo]. A lista de doenças auto-imunes ligadas a anticorpos que entram em reações cruzadas incluem a artrite reumatóide, a miastenia grave, o diabetes e tiroidite auto-imune.

Recomenda-se, para reduzir a absorção de substâncias tóxicas, uma dieta rica em fibras. As fibras solúveis em água, como as encontradas na goma guar, pectina, farelo de aveia e várias outras hortaliças, são particularmente valiosas. As fibras têm a capacidade de ligar-se às toxinas no interior do intestino e promover sua excreção. O sistema imunológico e o fígado são responsáveis pelo combate às substâncias tóxicas que foram absorvidas a partir dos intestinos.

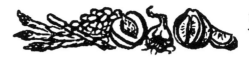

PRODUTOS DA DECOMPOSIÇÃO DO METABOLISMO DAS PROTEÍNAS

Os rins são os principais responsáveis pela eliminação de resíduos tóxicos da decomposição de proteínas (tais como amônia e uréia). Tais órgãos podem ser ajudados nesse importante trabalho pela ingestão de um volume adequado de líquidos (especialmente sucos frescos) e abstenção de consumo excessivo de proteínas.

A maioria dos americanos consome muito mais proteínas do que o corpo requer. A dose diária recomendada de proteína é de 56g e 44g para o homem e mulher típicos, respectivamente, ou por volta de 8%-9% das calorias diárias totais. A maioria dos americanos consome cerca de duas vezes mais esse volume. Como ponto de referência, cerca de 100g de carnes magras, frango ou peixe, e duas xícaras de legumes ou nozes, juntamente com uma dieta variada e sadia, proporcionarão de modo geral mais do que a RDA [dose diária recomendada] relativa a proteínas.

O DIAGNÓSTICO DA TOXIDEZ

Há certo número de técnicas especiais de laboratório muito úteis para detectar a presença de toxinas no corpo. No caso de metais pesados, a medição mais segura de exposição crônica a esses riscos é a análise do cabelo. Resultados confiáveis dependem de: 1) uma amostra corretamente recolhida, limpa e preparada do cabelo e 2) pessoal experiente que utilize métodos analíticos apropriados, em laboratórios qualificados.

Para determinar a exposição à segunda categoria de toxinas, os produtos químicos tóxicos, é essencial a obtenção de uma história médica detalhada, por um médico experiente. Nos casos apropriados, a análise de laboratório desse grupo de toxinas pode implicar a medição de tecido sanguíneo e adiposo, em busca de agentes

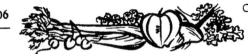

químicos suspeitos. É necessário medir também o efeito desses agentes sobre o fígado. O teste mais sensível é o da avaliação da acidez da bile. São igualmente importantes, embora menos sensíveis, outros testes da função hepática (bilirrubina no soro e enzimas hepáticas).

Os médicos usam certo número de técnicas especiais de laboratório para determinar a presença de compostos microbianos, incluindo exames para verificar a presença de: 1) concentrações microbianas anormais e organismos causadores de doenças (cultura de fezes); 2) suprodutos microbianos (exame de urina) e 3) endotoxinas (teste de microcoágulos).

A determinação da presença de altos níveis de produtos da decomposição do metabolismo das proteínas e função hepática envolve a medição desses compostos no sangue e na urina.

JEJUM

Jejum é definido como abstinência total de alimentos e bebidas, exceto água, durante um período específico de tempo, geralmente para uma finalidade terapêutica ou religiosa. É freqüentemente usado como método de desintoxicação, uma vez que representa uma das maneiras mais rápidas para aumentar a eliminação de resíduos e reforçar os processos curadores do corpo. Esses processos poupam os tecidos essenciais (órgãos vitais), ao mesmo tempo que utilizam tecido não-essencial (tecido adiposo e muscular) como combustível.

Embora seja provavelmente uma das mais antigas terapias conhecidas, o jejum foi, na maior parte, ignorado pela comunidade científica. O fato mais recente no estudo e na promoção de seu emprego foi a formação da International Association of Professional Natural Hygienists. Esta organização reúne médicos especializados em jejum terapêutico como parte integral dos cuidados totais de saúde.

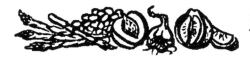

Pesquisas sobre jejum, no entanto, vêm sendo divulgadas desde 1880. Começando nessa data, revistas médicas têm publicado artigos sobre o emprego do jejum no tratamento de obesidade, envenenamento por produtos químicos, artrite, alergias variadas, psoríase, eczema, tromboflebite, úlceras nas pernas, síndrome de intestino irritável, perda ou perturbação do apetite, asma brônquica, depressão, neurose e esquizofrenia[7].

Uma notícia muito encorajadora sobre o emprego do jejum foi publicada em 1984 pelo *American Journal of Industrial Medicine*. O estudo dizia respeito a pacientes que haviam ingerido arroz contaminado com bifenis policlorinados, ou PCBs. Todos os pacientes informaram melhora dos sintomas e alguns falaram em "alívio espetacular", após jejuns de sete a dez dias[8]. A pesquisa confirmou estudos anteriores de pacientes envenenados por PCB e destacou o efeito terapêutico do jejum. Certa cautela, no entanto, deve ser tomada quando se faz jejum após contaminação grave com toxinas solúveis em água, como os pesticidas. Comprovou-se que o pesticida DDT é mobilizado durante o jejum e pode chegar a níveis sanguíneos tóxicos para o sistema nervoso[9]. Por essa razão, é uma boa idéia incluir as diretrizes dadas abaixo para lidar com reações de desintoxicação enquanto se faz o jejum.

O JEJUM CURTO OU DIETA DE ELIMINAÇÃO COM SUCOS FRESCOS

Segundo a definição estrita, durante um jejum só água é ingerida. Se você está bebendo sucos de frutas ou de hortaliças frescas, este procedimento é tecnicamente conhecido como dieta de eliminação, e não como jejum. Não obstante, vamos chamá-la de "dieta de sucos". A maioria das pessoas sadias não precisa seguir uma rigorosa dieta apenas de água para facilitar a desintoxicação. Em vez disso, sucos de frutas ou hortaliças, de três a cinco vezes por

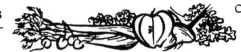

dia, proporcionam, na verdade, o maior benefício. É importante enfatizar que só sucos de frutas ou hortaliças frescas ajudam na eliminação. Conforme notado antes, o suco fresco abastece-nos o sistema com enzimas valiosas.

Beber suco fresco para purificar o organismo reduz alguns dos efeitos colaterais associados ao jejum de água, tais como tonturas, fadiga e dores de cabeça. Na dieta de sucos frescos, ao contrário, o indivíduo experimenta costumeiramente um aumento do bem-estar, mais energia, pensamentos mais claros e uma sensação de purificação.

Embora uma dieta curta desse tipo possa ser iniciada em qualquer ocasião, será melhor começá-la num fim de semana ou durante um período em que se possa ter repouso suficiente. Quanto mais repouso, melhores os resultados, uma vez que a energia pode ser dirigida para a cura, e não para outras funções corporais.

Prepare-se para a dieta no dia anterior àquele em que resolveu suspender os alimentos sólidos, fazendo uma última refeição apenas de frutas e hortaliças frescas (algumas autoridades recomendam um dia inteiro de alimentos crus antes de iniciar o jejum, mesmo um jejum de sucos).

Apenas sucos de frutas e hortaliças frescas (o ideal será com produtos agrícolas orgânicos) deverão ser consumidos nos três a cinco dias seguintes, na medida de 8 a 12 copos comuns ao dia. Virtualmente todos os sucos, contudo, auxiliam na desintoxicação. Alguns dos melhores que podem ser consumidos são o Jinjibirra de Abacaxi, Levanta-Defunto de Uva-do-Monte, Bebida Verde, Coquetel Purificador, Surpresa Crucífera e O Potássio Está Aqui. Além dos sucos, água pura deve ser também consumida. A quantidade de água deve ser ditada pela sede, mas pelo menos quatro copos comuns precisam ser bebidos todos os dias durante o jejum.

Outras Diretrizes Importantes

Nem café, nem refrigerantes, nem cigarros, nem nada mais deve ser usado, exceto água e sucos frescos. Chás de ervas podem ser uma grande ajuda no jejum, mas não adoçados.

De modo geral, não se aconselha a prática de exercícios durante o jejum. É uma boa idéia conservar a energia e deixar que ocorra a cura máxima. Caminhadas curtas ou alongamentos leves, porém, são úteis. Exercícios árduos, porém, forçam o sistema e impedem o restabelecimento e a eliminação.

A limpeza da pele com água morna é recomendável. Extremos de temperatura, porém, podem produzir cansaço. Devem ser evitados os desodorantes, sabões, *sprays*, detergentes, xampus sintéticos e a exposição a outros produtos químicos. Eles só serviriam para prejudicar a eliminação e sobrecarregar o trabalho de desintoxicação e eliminação do corpo.

A luz solar é essencial para termos células sadias. O excesso, porém, prejudicará os sistemas de proteção do corpo. Mas pelo menos de 10 a 20 minutos de exposição direta diária ao sol são benéficos durante o jejum.

O repouso constitui um dos aspectos mais importantes do jejum. É recomendado um ou dois cochilos durante o dia. De modo geral, menos sono será necessário à noite, uma vez que será menor a atividade durante o dia.

Em geral, os enemas não são necessários, mas isso dependerá da saúde do indivíduo. Se a prisão de ventre é um problema habitual, um período pré-jejum mais longo de frutas e hortaliças frescas facilitará a eliminação.

A temperatura corporal cai habitualmente durante o jejum, como acontece também com a pressão arterial, a pulsação e a freqüência respiratória — todas elas indicando diminuição da taxa metabólica do corpo. É importante, portanto, permanecer aquecido.

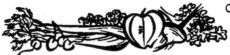

Ao suspender o jejum, da forma descrita abaixo, recomenda-se que se coma devagar quantidades limitadas, mastigando bem, e que os alimentos sejam consumidos à temperatura ambiente. Enquanto ocorre a suspensão e nos dias que se seguem, pode ser muito conveniente anotar com todo cuidado o que é ingerido e observar quaisquer efeitos indesejáveis. Muitos dos atuais problemas de saúde da vida moderna resultam de alergias a alimentos e de excesso de comida.

SUSPENDENDO O JEJUM

PRIMEIRO DIA

Desjejum	*Almoço*	*Jantar*
Um dos seguintes: melão, nectarina, ou abacaxi	Uma fruta diferente da lista de desjejum	200g de qualquer outra fruta

SEGUNDO DIA

Desjejum	*Almoço*	*Jantar*
300g de algum tipo de fruta fresca	350g de pêra, mamão ou fruta cítrica, integrais	Salada de hortaliças frescas com verduras folhudas, tomate, aipo e pepino, ou 2 peras, 2 maçãs e 1/4 de abacate

TERCEIRO DIA

Reinicie uma dieta sadia (sucos de frutas frescas, hortaliças cruas/cozidas no vapor, cereais integrais, nozes, sementes e legumes)

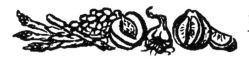

AUXILIANDO AS REAÇÕES DE DESINTOXICAÇÃO DURANTE O JEJUM

Se o indivíduo está muito intoxicado, é uma boa idéia facilitar as reações de desintoxicação durante o jejum. Isso se consegue em parte escolhendo-se um jejum de sucos frescos e não de água, muito embora algumas pessoas precisem de uma ajuda adicional. A razão é que, durante o jejum, toxinas acumuladas nas células adiposas são liberadas no sistema. Vejamos algumas sugestões para combater esse efeito:

1. Tome um complexo vitamínico e uma fórmula de minerais de alta potência, a fim de proporcionar-se auxílio geral.
2. Tome uma fórmula lipotrópica, isto é, uma fórmula especial para ajudar o fígado, e que pode ser encontrada em lojas de produtos naturais. Habitualmente, essas fórmulas são muito ricas em colina e metionina, dois nutrientes importantes para o fígado. A dosagem da fórmula lipotrópica deve fornecer 1g de cada um desses nutrientes.
3. Tome 1g de vitamina C três vezes ao dia.
4. Tome 1-2 colheres de sopa de suplemento de fibras à noite, antes de ir dormir. As melhores fontes de fibras são as solúveis em água, como cascas de sementes de psílio em pó, goma guar e farelo de aveia.
5. Se precisar de reforço adicional para o fígado, poderá tomar o extrato de cardo-mariano conhecido como *Silymarin*. A dosagem, neste caso, é de 70-210mg, três vezes ao dia.

O MÉTODO DO LONGO PRAZO

A desintoxicação, ou eliminação de substâncias tóxicas, é um processo que ocorre continuamente no corpo. Não tem que ser uma experiência desagradável e nem feita durante a dieta. Na verdade, o melhor método talvez seja o de desintoxicar-se gradualmente.

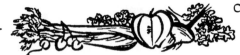

Um enfoque racional para auxiliar os mecanismos de desintoxicação poderia incluir o uso de jejuns curtos de sucos (de três a cinco dias) ou jejuns mais longos, com supervisão médica. Não obstante, para auxiliar realmente os processos de desintoxicação, um programa de longo prazo é recomendável. Este programa implicaria adotar: 1) uma dieta sadia concentrada em frutas e hortaliças frescas, cereais integrais, legumes, nozes e sementes; 2) estilo de vida sadio, incluindo exercícios regulares, e 3) uma atitude sadia ou postura mental positiva.

Os fatores fundamentais na luta contra os metais pesados e outras toxinas abundantes no meio ambiente são os nutrientes, como os compostos que contêm enxofre, vitaminas, minerais e antioxidantes[10]. Quanto melhor a dieta, mais bem preparado estará o corpo para enfrentar os riscos do ambiente.

SUMÁRIO

A capacidade de desintoxicar-se é um dos fatores fundamentais para a saúde. É espantoso observar com que perfeição o corpo enfrenta os ataques constantes da vida moderna. Jejuns periódicos de frutas, bem como um enfoque a longo prazo da desintoxicação, podem ser usados para facilitar o trabalho dos pertinentes mecanismos do corpo.

10
O USO DE SUCOS PARA PERDER PESO

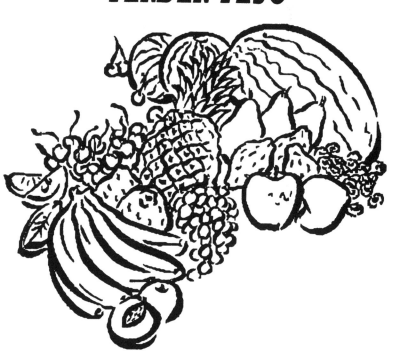

O USO DE SUCOS PARA PERDER PESO

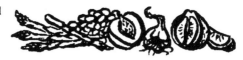

P or que será que algumas pessoas engordam com tanta facilidade, enquanto outras comem tudo que querem e aparentemente não engordam nem um quilinho? E por que tantas pessoas acham tão difícil emagrecer, enquanto outras têm dificuldade em continuar gordas? Qual o melhor método para obter resultados permanentes? Pesquisadores trabalharam durante décadas para dar respostas a essas perguntas a um número cada vez maior de americanos obesos. Quantos deles são obesos? As estimativas variam de 30% a 50% da população adulta[1].

São muito numerosos os mitos e concepções errôneas sobre obesidade. Numerosos indivíduos, incluindo um bom número de médicos, acreditam, sem fundamento, que a obesidade é simplesmente uma questão de maus hábitos alimentares ou de falta de educação nutricional correta. Além disso, em anos recentes, foram exagerados os aspectos psicológicos da obesidade. O resultado de tudo isso é o estigma ligado ao excesso de peso.

Um número cada vez maior de pesquisas dá agora respaldo a uma base biológica para esse estado. Os sinais relativos ao desejo de comer ou não parecem estar ligados diretamente à atividade bioquímica das próprias células adiposas. O aumento da compreensão dos fatores que causam a obesidade oferece renovada esperança a indivíduos que tentaram uma dieta após outra, modificação do comportamento e um sem-número de outros métodos, sem muito sucesso. O aumento de conhecimentos está resultando em métodos mais efetivos não apenas para perder peso, porém, ainda mais importante, para mantê-lo longe.

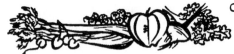

DEFINIÇÃO DA OBESIDADE

A definição mais simples de obesidade é volume excessivo de gordura corporal. Mas é preciso distingui-la da expressão excesso de peso, que se refere a peso corporal demais em relação à altura. Um atleta musculoso, por exemplo, pode ter peso além da conta, mas uma percentagem muito baixa de gordura. O que o leva a ter peso de sobra é a massa de músculo, ou carne magra. A despeito do fato de o peso corporal nem sempre refletir a percentagem de gordura, a obesidade é freqüentemente descrita como peso superior a 20% do peso médio desejável para homens e mulheres de uma dada altura.

Numerosos médicos e nutricionistas utilizam estimativas mais precisas da percentagem da gordura corporal, tais como espessura de dobras na pele, impedância bioelétrica e ultra-som. Usando-se essas técnicas sofisticadas, a obesidade é definida, com maior precisão, como uma percentagem de gordura corporal superior a 30% no caso de mulheres e de 25% no caso de homens[2].

Os critérios mais conhecidos de altura e peso são as tabelas de "peso desejável" elaboradas pela Metropolitan Life Insurance Company. A edição mais recente das tabelas, publicadas em 1983, estabelece faixas de peso para homens e mulheres em incrementos de 2,54cm de altura para três tipos de ossatura. É preciso notar que muitos especialistas em nutrição relutam em usar as tabelas de 1983, devido à faixa de peso mais alta estabelecida, em comparação com tabelas anteriores. A Tabela 10.1 contém as tabelas de 1983 de altura e peso de americanos, divulgadas pela Metropolitan.

TABELA DE ALTURA E PESO, DE AMERICANOS, DIVULGADA EM 1983 PELA METROPOLITAN

ALTURA	OSSATURA PEQUENA (KG)	OSSATURA MÉDIA (KG)	OSSATURA GRANDE (KG)
HOMENS			
1,55	57,6–60,3	58,9–63,5	62,1–67,5
1,58	58,5–61,2	59,9–64,4	63,0–68,9
1,60	59,4–62,1	60,8–65,3	63,9–70,2
1,63	60,3–63,0	61,7–66,6	64,8–72,0
1,65	61,2–63,9	62,3–67,9	65,7–73,8
1,68	62,1–65,3	63,9–69,3	67,1–75,6
1,70	63,0–66,6	65,3–70,6	68,4–77,4
1,73	63,9–67,9	66,6–72,0	69,6–79,2
1,75	64,8–69,3	67,9–73,4	71,1–81,0
1,78	65,7–70,6	69,3–74,7	72,5–82,8
1,80	67,1–72,0	70,7–76,5	73,8–84,6
1,83	68,4–73,8	72,0–78,3	75,6–86,4
1,85	69,8–75,6	73,8–80,1	77,4–88,7
1,88	71,1–77,4	75,2–81,9	79,2–90,9
1,90	72,9–79,2	77,0–84,2	81,5–93,2
MULHERES			
1,45	45,9–50,0	49,1–54,5	53,1–58,9
1,48	46,4–50,9	50,0–55,4	54,0–60,3
1,50	46,9–51,8	50,9–56,7	54,9–61,7
1,53	47,8–53,1	51,8–58,1	56,3–63,0
1,55	48,6–54,5	53,1–59,4	57,6–64,4
1,58	50,0–55,8	54,5–60,8	59,0–66,2
1,60	51,3–57,2	55,8–62,1	60,3–67,9
1,63	52,7–58,5	57,2–63,5	61,7–69,8
1,65	54,0–59,9	58,5–64,8	63,0–71,6

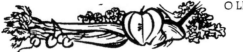

1,68	55,4–61,2	59,9–66,2	64,4–73,4
1,70	56,7–62,3	61,2–67,5	65,7–75,2
1,73	58,1–63,9	62,3–68,9	67,1–76,5
1,75	59,4–65,3	63,9–70,2	68,4–77,9
1,78	60,8–66,6	65,3–71,6	69,8–79,2
1,80	62,1–67,9	66,6–72,9	71,1–80,6

Peso de adultos americanos, de 25 a 59 anos de idade, baseado na mortalidade mais baixa no país. Peso em quilograma, em traje caseiro (cerca de 2,5kg para homens e 1,5kg para mulheres), usando sapatos com salto de 2,5cm de altura.

DETERMINAÇÃO DO TAMANHO DA OSSATURA

Se quer uma verificação simples do tamanho de sua ossatura, faça o seguinte: estenda um braço e dobre o antebraço para cima em um ângulo de 90 graus. Mantenha os dedos retos e vire o lado interno do pulso para longe do corpo. Coloque o polegar e o indicador da outra mão nos dois ossos proeminentes de cada lado do cotovelo. Com uma fita métrica, meça o espaço entre os dedos. Compare o resultado com as medições seguintes, relativas a indivíduos de ossatura média. Uma leitura mais baixa indica ossatura pequena; mais alta, ossatura grande.

Homens

ALTURA, COM SALTOS DE 1"	ABERTURA DO COVOTELO
1,55 a 1,58	6,35 a 10,70cm
1,60 a 1,68	9,11 a 10,70cm
1,70 a 1,78	9,92 a 7,62cm
1,80 a 1,88	9,92 a 8,43cm
1,90	10,70 a 9,23cm

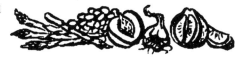

Mulheres

ALTURA, COM SALTOS DE 1"	ABERTURA DO COTOVELO
1,45 a 1,58	6,35 a 8,30cm
1,60 a 1,78	7,50 a 9,11cm
1,80	6,35 a 9,92cm

CLASSIFICAÇÃO E TIPOS DE OBESIDADE

Com base no tamanho e número das células de gordura (adiposas), a obesidade é freqüentemente classificada em três grandes categorias. Há obesidade hiperplástica quando as células gordas aumentaram em número; obesidade hipertrófica quando aumentaram em tamanho e hiperplástica-hipertrófica quando aumentaram em número e tamanho.

O desenvolvimento de um número excessivo de células gordas (obesidade hiperplástica) começa geralmente na infância. Embora predisponha o indivíduo a uma guerra de toda a vida contra o excesso de peso, esta forma de obesidade tende a estar ligada a menos riscos para a saúde do que a resultante do aumento do tamanho das células gordas. Esta forma (obesidade hipertrófica) geralmente surge mais tarde na vida e está ligada em geral a ganho de peso no torso, ou obesidade de tipo masculino (andróide). A hipertrófica tem mais relação com as complicações metabólicas da obesidade, tais como o diabetes, alta pressão arterial e elevados níveis de colesterol e triglicerídeos. Quando ocorre aumento do número e tamanho de células gordas, é extremamente difícil chegar ao peso ideal.

A obesidade tipo padrão masculino (andróide) e feminino (ginecóide) implica uma classificação baseada na distribuição da gordura. Na primeira, a gordura deposita-se principalmente na parte superior do corpo e do abdômen. Este tipo é costumeiramente visto em homens muito gordos, daí a expressão "tipo padrão masculino". Uma largura de cintura maior do que a largura dos quadris é um diagnóstico neste particular.

Na obesidade de padrão feminino, ou ginecóide, a gordura é distribuída principalmente nas nádegas e coxas. Este padrão é geralmente observado em mulheres, daí a expressão padrão feminino[3].

De modo geral, a obesidade andróide está ligada a distúrbios metabólicos mais graves, especialmente ao diabetes. Além dessa ligação com o diabetes, observou-se que esse tipo, ocorra em homens ou em mulheres, aumenta significativamente o risco de doença cardíaca. E está freqüentemente ligada à pressão arterial alta e a altos níveis de colesterol, bem como a cálculos renais e doenças endócrinas[4].

ASPECTOS PSICOLÓGICOS DA OBESIDADE

A opinião psicológica corrente sobre a obesidade supõe que sua principal causa é, por razões psicológicas ou emocionais, o fato de o indivíduo comer demais. A principal convicção inerente ao enfoque psicológico é que os obesos comem como reação a sugestões e estímulos externos (aspecto, odor e gosto) mesmo que estejam fartos[5].

Há alguma prova em apoio dessa opinião. Assistir a programas de televisão, por exemplo, foi ligado convincentemente à obesidade. Na verdade, o número de horas gastas assistindo à televisão constitui a mais forte indicação de que o indivíduo vai tornar-se obeso[6]. Esta conclusão ajusta-se perfeitamente à teoria psicológica (maior sensibilidade a sugestões externas), já que se comprovou que assistir a programas de televisão resulta em aumento do consumo de alimentos. Não obstante, vários outros efeitos biológicos desse comportamento contribuem para a obesidade, tais como a

redução da atividade física e a diminuição, mensurável, da taxa de metabolismo a níveis análogos aos experimentados durante estados semelhantes aos de transe. Esses fatores evidentemente reforçam a tese biológica.

A terapia psicológica visa proporcionar diferentes estímulos à redução da ingestão de alimentos. Infelizmente, esse método, quando usado isoladamente, não logrou grande sucesso[7]. Além disso, muitos obesos consomem muito menos calorias do que seus semelhantes magros e, ainda assim, ganham peso. Esse fato sugere uma razão biológica mais profunda do que se pensava antes.

Um fator psicológico importante, e que tem que ser levado em conta, é o estigma inerente ao estado de obeso. Certa vez, perguntou-se a um grupo de crianças o que prefeririam, ser gordas ou aleijadas. Os resultados do estudo foram claros: elas preferiam ser aleijadas.

Obesos sofrem grande dano à auto-estima. As tendências da moda, os programas de seguro de vida, as colocações nas faculdades, as oportunidades de emprego — todos discriminam os obesos. Em conseqüência, eles adotam numerosas atitudes contraproducentes e autodegradantes. São levados a acreditar que a gordura é "má", o que não raro resulta em um ciclo vicioso de baixa auto-estima, excesso de comida como consolo, aumento da gordura, rejeição social e mais rebaixamento da auto-estima. Aconselhamento psicológico é freqüentemente necessário para mudar atitudes sobre a obesidade e auxiliar no melhoramento da auto-estima. Se esse elemento psicológico for ignorado, fracassarão até as mais perfeitas dietas e planos de exercícios. Melhorar a maneira como o gordo se sente sobre si mesmo ajuda-o a mudar o comportamento no que interessa ao alimento. Esta é a primeira meta de todo sistema eficiente de apoio psicológico.

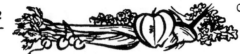

INTERPRETAÇÃO BIOLÓGICA DA OBESIDADE

Enquanto a teoria psicológica diz que o obeso é insensível a sugestões internas de fome e saciedade, a teoria biológica afirma justamente o contrário: o obeso parece ser extremamente sensível a "dicas" internas específicas. Um número cada vez maior de pesquisas confirma a base biológica da obesidade[8].

Os modelos biológico/bioquímico de obesidade estão ligados ao metabolismo das células adiposas. Esses modelos dão sustento à idéia de que a obesidade não é simplesmente uma questão de comer demais, e explica por que alguns indivíduos podem ingerir grandes quantidades de calorias e não aumentar muito de peso, enquanto que, com o obeso, ocorre justamente o oposto.

Pesquisa com animais e seres humanos comprovou que todo indivíduo tem um "ponto-limite" programado de peso. Postulou-se que células gordas individuais controlam esse ponto: quando se tornam menores, elas enviam ao cérebro uma mensagem: querem comer. Uma vez que muitos obesos têm mais células maiores e mais gordas, o resultado é uma ânsia incontrolável de comer.

Esse fato explica por que numerosas dietas não funcionam. Embora o obeso possa resistir ao impulso por algum tempo, no fim o sinal torna-se forte demais para ser ignorado. O resultado é o rebote do excesso de comida, durante o qual o indivíduo freqüentemente ultrapassa seu peso anterior. Além disso, o ponto-limite é, nesse momento, deslocado para um nível mais alto, tornando ainda mais difícil perder peso[9]. Isso é conhecido como efeito "ioiô" ou "catraca".

O ponto-limite está aparentemente ligado à sensibilidade das células gordas à insulina. A obesidade leva à insensibilidade à insulina e vice-versa. Tanto a obesidade quanto o diabetes estão fortemente ligados à chamada dieta ocidental, presumivelmente por causa dos efeitos prejudiciais do açúcar refinado sobre a insulina e os mecanismos de controle de açúcar no sangue[10].

O fundamento para controlar o ponto-limite das células gordas parece ser o aumento de sua sensibilidade à insulina. A teoria do ponto-limite sugere que o plano de perda de peso que não aumentar a sensibilidade à insulina não conseguirá, com toda probabilidade, proporcionar resultados a longo prazo. A sensibilidade à insulina pode ser aumentada e o ponto-limite rebaixado por exercício e perda de peso lenta e gradual.

COMO PERDER PESO

A perda de peso é talvez um dos objetivos de saúde mais difíceis de alcançar. Poucas pessoas querem ser obesas. Ainda assim, apenas 5% de indivíduos visivelmente obesos e apenas 66% de pessoas com apenas uns poucos quilos de excesso podem alcançar e manter um peso corporal "normal"[11].

A perda de peso permanente deve forçosamente incluir boa nutrição, exercícios adequados e uma atitude mental positiva. Todos esses componentes são fundamentais e inter-relacionados. Nenhum componente é mais importante do que o outro. Melhorar um dos aspectos talvez seja suficiente para produzir algumas mudanças positivas. Melhorar os três, porém, é o que traz os melhores resultados.

Os defensores de centenas de dietas e planos para perder peso alegam com todas as letras que constituem a solução para o problema da obesidade. O indivíduo é constantemente bombardeado com novas reportagens sobre dietas "mágicas". A equação básica para a perda de peso, porém, jamais muda. Para se perder peso, a ingestão de calorias tem que ser menor do que o volume de calorias queimadas. Isso pode ser conseguido reduzindo-se a ingestão de alimentos e/ou mediante exercícios.

Para perder meio quilo de gordura, o indivíduo tem que ingerir 3.500 calorias a menos do que queima. Para perder quilo e meio

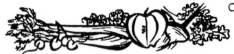

por semana, terá que haver um balanço calórico negativo de 1.000 calorias por dia. Isso pode ser conseguido reduzindo-se a ingestão de calorias em 1.000 ao dia através de exercício (a pessoa precisaria correr durante 90 minutos, jogar tênis durante 2 horas ou dar um passeio de 2,5 horas em passo rápido). O método mais sensato consiste em, simultaneamente, comer menos e exercitar-se mais.

Um programa bem-sucedido de perda de peso deve fornecer cerca de 1.200-1.500 calorias diárias. Esta média, juntamente com exercício aeróbico durante 15-20 minutos, três ou quatro vezes por semana, produzirá uma ótima perda de peso, a uma taxa de aproximadamente meio quilo a quilo e meio por semana. Dietas radicais produzem geralmente resultados rápidos (principalmente, perda de tecido muscular e água), mas ocasionam o rebote da recuperação do peso (lembram-se do ponto-limite?). O método mais promissor para perder peso é a sua redução gradual através da adoção de modificações a longo prazo na dieta e no estilo de vida.

A VANTAGEM DOS SUCOS FRESCOS

O suco de frutas e hortaliças frescas proporciona numerosas vantagens nutritivas extremamente importantes no que interessa à perda de peso. O suco contém nutrição concentrada, facilmente absorvida, alto teor de proteínas, carboidratos, ácidos graxos essenciais, vitaminas e minerais.

Conforme mencionado no Capítulo 1, dietas compostas de alta percentagem de alimentos crus estão ligadas, de forma importante, à perda de peso, aumento do controle do açúcar no sangue e pressão arterial mais baixa. Pesquisadores que procuraram descobrir como dietas de alimentos crus produzem esses efeitos concluíram que:

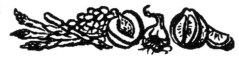

1. A dieta de alimentos crus satisfaz muito mais o apetite. O cozimento pode provocar a perda de até 97% das vitaminas solúveis em água (A, D, E e K). Uma vez que alimentos crus, como os sucos, contêm mais vitaminas e outros nutrientes, eles atendem melhor às necessidades do corpo. Se não for alimentado, o corpo sente-se como se estivesse morrendo de inanição. Resultado: redução do metabolismo. Isso significa que menos gordura será queimada.
2. O efeito de redução da pressão arterial dos alimentos crus deve-se, com a maior probabilidade, às escolhas mais sadias de alimentos, às fibras e ao potássio. Não obstante, o efeito do cozimento sobre os alimentos não pode ser ignorado. Quando pacientes mudaram de uma dieta de alimentos crus para uma dieta de cozidos (sem o conteúdo de calorias ou sódio), ocorreu um rápido aumento da pressão arterial, que voltou aos valores anteriores ao estudo.
3. A dieta na qual 60% das calorias ingeridas vêm de alimentos crus reduz o estresse sobre o corpo. Especificamente, a presença de enzimas nos alimentos crus, a alergenicidade reduzida desses alimentos e os seus efeitos sobre o ecossistema de bactérias no trato intestinal foram considerados muito mais sadios do que os efeitos de alimentos cozidos.

O uso de sucos contribui para melhorar os processos digestivos e facilita a absorção de nutrição de alta qualidade. Resultado: níveis mais altos de energia. Esta é uma das grandes vantagens de obter perda de peso através de melhoramento da nutrição. Ao contrário de outros planos, que nos deixam cansados e apáticos, sucos frescos, juntamente com alimentação sensata, proporcionam energia, energia para queimar mais calorias em atividade física.

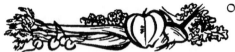

A IMPORTÂNCIA DAS FIBRAS PARA A PERDA DE PESO

Embora o suco seja o que nos alimenta, as fibras continuam a ser muito importantes. É fato comprovado que a dieta deficiente em fibras constitui fator importante no desenvolvimento da obesidade[12]. Elas desempenham um papel importante na prevenção da obesidade através dos seguintes mecanismos: 1) reduz a rapidez do processo alimentar; 2) aumenta a eliminação de calorias nas fezes; 3) altera a secreção de hormônios digestivos; 4) eleva a tolerância à glucose; 5) induz uma sensação de saciedade por aumento da impressão de plenitude gástrica, estimulando a liberação de hormônios supressores do apetite, tal como a colecistocinina, e aumenta a ação de formação do bolo fecal.

Talvez os efeitos mais visíveis das fibras sobre a obesidade relacionem-se com o melhoramento do metabolismo da glucose. Problemas com o nível de açúcar no sangue (hipoglicemia e diabetes) figuram entre os que se relacionam mais claramente com a ingestão insuficiente de fibras na dieta[13]. Numerosos experimentos clínicos demonstraram os efeitos benéficos de várias fibras solúveis em água, tais como goma guar, goma de *karaya* e pectina sobre o controle do açúcar no sangue. No tratamento da obesidade, a suplementação de fibras na dieta, pelo que se descobriu, promove perda de peso[14]. Sua principal ação parece ser a de reduzir o consumo calórico ao aumentar a sensação de saciedade e reduzir a de fome. Recomendo ao leitor que utilize misturas de fibras solúveis, especialmente de fibras solúveis em água, para obter o benefício máximo.

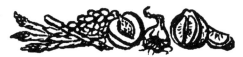

PREPARANDO O CORPO PARA A PERDA DE PESO

Na primeira semana de um programa de perda de peso, recomenda-se que o indivíduo prepare o corpo, iniciando um jejum à base de sucos, consistindo de três a quatro refeições de sucos, de 200g a 300g, distribuídas ao longo do dia. Nesta semana, o corpo começará a eliminar as toxinas acumuladas. Se seu corpo precisar de ajuda, siga as recomendações contidas no Capítulo 9, para ingerir os nutrientes fundamentais que o ajudarão a eliminar as substâncias nocivas. Dando prosseguimento ao programa, o corpo continuará a eliminar as toxinas e a necessitar da proteção de sucos frescos e de uma dieta alta em fibras.

Após a primeira semana, faça duas refeições de suco (recomendo o desjejum e um lanche em meados da tarde), mais duas de alimentos sadios, incluindo mais sucos. Escolha as refeições dos Quatro Novos Grupos de Alimentos (cereais, legumes, frutas e hortaliças), uma vez que darão ao corpo fibras e nutrientes importantes. E proporcionarão ajuda contínua a uma desintoxicação mais profunda. As diretrizes dietéticas que se seguem são importantes para o sucesso do programa.

ESCOLHAS SADIAS DE ALIMENTOS

Resultados permanentes exigem mudanças permanentes na escolha dos alimentos e dos momentos de ingeri-los. O componente dieta sadia de um programa eficaz de perda de peso deve dar preferência aos Quatro Novos Grupos de Alimentos. O programa sadio precisa fornecer quantidades adequadas, mas não excessivas, de proteínas.

É recomendável evitar componentes alimentares nocivos à saúde, tais como açúcar, gorduras saturadas, colesterol, sal, aditivos aos alimentos, álcool e resíduos agrícolas, como pesticidas e

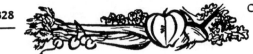

herbicidas. Os alimentos sadios aconselhados dividem-se nas categorias seguintes:

Hortaliças
Frutas
Pães, cereais e hortaliças ricas em amido
Legumes (favas, feijões etc.)
Fontes de proteínas
Gorduras
Adoçantes

HORTALIÇAS

As hortaliças são alimentos "dietéticos" fantásticos por seu alto valor nutricional e baixo teor de calorias. Constituem excelentes fontes de vitaminas, minerais e compostos de fibras boas para a saúde. Além de servirem para sucos, as hortaliças seguintes podem ser consumidas cruas, em saladas, ou cozidas ao vapor. As hortaliças marcadas com um asterisco (*) são denominadas de "alimentos liberados" e podem ser consumidas em qualquer quantidade desejável, porque as calorias que contêm são compensadas pelo número das que o corpo queima no processo de digestão. Outro efeito desses alimentos é que o ajudarão a sentir-se bem alimentado entre as refeições.

Além das hortaliças consumidas como suco, você deve comer (ou extrair o suco) pelo menos quatro xícaras das mesmas hortaliças, diariamente, uma delas de uma variedade folhuda escura. Quantidades adicionais podem ser ingeridas se figurarem entre as marcadas com o asterisco. Compre hortaliças da estação e coma várias delas para obter diversidade de nutrientes. Hortaliças ricas em amido, como batatas, foram incluídas na categoria Pães, Cereais e Hortaliças Ricas em Amido.

O USO DE SUCOS PARA PERDER PESO

HORTALIÇA	CALORIAS POR XÍCARA
*Brotos de alfafa	20
Alcachofra	44, ao vapor, com as folhas
Aspargo	21 por 6 talos de tamanho médio
Beterraba	54
*Pimentão	22
Brócolis	40
Couve-de-bruxelas	54
*Repolho (verde ou roxo)	24, cru, 31, cozido
Cenoura	46
*Aipo	17
*Couve-flor	27
Acelga	30
*Pepino	16
Rabanete	26
Berinjela	38, cozida
*Endívia	10
*Escarola	10
Alho	10 (por dente)
Folhas Verdes:	
Beterraba	36
Couve-seda	40
Mostarda	40
Nabo	29
Jicama	37
Couve comum	37
Couve-rábano	40
Alho-poró	53
*Alface	10
*Cogumelos	20
Quiabo	36 (oito por molho)

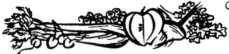

Cebola	50-60
Salsa	26
Ervilha	106
*Rabanete	20
Ruibarbo	50
*Espinafre	41
*Broto de feijão Mung	21
Feijão-verde (ou amarelo)	31
Abóbora-de-verão (amarela)	40
Tomate	23
*Nabo	36
Agrião	7
Abobrinha	25

FRUTAS

Frutas são ótimas para lanche porque contêm frutose, ou açúcar de fruta, que é absorvido lentamente pela corrente sanguínea, dando assim tempo ao corpo para utilizá-lo. São também excelentes fontes de vitaminas e minerais, bem como de compostos de fibras boas para a saúde. Não obstante, elas são tipicamente mais altas em calorias do que as hortaliças, de modo que seu consumo deve ser um pouco restringido em regimes de perda de peso. Duas das porções seguintes da fruta podem ser ingeridas durante o dia ou utilizadas sob a forma de suco:

FRUTA	PORÇÃO	CALORIAS
Maçã	1 grande ou 2 pequenas	125
Suco de maçã (sem adoçante)	1 xícara	100
Abricó seco	8 metades	70
Abricó fresco	4 médios	70

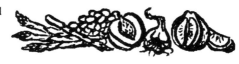

Banana	1 pequena	100
Bagas:		
Amora-preta	1 xícara	85
Mirtilo	1 xícara	90
Uva-do-Monte	1 xícara	90
Framboesa	1 xícara	70
Morango	1 xícara	55
Cereja	10 grandes	45
Tâmara	4	100
Figo seco	2	100
Figo fresco	2	100
Grapefruit	1	50
Uva	20	70
Manga	1 pequena	125
Melão:		
Cantalupo	½ pequeno	80
Honeydew	¼ médio	110
Melancia	2 xícaras	110
Nectarina	2 pequenas	80
Laranja	2 pequenas	110
Mamão	1 pequeno	110
Pêssego	2 médios	80
Caqui	2 médios	130
Abacaxi	1 xícara	80
Ameixa fresca	4 médias	80
Ameixa seca	4 médias	110
Passas	¼ de xícara	105
Tangerina	2 médias	80

PÃES, CEREAIS E HORTALIÇAS RICAS EM AMIDO

Pães, cereais e hortaliças ricas em amido são classificados como carboidratos complexos. Quimicamente, são constituídos de ca-

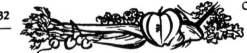

deias longas de carboidratos simples ou de açúcares. Isso significa que o corpo tem que digerir, ou decompor, as cadeias longas do açúcar, transformando-as em açúcares simples. Por esse motivo, o açúcar de carboidratos complexos entra mais lentamente na corrente sanguínea, o que significa que os níveis de açúcar no sangue e o apetite podem ser controlados com mais eficiência.

Alimentos formados de carboidratos complexos, como os pães, cereais e hortaliças com alto teor de amido, são mais ricos em fibras e nutrientes, com teor mais baixo de calorias do que alimentos com altos níveis de açúcares simples, como bolos e bombons. Duas porções dos carboidratos complexos seguintes podem ser ingeridas por dia:

Pães

Pão judeu, pequeno, 1
Pãozinho para acompanhar jantar, rolo, 2
Pãozinho redondo inglês, de trigo ou milho, 1
Tortilha, 2
Pão integral de trigo, centeio, ou *pumpernickel*, 2 fatias

Cereais

Flocos de farelo, 1 xícara
Fubá (seco), 1/4 de xícara
Cereal (cozido), 1 xícara
Farinha de trigo, 5 colheres de sopa
Cereal, sêmola, canjica (cozida), 1 xícara
Massa (cozida), 1 xícara
Cereal em torta (não adoçado), 2 xícaras
Arroz ou cevada (cozidos), 1 xícara
Germe de trigo, 1/2 xícara
Outros cereais sem adoçante, 1 1/2 xícara

Biscoitos

Araruta, 6
Graham, 4
Matzo, 1
Wafers de centeio, 6
Saltines, 12

Hortaliças ricas em amido

Milho, 2/3 de xícara
Milho na espiga, 2, pequenas
Salsa, 2 xícaras
Batata-inglesa, 1, média
Abóbora-de-inverno, bolota, noz-manteiga, 1 xícara
Inhame ou batata-doce, 1/2 xícara

LEGUMES

Os legumes são alimentos fantásticos nos regimes, pois são ricos em nutrientes importantes para o metabolismo sadio. Ajudam a melhorar a função hepática, como é provado por seus efeitos na redução dos níveis de colesterol. Verificou-se também sua eficácia para aumentar o controle do açúcar no sangue. Uma vez que a obesidade tem sido ligada a essa perda de controle (intensividade insulínica), parece que eles são extremamente importantes em regimes de perda de peso.

Uma xícara das seguintes favas, cozidas, pode ser consumida diariamente:

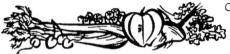

Feijão-fradinho
Grão-de-bico
Feijão-roxinho
Lentilha
Feijão-lima
Feijão-rajado
Lentilha miúda
Tofu
Outras favas e feijões secos

PRODUTOS DE ORIGEM ANIMAL

Para impedir o colapso muscular durante a perda de peso, é importante que seja adequada a ingestão de proteínas. Os alimentos de origem vegetal recomendados fornecerão mais do que o suficiente desses elementos. Embora eu realce a importância dos Quatro Novos Grupos de Alimentos, acho que é necessário dar ao leitor algumas diretrizes, se resolver ingerir um pouco de proteína de origem animal, especialmente durante a fase de transição. Claro, não mais de duas vezes por semana. Se for escolhida alguma das fontes de alimentos abaixo, será necessário reduzir a seleção de gorduras a meia porção e também cortar pela metade os pães, cereais e hortaliças ricas em amido e eliminar os legumes.

Peixe: 125g de bacalhau, linguado, salmão, atum em conserva, caranha vermelha ou perca

Carne: 100g de vitela, chuleta, charque, bife, alcatra, lagarto redondo e liso, costelas e dobradinha

Carneiro: 100g de partes magras de coxão, costela, alcatra etc.

Aves: 100g de frango ou peru, sem pele

Produtos lácteos: 2 xícaras de leite desnatado, 1 xícara de leite desnatado, iogurte com baixo teor de gordura, ou 1/2 xícara de queijo tipo ricota com baixo teor de gordura

GORDURAS

A ingestão de gorduras deve ser reduzida ao mínimo, uma vez que são muito ricas em calorias. Se puder passar sem elas, melhor ainda. Um dos seguintes alimentos pode ser consumido todos os dias:

Abacate (médio), 1/8
Óleo vegetal (oliva, milho, girassol, soja, canola)
1 colher de chá
Azeitonas, 5, pequenas
Pecãs, 2, grandes
Amendoim:
    Espanhol, 20, inteiros
    Virgínia, 10, inteiros
Noz de nogueira, 6, pequenas
Manteiga, 1 colher de chá
Maionese, 1 colher de chá

ADOÇANTES

Os adoçantes devem ser também restringidos. Se você puder passar sem eles, melhor. Um dos seguintes pode ser usado, todos os dias:

Mel de abelha, 1 colher de sopa
Geléias, gelatinas, compotas, 1 colher de sopa

EXERCÍCIO

Não é possível dizer o suficiente sobre os benefícios para a saúde de exercícios regulares. O efeito imediato do exercício é o estresse do corpo. Contudo, com um programa regular, o corpo se adapta. A boa reação é que o indivíduo se torna mais forte, funciona com maior eficiência e desenvolve mais resistência. O exercício é um componente vital nos bons planos para perder peso[15].

Nos Estados Unidos, a inatividade física pode ser uma das grandes causas da obesidade. Na verdade, a obesidade na infância está aparentemente mais ligada à inatividade do que à gula, e há prova robusta sugerindo que 80%—86% da obesidade na idade adulta começam na infância. Na população adulta, os obesos são menos ativos do que os magros[16]. O exercício regular é um componente necessário nos regimes, pelos seguintes motivos:

1. Quando se consegue perda de peso através de dieta, sem exercício, parte substancial da perda total é de tecido magro, principalmente sob a forma de perda de água[17].
2. Quando os exercícios são incluídos no regime, ocorre em geral melhoramento da constituição do corpo, devido a um ganho de peso de tecido magro, em conseqüência do aumento da massa muscular e concomitante diminuição da gordura corporal[18].
3. O exercício ajuda a combater a redução da taxa metabólica basal (BMR), que em geral acompanha a restrição calórica isolada[19].
4. O exercício aumenta a BMR durante um longo período de tempo, em seguida à sessão de malhação[20].
5. O exercício de moderado a intenso produz um efeito de supressão do apetite[21].
6. As pessoas que se exercitam durante e depois da redução do peso ficam em melhores condições para manter a perda do que os que não o fazem[22].

BENEFÍCIOS FÍSICOS DOS EXERCÍCIOS

Todo corpo se beneficia com exercícios regulares, principalmente como resultado do melhoramento das funções cardiovascular e respiratória. Em palavras simples, o exercício potencializa o transporte de oxigênio e nutrientes para as células. Simultaneamente, potencializa o transporte do dióxido de carbono e resíduos dos tecidos corporais para a corrente sanguínea e, finalmente, para os órgãos de eliminação.

O exercício regular reveste-se de uma importância toda especial para reduzir o risco de doença cardíaca. E realiza isso baixando os níveis de colesterol, aumentando o suprimento de sangue e oxigênio para o coração, elevando a capacidade funcional do músculo cardíaco, reduzindo a pressão arterial, diminuindo a obesidade e exercendo um efeito benéfico sobre a formação de coágulos no sangue.

BENEFÍCIOS PSICOLÓGICOS E SOCIAIS DO EXERCÍCIO

O exercício regular dá ao indivíduo não só melhor aparência, mas faz também com que ele se sinta melhor. Tensão, depressão, sentimentos de inadequação e preocupações diminuem muito com o exercício regular. O valor de um programa desse tipo, no tratamento da depressão, não pode ser exagerado. Isoladamente, demonstrou-se que produz um tremendo impacto sobre a melhora do estado de ânimo e capacidade de lidar com situações estressantes.

Um estudo recente, publicado na *American Journal of Epidemiology*, esclarece que o aumento da participação em exercícios, esportes e atividades físicas em geral está ligado à redução de sintomas de depressão (a sensação de que a vida é sem propósito,

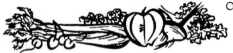

desencanto com tudo), ansiedade (inquietação, tensão) e mal-estar (sensação de cansaço, insônia)[23].

COMO INICIAR UM PROGRAMA DE EXERCÍCIOS

Antes de iniciar um programa de exercícios, certifique-se de que se encontra em bom estado de aptidão física. Se você levou uma vida inativa durante muitos anos ou se teve o diagnóstico de alguma doença grave, consulte antes um médico.

Se está suficientemente apto para começar, escolha uma atividade de que irá gostar. O melhor exercício é aquele que acelera o coração. Atividades aeróbicas, como caminhada em passo rápido, corrida (trote), esquiação rústica, natação, dança aeróbica e esportes de raquete constituem bons exemplos. A caminhada rápida (média de oito quilômetros por hora) durante aproximadamente 30 minutos talvez seja a melhor forma de exercício no que interessa à perda de peso. Podemos caminhar em qualquer lugar, dispensa equipamento caro, precisa-se apenas de uma roupa confortável e sapatos cômodos. E o risco de lesões é extremamente baixo.

O conceito de "redução localizada de peso" é um mito[24]. O exercício mobiliza todos os depósitos de gordura no corpo e não apenas depósitos locais. Embora o exercício aeróbico potencialize geralmente os regimes de emagrecimento, os de treinamento com pesos podem também mudar substancialmente a constituição corporal, ao aumentar o peso magro dos músculos e reduzir o volume de gordura dos mesmos[25]. O treinamento com pesos, portanto, pode ser tão eficaz, ou mais eficaz, do que o exercício aeróbico para manter ou aumentar o peso magro do corpo e, portanto, a taxa metabólica do indivíduo que faz regime.

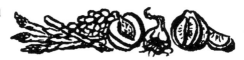

INTENSIDADE DOS EXERCÍCIOS

A intensidade é determinada medindo-se a freqüência cardíaca (o número de batidas por minuto). Isto pode ser feito facilmente colocando-se os dedos indicador e médio em um lado do pescoço, pouco abaixo do ângulo da mandíbula, ou no pulso oposto. Começando de zero, conte o número de batidas durante seis segundos. Acrescente simplesmente um zero ao número obtido e você terá sua pulsação. Se contou 14 batidas, por exemplo, sua freqüência cardíaca é de 140. Será este um bom número? Tudo depende de sua zona de treinamento.

Uma maneira rápida e fácil de determinar a freqüência cardíaca máxima de treinamento consiste em subtrair sua idade de 185. Por exemplo, se você tem 40 anos de idade, sua freqüência cardíaca máxima deve ser de 145. A fim de determinar o ponto mais baixo da zona de treinamento, simplesmente subtraia 20 deste número. No caso de um indivíduo de 40 anos, o valor seria de 125. A faixa de treinamento, portanto, seria entre 125 e 145 pulsações por minuto. Para obter os benefícios máximos de saúde, você deve permanecer nessa faixa e jamais excedê-la.

DURAÇÃO E FREQÜÊNCIA

Um mínimo de 15 a 20 minutos de exercícios, à sua freqüência cardíaca de treinamento, pelo menos três vezes por semana, é necessário para obter benefícios importantes. Será melhor exercitar-se na extremidade mais baixa de sua zona de treinamento, por um período mais longo de tempo, do que se exercitar com maior intensidade durante um período mais curto. Será melhor também se você tornar o exercício parte de sua rotina diária.

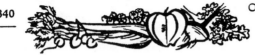

DEPOIS DA MALHAÇÃO

Depois de exercitar-se, seu corpo vai precisar repor os fluidos e eletrólitos (potássio, magnésio, sódio e cálcio). Suco fresco é o que existe de melhor para repor a água e os eletrólitos. Virtualmente, todos os sucos frescos servem, embora os melhores talvez sejam as receitas do Ponche de Potássio e O Potássio Está Aqui (ver Capítulo 7).

SUMÁRIO

A perda de peso que não volta é possível, embora exija um sistema abrangente que trate dos fatores subjacentes que contribuem para a obesidade. O plano descrito neste livro visa dar ao corpo a qualidade de nutrição que ele realmente deseja, em vez de negá-la. O aspecto fundamental do plano é o consumo de suco de frutas e hortaliças frescas, juntamente com uma dieta altamente nutritiva e rica em fibras. Ao dar ao corpo aumento da qualidade de nutrição, as quantidades de calorias que ele consume serão reduzidas, os níveis de energia dispararão para a estratosfera e você sentirá necessidade de praticar exercício. Com o aumento da qualidade da nutrição, você pode melhorar também sua qualidade de vida.

11
OS SUCOS, O SISTEMA IMUNOLÓGICO E O PACIENTE COM CÂNCER

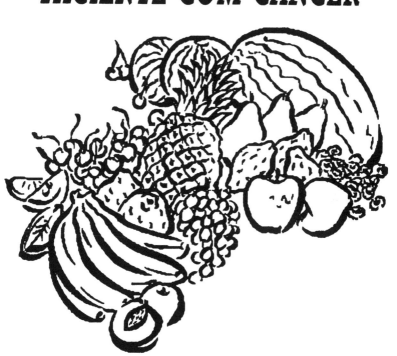

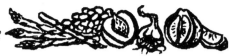

Embora os sucos tragam benefícios para praticamente todas as pessoas, eles devem, nos casos de vários grupos, ser considerados indispensáveis: os que fazem quimioterapia ou radioterapia para tratamento de câncer e pessoas com sistema imunológico altamente comprometido em conseqüência da AIDS. Além de ter que conviver com a doença, esses indivíduos são, com grande freqüência, submetidos a um enorme aumento da carga de radicais livres, como efeito colateral do tratamento. Eles precisam desesperadamente da ajuda e proteção proporcionadas pelos sucos frescos de frutas e hortaliças. Uma das maneiras de os sucos proporcionarem essa ajuda é através de reforço do sistema imunológico.

O SISTEMA IMUNOLÓGICO: UMA RÁPIDA VISÃO GERAL

O sistema imunológico é talvez um dos mais complexos e fascinantes do corpo humano. Embora o funcionamento dos demais sistemas (respiratório, cardiovascular, digestivo, muscular/esqueletal) seja bem conhecido já há algum tempo, só em tempos relativamente recentes é que pesquisadores, cientistas e médicos compreenderam a estrutura básica e as funções do sistema imunológico. A imunologia, ou estudo desse sistema, constitui um dos mais dinâmicos campos de pesquisa do corpo humano.

Ele se compõe de vasos linfáticos e de órgãos (timo, baço, amígdalas e nodos linfáticos), glóbulos brancos (linfócitos, neutrófilos [neutrócitos], basófilos, eosinófilos, monócitos), células especializadas localizadas em vários tecidos (macrófagos, mastócitos) e fatores especializados do soro sanguíneo. Suas funções principais são as de proteger o corpo contra infecções e câncer.

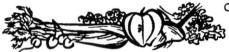

O TIMO: A GLÂNDULA MESTRA DO SISTEMA IMUNOLÓGICO

O timo é composto de dois lobos moles de cor rosa-acinzentada, abertos como um livro, pouco abaixo da tiróide e acima do coração. O timo tem seu desenvolvimento máximo pouco depois do nascimento do indivíduo. Durante o processo de envelhecimento, sofre encolhimento, ou involução. A razão de tal involução é o fato de ser extremamente sensível a lesões causadas por radicais livres e oxidação produzida por estresse, drogas, radiação, infecções e doenças crônicas. Quando lesionado, sua capacidade de controlar o sistema imunológico fica seriamente comprometida.

O timo é responsável por numerosas funções do sistema imunológico, incluindo a produção de linfócitos T, um tipo de glóbulo branco responsável pela denominada "imunidade mediada pelas células", ou seja, mecanismos imunológicos não controlados ou mediados por anticorpos. Esse sistema reveste-se de extraordinária importância na resistência a infecções por bactérias semelhantes a mofos, leveduras (incluindo a *Candida albicans*), fungos, parasitas e vírus (incluindo os da herpes simplex e do mal de Epstein-Barr). A imunidade mediada pelas células é também fundamental na proteção contra o câncer e as alergias.

O timo libera também vários hormônios, entre eles a timosina, a timopoeitina e o fator tímico do soro sanguíneo, que regula numerosas funções imunológicas. Baixos níveis desses hormônios no sangue estão ligados à redução da imunidade e ao aumento da susceptibilidade a infecções. Tipicamente, os níveis de hormônios tímicos são muito baixos nos idosos, nos que apresentam propensão para contrair infecções, em pacientes de câncer e AIDS e em indivíduos expostos a estresse excessivo.

Assegurar a atividade ótima do timo, os níveis de hormônios tímicos corretos e a imunidade mediada pelas células depende de:

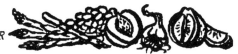

1) impedir a atrofia do timo; 2) usar nutrientes que atuem como co-fatores nos hormônios tímicos e 3) estimular a atividade do próprio timo. Sucos frescos podem ser úteis para atingir todos esses objetivos, embora, de modo geral, um enfoque holístico, envolvendo ervas, suplementos nutricionais, fatores nutricionais especiais e outras terapias de apoio, seja indicado para os doentes mais graves.

FATORES QUE DEBILITAM O SISTEMA IMUNOLÓGICO

ESTRESSE

O estresse causa aumento da secreção dos hormônios das supra-renais, incluindo os corticosteróides e as catecolaminas. Entre outras coisas, esses hormônios inibem os glóbulos brancos e fazem com que o timo diminua de tamanho. Este fato gera uma queda importante na função imunológica, deixando o indivíduo susceptível a infecções, câncer e outras doenças. O nível de redução da atividade imunológica é em geral proporcional ao nível de estresse.

O estresse estimula o sistema nervoso simpático, o responsável pela reação de lutar-ou-fugir. Já o sistema imunológico funciona melhor quando sob controle do sistema nervoso parassimpático. Essa parte do sistema nervoso autônomo assume o controle das funções corporais durante períodos de repouso, relaxação, visualização, meditação e sono. Nos níveis mais profundos do sono, compostos poderosos, que reforçam o sistema imunológico, são liberados e aceleradas também numerosas funções imunológicas. Não podemos frisar o suficiente o valor do sono de boa qualidade, dos exercícios e das técnicas de relaxamento para combater os efeitos do estresse e reforçar o sistema imunológico.

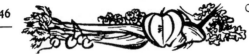

Numerosos estudos demonstraram convincentemente que o estresse, o tipo de personalidade, as atitudes e as emoções do indivíduo são fatores que causam numerosas doenças. A reação ao estresse é inteiramente individual, confirmando o fato de que as pessoas diferem muito em sua maneira de interpretar e reagir aos eventos da vida. As variações na reação ajudam a explicar a grande diversidade de doenças induzidas pelo estresse.

Talvez o fator mais importante na obtenção e manutenção de um sistema imunológico sadio seja uma invariável atitude mental positiva. De que modo desenvolver tal tipo de atitude? Isso acontece em geral aos poucos, acumulando-se uma mudança sutil após outra. O primeiro passo consiste em assumirmos responsabilidade pessoal por nosso estado mental, vida, situação atual, sistema imunológico e saúde. O segundo, agir para concretizar as mudanças que queremos na vida.

DEFICIÊNCIAS NUTRICIONAIS

A subnutrição é em geral considerada em todo o mundo como a causa mais freqüente de imunodeficiência. Embora, ao longo da história, a pesquisa relacionando *status* nutricional com função imunológica tenha se concentrado em desnutrição grave (tais como a desnutrição maligna e os marasmas), a atenção está agora mudando para deficiências marginais de nutrientes isolados ou múltiplos e sobre os efeitos da superalimentação. Há ampla prova a sustentar a conclusão de que qualquer deficiência isolada de nutriente pode debilitar profundamente o sistema imunológico.

A deficiência de nutrientes, porém, não se limita a países do Terceiro Mundo. Pesquisas sobre nutrição entre a população dos Estados Unidos demonstraram que a maioria dos americanos é deficiente em pelo menos um nutriente. Vários levantamentos estimaram que de 19% a 66% da população idosa na América do Norte consomem dois terços ou menos da RDA dos vários nutrien-

tes[1]. É grande a importância dessas descobertas no que interessa ao sistema imunológico, uma vez que virtualmente qualquer deficiência em um nutriente o debilitará, levando o indivíduo a correr o risco de câncer e infecções.

AÇÚCAR

Estudos da década de 1970 constataram que a ingestão de porções de 100g de carboidratos sob a forma de glucose, frutose, sucrose, mel e suco de laranja pasteurizado reduziam fortemente a capacidade dos glóbulos brancos (neutrófilos=neutrócitos) de envolver e destruir bactérias[2]. Em contraste, a ingestão de 100g de amido nenhum efeito produzia. Esses efeitos começavam menos de 30 minutos após a ingestão e duravam por mais de cinco horas. Tipicamente, ocorria uma redução, duas horas após a ingestão, de pelo menos 50% na atividade dos neutrófilos. Uma vez que os neutrófilos constituem de 60% a 70% do total circulante de glóbulos brancos, o enfraquecimento de tal atividade resulta em diminuição da imunidade.

Além disso, descobriu-se que a ingestão de 75g de glucose reduzia a atividade dos linfócitos[3]. Outros aspectos da função imunológica são também indubitavelmente afetados pelo consumo de açúcar. Sugeriram alguns autores que os maus efeitos de altos níveis de glucose constituem resultado da competição entre a glucose sanguínea e a vitamina C por locais de transporte, através das membranas, para os glóbulos brancos[4]. Esse achado baseia-se na prova de que a vitamina C e a glucose exercem aparentemente efeitos opostos sobre a função imunológica e no fato de que ambos precisam de insulina para o transporte, através de membranas, para numerosos tecidos.

Considerando-se que o americano típico consome 150g de sucrose, além de outros açúcares refinados simples, todos os dias, a conclusão inescapável é que a maioria deles possui sistemas

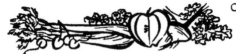

imunológicos cronicamente deficientes. É claro, especialmente durante uma infecção ou doença crônica, como o câncer ou a AIDS, que o consumo de açúcar refinado é nocivo ao sistema imunológico.

OBESIDADE

A obesidade está ligada a problemas como aterosclerose, hipertensão, diabetes *mellitus* e doenças das articulações. Está associada também a um *status* imunológico deficiente, conforme se verifica com a redução da atividade dos neutrócitos na destruição de bactérias, do aumento da morbidez e da mortalidade por infecções[5]. Os níveis de colesterol e lipídios apresentam-se geralmente elevados em indivíduos obesos, o que pode explicar sua deficiente função imunológica (ver abaixo).

GORDURAS NO SANGUE

Níveis mais altos de colesterol, ácidos graxos livres, triglicerídeos e ácidos biliares inibem as várias funções imunológicas, incluindo a capacidade dos linfócitos de proliferar e produzir anticorpos, e a dos neutrócitos de migrar para áreas de infecção e envolver e destruir organismos infecciosos[6]. A função imunológica ótima, portanto, depende de controle desses componentes do soro sanguíneo.

ÁLCOOL

O álcool aumenta a sensibilidade a infecções experimentais em animais e sabe-se que os alcoólatras são mais suscetíveis à pneumonia e às infecções. Estudos sobre glóbulos brancos (neutrócitos) indicam uma diminuição acentuada dos mesmos após a ingestão de álcool, até mesmo em indivíduos nutricionalmente normais.

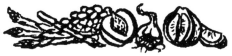

Evidentemente, o consumo de álcool deve ser eliminado por completo nas pessoas gravemente doentes e em todos os que querem possuir um forte sistema imunológico.

REFORÇANDO A FUNÇÃO IMUNOLÓGICA PERFEITA

A função imunológica ótima requer a busca ativa de boa saúde através de atitude mental positiva, dieta sadia e exercícios. A dieta sadia é 1) rica em alimentos integrais, naturais, tais como frutas, hortaliças, cereais, favas, sementes e nozes; 2) baixa em gorduras e açúcares refinados e 3) contém volumes adequados, mas não excessivos, de proteínas. Coroando tudo isso, o indivíduo deve consumir de 400g a 600g de suco de frutas e hortaliças frescas ao dia, beber de cinco a seis copos de água (preferivelmente pura), tomar um bom suplemento multivitamínico-mineral, malhar pelo menos 30 minutos em exercícios aeróbicos e de 5 a 10 minutos em alongamentos estáticos ao dia, fazer exercícios de respiração profunda e relaxamento (tais como meditação ou prece), reservar tempo todos os dias para divertir-se e curtir a família e amigos, e ainda dormir de seis a oito horas por dia.

SUCOS E PACIENTES DE CÂNCER

Talvez não haja maior necessidade dos benefícios dos sucos frescos de frutas e hortaliças do que no câncer. Em muitos casos, o corpo precisa não só enfrentar o estresse da doença, mas os efeitos colaterais do tratamento médico. Especificamente, a quimioterapia e a radiação expõem as células sadias, e não só as cancerosas, a lesões provocadas por radicais livres. O resultado é um grande estresse para os mecanismos antioxidantes e a queda de valiosas enzimas e nutrientes antioxidantes. Os doentes de câncer precisam de quantidades maiores de nutrientes antioxidantes.

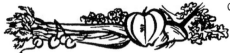

A ajuda aos pacientes com nutrientes antioxidantes, como a coenzima Q10, vitamina C, selênio, vitamina E e compostos de enxofre, está ganhando aceitação na pesquisa ortodoxa sobre a doença. Estudos vêm demonstrando que esses nutrientes podem ajudar a reduzir alguns dos efeitos colaterais da quimioterapia e da radiação, aumentando sua eficácia[7].

Os sucos fornecem não só nutrientes antioxidantes importantes, que podem proteger o paciente contra os efeitos nocivos da quimioterapia e da radiação, mas também uma ampla faixa de anutrientes (ver Capítulo 3). Esses anutrientes podem exercer efeitos anticâncer diretos, bem como estimular o sistema imunológico.

Além do mais, os sucos podem ajudar a enfrentar alguns problemas nutricionais decorrentes do câncer, da quimioterapia ou da radiação. Cerca de dois terços de todos os doentes desenvolvem um estado conhecido como caquexia, que se caracteriza por perda de apetite, resultando em diminuição da ingestão de nutrientes. Isto, por seu lado, leva à desnutrição, à atrofia muscular e a uma função imunológica deficiente. Esta situação é muito grave, uma vez que reduz em muito a qualidade de vida e contribui fortemente para o desenvolvimento de outras doenças ou mesmo para a morte do paciente. Os sucos são usados como partes do programa de ajuda nutricional aos doentes em vários centros ortodoxos de tratamento em todo o país, bem como são elementos importantes em muitos tratamentos alternativos.

SUCOS RICOS EM CAROTENOS

Conforme mencionado no Capítulo 3, grande volume de pesquisa está sendo realizado no estudo da relação entre vitamina A e carotenos e a incidência do câncer epitelial, isto é, câncer dos pulmões, trato gastrintestinal, geniturinário e pele. Os estudos têm demonstrado invariavelmente uma relação inversa entre ingestão

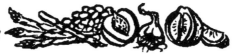

de carotenos e incidência de câncer: quanto maior a ingestão de carotenos, menor a incidência de câncer. A maior parte da pesquisa focaliza-se no beta-caroteno.

Embora seja geralmente aceito que os carotenos proporcionam uma proteção importante contra numerosos tipos de câncer, não se sabe se eles trazem benefícios terapêuticos na doença já declarada. Existem, contudo, numerosos estudos feitos com animais recomendando o uso dos carotenos, especialmente do beta-caroteno, não só na prevenção, como também no tratamento. Infelizmente, não foram feitos estudos com seres humanos.

Alguns estudos de condições pré-cancerosas em seres humanos comprovam que o beta-caroteno tomado oralmente reverte esse estado[8]. Descobriu-se, por exemplo, que é responsável por atividade "substancial" na reversão de uma condição pré-cancerosa conhecida como leucoplaquia [leucoplasia], uma lesão parecida com uma placa branca que ocorre nos lábios ou na cavidade bucal. Trata-se, em geral, de uma reação a irritações, tais como o hábito de fumar ou mascar fumo. A leucoplasia quase invariavelmente termina em câncer. Em um estudo, 17 de 24 pacientes com leucoplasia responderam a uma dose relativamente baixa de beta-caroteno (30mg ao dia), dentro de um período de três meses[9]. Tais resultados estão deixando muito animados pesquisadores do câncer, devido à falta total de efeitos colaterais do beta-caroteno.

Verificou-se ainda que ele produz numerosos efeitos benéficos para o sistema imunológico. Um estudo feito com voluntários humanos sadios, por exemplo, demonstrou que o beta-caroteno tomado por via oral (180mg ao dia, ou aproximadamente 300.000 I.U. ou 30.000 RE) aumentava significativamente a freqüência de um tipo de glóbulo branco, conhecido como célula-T, em aproximadamente 30% após vários dias[10]. Uma vez que as células-T desempenham um papel de importância fundamental na determinação do *status* imunológico, o estudo sugeriu que o beta-caroteno tomado por via oral pode ser eficaz para melhorar esse *status*, mesmo em

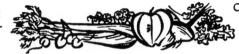

indivíduos sadios, bem como elevá-lo em numerosas doenças, como a AIDS e o câncer, ambas caracterizadas por sua diminuição.

Os efeitos dos carotenos sobre o sistema imunológico podem ir muito além do timo e das células-T. Comprovou-se que eles melhoram a função de vários tipos de células dos glóbulos brancos, bem como reforçam as propriedades antivirais e anticâncer de mediadores de nosso sistema imunológico, como o interferon.

Em palavras simples, parece que bebidas ricas em caroteno reforçam a imunidade antitumor em pacientes de câncer. Eles precisam consumir o mínimo de 600g de bebidas ricas em caroteno todos os dias. É uma boa idéia usar uma grande variedade de sucos, e não simplesmente o de cenoura. A Figura 3.3 lista o conteúdo de caroteno de frutas e hortaliças comuns.

VITAMINA C

Numerosas alegações têm sido feitas sobre o papel da vitamina C (ácido ascórbico) no reforço do sistema imunológico, especialmente no tocante à prevenção e ao tratamento do resfriado comum. A despeito de numerosos estudos clínicos e experimentais positivos, esse efeito, por alguma razão, ainda é calorosamente debatido[11]. Do ponto de vista bioquímico, há prova considerável de que a vitamina C desempenha um papel vital em numerosos mecanismos imunológicos. Sua alta concentração nos glóbulos brancos, especialmente nos linfócitos, é rapidamente esgotada durante infecções e uma deficiência relativa da mesma pode se seguir, se ela não for constantemente reposta.

Provou-se que a vitamina C reforça numerosas funções imunológicas, incluindo a atividade dos glóbulos brancos, níveis de interferon, reações de anticorpos, níveis de anticorpos, secreção de hormônios do timo e integridade da substância fundamental[12]. A vitamina C produz numerosos efeitos bioquímicos muito pare-

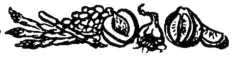

cidos com os do interferon, o composto antiviral e anticâncer natural do corpo.

No caso de pacientes de câncer, é uma boa idéia suplementar-lhes a dieta com doses adicionais de vitamina C (3g-8g diários) e com o consumo de sucos que a possuam em grande quantidade, especialmente os de hortaliças, porque elas são também fontes muito ricas em carotenos. O suco C para Homem Nenhum Botar Defeito é uma excelente fonte de vitamina C natural e de outros antioxidantes.

HORTALIÇAS CRUCÍFERAS

Os efeitos anticâncer da família de crucíferas (ou do repolho comum, couve-de-bruxelas, brócolis, couve-flor) já foram discutidos nos Capítulos 3 e 6. A American Cancer Society recomenda que sejam consumidos regularmente para prevenir o câncer. Estudos com animais estão demonstrando que compostos que contêm enxofre, existente nas hortaliças crucíferas, além de reforçar a desintoxicação de compostos que causam câncer, podem exercer também algum potencial terapêutico na doença. Especificamente, verificou-se que esses compostos inibem o desenvolvimento de muitos tipos de tumores e câncer, incluindo o da mama. As hortaliças crucíferas são também fontes muito ricas em carotenos e vitamina C. O paciente de câncer deve tentar consumir duas xícaras de hortaliças crucíferas todos os dias, em forma integral ou em suco. A receita Surpresa Crucífera, no Capítulo 7, é uma excelente bebida para fornecer a quota diária necessária dessas hortaliças.

ALHO

O antigo médico grego Hipócrates aconselhava comer alho no tratamento do câncer. A julgar por pesquisa com animais e alguns

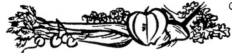

estudos com seres humanos, essa recomendação pode ter sido extremamente sábia. Vários compostos do alho demonstraram exercer importantes efeitos antitumorais e se comprovou que inibem a formação de compostos causadores da doença, bem como reforçam o sistema imunológico.

As pesquisas com seres humanos sobre os efeitos anticâncer do alho baseiam-se principalmente em estudos demográficos. Indicam eles uma relação inversa entre taxas de incidência de câncer e consumo de alho, isto é, as taxas de incidência são mais baixas quando é maior o consumo de alho. Um estudo realizado na China, comparando a população de regiões diferentes, por exemplo, descobriu que a morte por câncer gástrico em regiões onde o consumo de alho era mais alto ocorria em número muito menor do que em regiões de baixo consumo[13].

Muitos dos compostos terapêuticos do alho desaparecem quando esta hortaliça é cozida, processada ou usada em preparações comerciais. Os numerosos efeitos benéficos atribuídos ao alho são obtidos principalmente com o produto fresco, cru. Invariavelmente, o composto mais potente do alho é a alicina. Infelizmente, esse composto é também o fator responsável pelo seu odor característico. Extrair o suco do alho juntamente com alimentos ricos em clorofila, como a salsa e a couve, pode lhe reduzir o odor. A receita Usina Imunólogia, no Capítulo 7, é uma bebida excelente para o sistema imunológico.

OS SUCOS E OS PACIENTES DE AIDS

A ingestão de sucos é um aspecto importante da suplementação nutricional para o indivíduo com síndrome de imunodeficiência adquirida, ou AIDS. A pessoa com AIDS, ou com o vírus da imunodeficiência humana (HIV), tem um sistema imunológico severamente comprometido e que precisa de uma ajuda extra. Os

pacientes estão em estado precário e não há atualmente um tratamento eficaz para todos. Eles precisam aumentar a quantidade de nutrientes antioxidantes, uma vez que se encontram em estado de desequilíbrio neste particular[14]. Especificamente, eles têm no corpo maior número de pró-oxidantes do que de antioxidantes. Além disso, o desenvolvimento da AIDS em um indivíduo infectado isento de sintomas de HIV pode depender dos efeitos cumulativos do dano por oxidação. Se isso é verdade, a terapia antioxidante encerra uma grande promessa.

A terapia antioxidante específica, como a N-acetil-cisteína, está demonstrando grande potencial no tratamento da AIDS, embora seja indicado um enfoque mais abrangente, incluindo o uso de sucos frescos de frutas e hortaliças[15]. As recomendações específicas neste particular são as mesmas feitas para os pacientes de câncer. (Para mais informações sobre o enfoque natural no tratamento da AIDS, consulte, por favor, *The Encyclopedia of Natural Medicine*.)

SUCOS E OUTRAS DOENÇAS VIRAIS CRÔNICAS

Os sucos podem trazer benefícios excepcionais a pacientes com herpes, mal de Epstein-Barr e outras doenças virais crônicas, pelo fato de fornecerem grandes volumes de antioxidantes que reforçam o sistema imunológico.

SUMÁRIO

O sistema imunológico é o responsável pelo combate às infecções e ao câncer. O timo, a principal glândula do sistema, controla numerosos aspectos de sua função. A saúde do timo é determinada em grande parte pelo *status* de estresse e nutrição do indiví-

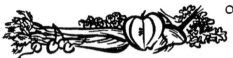

duo. Nutrientes antioxidantes são de importância fundamental para proteger o timo de lesões, bem como para lhe aumentar a função. O álcool, o açúcar, os altos níveis de colesterol inibem, sem exceção, a função imunológica. Os sucos frescos de frutas e hortaliças reforçam o sistema, principalmente como resultado de seu alto conteúdo de antioxidantes, como a vitamina C, de carotenos e de oligoelementos. Os pacientes de câncer e AIDS são exemplos de indivíduos que precisam desesperadamente da ajuda nutricional dada pelos sucos frescos de frutas e hortaliças.

12

RESPOSTAS A PERGUNTAS COMUNS SOBRE SUCOS

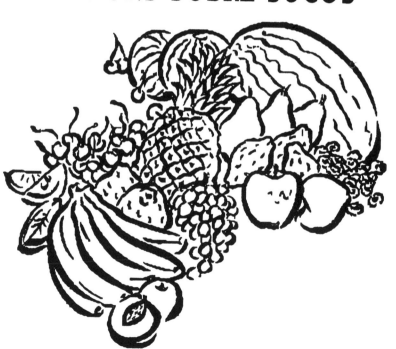

RESPOSTAS A PERGUNTAS COMUNS SOBRE SUCOS

Tenho esperança de ter, antes de iniciar este capítulo, respondido a todas as perguntas de vocês. Se é assim, por que o incluí no livro? Em palestras, observei que, por mais vezes que eu tenha respondido a algumas das perguntas mais comuns, elas, ainda assim, são repetidas no período de perguntas-e-respostas. Quase sempre, ouço a mesma pergunta mais de uma vez. Às vezes, precisamos ouvir as coisas várias vezes ou sob nova luz, antes que elas penetrem. Mas vou responder também a outras perguntas sobre tópicos não comentados nos capítulos precedentes.

P.: Quando faço sucos de frutas e hortaliças, jogo fora o bagaço. As fibras, porém, não são partes importantes da dieta?

R.: Definitivamente, sim. São partes importantes da dieta e devemos também extrair-lhes o suco. Pense nisso: as fibras constituem o material não-digerível existente nas plantas. O suco é o que nos alimenta. Nosso corpo, na verdade, converte em suco os alimentos que comemos, pois só assim podem ser absorvidos. Os sucos ajudam o processo digestivo do corpo e facilitam a absorção rápida de nutrição de alta qualidade. Proporcionam, de forma rápida, os benefícios nutricionais mais digeríveis e concentrados das frutas e hortaliças.

Extraindo sucos de frutas e hortaliças obtemos, de fato, algumas fibras, especialmente as solúveis em água. E comprovou-se que são estas as que reduzem os níveis de colesterol e produzem outros efeitos benéficos, além de melhorar a função intestinal.

P.: Posso fazer também alguma coisa com a polpa?

R.: Pode. A polpa de numerosos sucos de hortaliças, como nas receitas Salada no Copo e Reforçador do Sistema Imunológico, pode ser uma excelente base para uma sopa. A polpa de cenoura ou de maçã pode ser acrescentada à massa de pãozinho de farelo de trigo ou a bolos sadios de cenoura

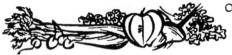

para lhes aumentar o conteúdo de fibras. Talvez o melhor uso da polpa seja juntá-la à pilha de lixo orgânico e devolvê-la à terra.

P.: Qual a diferença entre liquidificador e centrífuga?

R.: A centrífuga separa o líquido da fibra. O liquidificador destina-se a misturar ou liquefazer o alimento, picando-o em alta velocidade. Como não separa o suco das fibras, o resultado é uma massa mole, peguenta, que, na maioria dos casos, não tem um gosto lá muito bom.

Os liquidificadores podem ser muito úteis em conjunto com a centrífuga. A banana, por exemplo, contém pouquíssimo suco, mas é deliciosa em bebidas. Você pode misturar, sem problema, suco recém-extraído, como o de abacaxi, com a banana ou com frutas congeladas não adoçadas e criar uma bebida gostosíssima, que desce que é uma maravilha.

P.: Ouvi dizer que não devemos misturar frutas com hortaliças. Por quê?

R.: É pouquíssima (se é que existe) informação científica em apoio dessa alegação. Essa crença baseia-se mais em filosofia do que em fisiologia. Não obstante, aparentemente algumas pessoas não se dão bem com sucos de frutas e hortaliças misturados, queixando-se de formação de gases. Se você é uma dessas pessoas, evite fazer a mistura. As exceções a essa regra parecem ser as dos sucos de cenoura e maçã, que parece que se misturam sem problema com qualquer outra fruta ou hortaliça. Meu conselho é deixar que o corpo e as papilas gustativas lhe sirvam de guia.

P.: Quanto de suco devo beber por dia?

R.: Recomendo à maioria das pessoas um volume de até 400g de suco de frutas frescas e até 600g de hortaliças por dia. Aconselho também que tentem uma boa variedade de sucos. Estamos descobrindo cada vez mais que os pigmentos

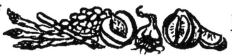

das frutas e hortaliças — os carotenos, flavonóides e clorofila — são responsáveis por muitos de seus benefícios, de modo que sugiro que se sirvam de um arco-íris de frutas e hortaliças.

P.: Estou confusa. Sei que a vitamina A é armazenada no fígado, onde pode acumular-se até alcançar níveis tóxicos e perturbar a função normal desse órgão. A toxidez da vitamina A pode também provocar dores de cabeça, náuseas e vômitos. Desde que o beta-caroteno é transformado em vitamina A no corpo, por que ele não é tóxico?

R.: A vitamina A existe na dieta seja na sua forma "pré-formada", como é encontrada nos produtos lácteos e outros de origem animal, ou como carotenos "provitamina A", presentes nos alimentos vegetais. Mais de 400 carotenos foram identificados, embora se acredite que apenas cerca de 30 a 50 exerçam as atividades da vitamina A. O beta-caroteno é considerado o mais ativo dos carotenos devido a sua alta atividade como provitamina A. Não obstante, outros carotenos produzem efeitos antioxidantes e anticâncer muito mais fortes.

A conversão de um caroteno provitamina A, como o beta-caroteno, em vitamina A depende de vários fatores: nível de vitamina A no corpo, o *status* de proteínas, hormônios tiroidais, zinco e vitamina C. A conversão diminui à medida que aumenta a ingestão de caroteno e quando os níveis da vitamina A no soro sanguíneo são adequados. Ou, em palavras mais simples, se os níveis de vitamina A são suficientes, o beta-caroteno não é convertido. Em vez disso, é transferido aos tecidos corporais para armazenamento.

A vitamina A e os carotenos diferem na maneira como são absorvidos e armazenados pelo corpo. De maneira específica, a vitamina A é armazenada principalmente no fí-

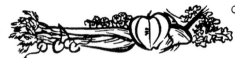

gado, enquanto que, com os carotenos, isso pode acontecer nas células adiposas, em outros órgãos (nas glândulas supra-renais, testículos e ovários ocorrem as maiores concentrações) e em células epiteliais. Estas últimas são encontradas na pele e no revestimento dos órgãos internos, incluindo os tratos respiratório, gastrintestinal e geniturinário.

Não se conhece relato nenhum de toxidez de vitamina A com a ingestão de alimentos ricos em carotenos ou suplementação com beta-caroteno. Além disso, não se comprovou que o beta-caroteno encerre qualquer toxidez importante, a despeito de seu uso em doses muito altas no tratamento de numerosos problemas de saúde. Ao contrário da vitamina A, o uso de caroteno é seguro durante a gravidez. Na verdade, foi provado que impede lesões genéticas.

Mas é preciso frisar que embora não se conheçam casos de toxidez que se deva ao beta-caroteno, há alguma prova indicando que o excesso de suco de cenoura durante um longo período de tempo — um a dois quartilhos de suco fresco durante vários anos — pode provocar redução do número de glóbulos brancos e cessação da menstruação. Esses efeitos podem ser atribuíveis a algum outro fator na dieta ou, possivelmente, à própria cenoura. Nenhum desses efeitos nem nenhum outro foram observados em sujeitos com sensibilidade muito forte aos raios solares e que consumiram doses muito altas de beta-caroteno puro — por exemplo, 300.000-600.000 I.U. por dia (o que equivale a dois ou quatro quilos de cenouras cruas) durante um longo período de tempo.

Esse possível efeito do consumo diário de mais de um quartilho de suco de cenoura durante muitos anos pode ser evitado ingerindo-se outros sucos em base regular, além do primeiro. Um grande número de alimentos ricos em ca-

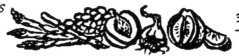

roteno deve ser incluído na dieta. Essa orientação proporcionará o maior benefício possível.

P.: Por que minha pele fica alaranjada quando tomo um bocado de suco de cenoura? Isso não é sinal de toxidez?

R.: O armazenamento de carotenos na pele resulta em carotenodermia, ou cor amarelo-alaranjada da pele. Mas isso não deve ser motivo nenhum de preocupação e não está ligado a qualquer toxidez. Na verdade, provavelmente é um sinal muito bom e que indica apenas que o corpo dispõe de um bom suprimento de carotenos. A carotenodermia não diretamente provocada pela ingestão na dieta ou por suplementação, contudo, pode ser um sinal de deficiência em fatores de conversão necessários, tais como zinco, hormônio tiroidal, vitamina C ou proteína.

P.: Os sucos proporcionam maiores benefícios do que suplementos de beta-caroteno ou alimentos intactos, ricos nesse elemento?

R.: Definitivamente, sim. A extração do suco rompe as membranas das células, liberando, dessa forma, importantes compostos nutricionais, como os carotenos, para absorção mais fácil. A suplementação, embora benéfica, só fornece um tipo particular de beta-caroteno, ao passo que extrair o suco de uma grande variedade de alimentos ricos nesses elementos fornecerá uma faixa mais ampla dos mesmos alimentos, muitos dos quais dotados de propriedades ainda mais benéficas.

P.: Se usar sucos vou precisar tomar comprimidos de vitaminas ou minerais?

R.: É calorosamente debatida a questão sobre se os americanos precisam ou não completar sua dieta com vitaminas e minerais. Numerosos especialistas dizem que essa suplementação é necessária; outros afirmam que a dieta em si pode fornecer toda a nutrição indispensável. Qual lado tem

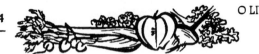

razão? Ambos, até certo ponto. Tudo se resume na opinião de cada um sobre o que é nutrição "ótima".

O especialista que acredita que nutrição ótima significa simplesmente que não há sinais óbvios de deficiência de nutrientes ou má saúde responderá de forma diferente de outro que considera a nutrição ótima como o estado que permite ao indivíduo funcionar no mais alto nível possível, com vitalidade, energia e entusiasmo pela vida.

Poderá o indivíduo obter da dieta toda a nutrição de que necessita? Isso é possível, mas altamente improvável. Recentemente, o governo dos Estados Unidos patrocinou certo número de estudos abrangentes, com vistas a verificar o *status* nutricional da população. Os estudos indicaram que as possibilidades de seguir uma dieta que atenda à dose dietética recomendada (RDA) de todos os nutrientes é extremamente remota no caso da maioria, especialmente de crianças e idosos. Os estudos sugeriram ainda que a suplementação dietética pode ser extremamente benéfica. Quanto a mim, acredito firmemente na necessidade da suplementação de vitaminas e minerais para a maioria das pessoas. Até mesmo o defensor mais dedicado da saúde natural, como eu mesmo, reconhece que não é possível atender a todas as enormes necessidades nutricionais, para ter saúde ótima, apenas através da dieta. Segundo penso, a suplementação é indispensável.

Há um grande conjunto de informações em apoio de minha opinião. Um estudo recente, publicado em uma respeitada revista médica, por exemplo, demonstrou que a suplementação com fórmulas de múltiplas vitaminas-minerais aumentou a inteligência até de crianças não desnutridas. Em outro estudo publicado noutra prestigiosa revista médica, foi demonstrado que uma fórmula contendo vitaminas e minerais, bem como carboidratos, proteínas e gorduras, produziu um efeito muito benéfico sobre o sistema imunológico. Estes foram apenas dois entre dezenas de milhares de artigos na literatura médica demonstrando os benefícios para a saúde dessa suplementação.

Está ocorrendo uma rápida acumulação de pesquisa adicional, confirmando a alegação de que a suplementação dietética exerce, realmente, atividade benéfica para a saúde. Muitos anos podem ser necessários, porém, antes de haver prova suficiente que satisfaça a todos os grupos de pesquisadores. Com a informação disponível neste momento, numerosos especialistas pensam que a suplementação dietética pode trazer grande benefício para um grande número de indivíduos, especialmente quando associada a uma dieta e estilo de vida sadios. Concordo com essa posição.

P.: Quando um bebê pode começar a beber sucos?

R.: Minha recomendação, de nada de suco até os seis meses de idade, é compartilhada por numerosos especialistas. Após essa idade, os sucos frescos podem começar a ser usados gradualmente. Deve-se prestar atenção a quaisquer sinais de intolerância, tais como diarréia e formação de gases. Será bom também diluir o suco com igual volume de água. Os bons sucos para crianças são os adocicados, tais como os de cenoura, maçã, cantalupo e laranja. Mas jamais deixe o bebê cair no sono com uma mamadeira de suco na boca ou conservá-la assim por períodos longos. Açúcar demais, incluindo o que existe em sucos frescos, pode provocar problemas no desenvolvimento dos dentes.

P.: Posso congelar os sucos?

R.: Pode. Você perderá alguns benefícios nutricionais e enzimas, mas isso será melhor do que perder o suco. Além disso, você pode fazer deliciosas bebidas caseiras com eles. Experimente congelar o suco da receita O Favorito das

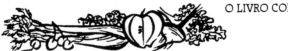

Crianças (ver Capítulo 7) em uma bandeja de gelo, usando palitos espetados nos cubinhos, como se fossem picolés.

P.: Tenho que seguir exatamente as receitas dos sucos?

R.: Absolutamente, *não*. Fazer suco deve ser uma atividade agradável. As receitas têm apenas o objetivo de indicar a direção certa. Divirta-se. Crie seus próprios favoritos.

P.: Devo tomar sucos, se sou hipoglicêmico?

R.: Excesso de qualquer açúcar simples, incluindo os encontrados nos sucos de frutas e hortaliças, pode gerar estresse para os mecanismos de controle do açúcar no sangue, especialmente se você for hipoglicêmico ou diabético. A vantagem da variedade de açúcares simples e naturais nas frutas e hortaliças, em comparação com a sucrose (açúcar branco e outros açúcares refinados) é que eles são equilibrados por uma ampla faixa de nutrientes, que facilitam a utilização dos mesmos pelo corpo. Os verdadeiros problemas com os carboidratos começam quando eles são refinados e privados desses nutrientes. Virtualmente, todo conteúdo de vitamina é eliminado de açúcar branco, massas e produtos de confeitaria brancos e numerosos cereais usados no desjejum. Ainda assim, é recomendado com freqüência que indivíduos com controle deficiente do açúcar não tomem mais de 200g de suco de cada vez. É também uma boa idéia dar preferência a sucos de hortaliças e bebê-los juntamente com as refeições, retardando, dessa maneira, a absorção dos açúcares.

P.: Eu tenho problema crônico de cálculo renal. Devo evitar os sucos porque muitos deles contêm altos níveis de cálcio?

R.: Evite os que contêm espinafre, porque o espinafre é rico em cálcio e oxalatos. Sua dieta, porém, deve incluir sucos frescos. Na verdade, há vários sucos que você deve consumir em base regular.

A alta taxa de cálculos renais nos Estados Unidos foi

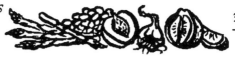

atribuída diretamente aos seguintes fatores dietéticos: pouca fibra, açúcar refinado, álcool, grandes volumes de proteínas de origem animal, muita gordura, muito cálcio e sal e alimentos enriquecidos com vitamina D, como o leite. O melhor conselho dietético para indivíduos com propensão para cálculos renais é adotar uma dieta vegetariana. Como grupo, os vegetarianos, segundo se apurou, correm menos riscos de ter cálculos renais. Não obstante, estudos demonstraram também que mesmo entre os que consomem carne, naqueles que ingerem também maiores volumes de frutas e hortaliças frescas é menor a incidência desse estado. A suplementação de fibras e a mudança simples de pão branco para pão integral resultaram na diminuição da eliminação de cálcio pela urina.

Quanto ao suco específico para indivíduos com essa propensão, verificou-se que o suco de uva-do-monte reduziu em mais de 50% o volume de cálcio ionizado na urina. Altos níveis de cálcio na urina aumentam em muito o risco da formação de cálculos renais.

P.: Estou preocupada com osteoporose. Posso obter o cálcio de que meus ossos necessitam sem tomar leite?

R.: Osteoporose significa literalmente osso poroso. Nos Estados Unidos, esse problema afeta mais de 20 milhões de pessoas. Numerosos fatores podem provocar perda excessiva de tecido ósseo e existem variantes desse estado. A osteoporose pós-menopausa é a forma mais comum.

A osteoporose envolve tanto os componentes minerais (inorgânicos) quanto os não-minerais (matriz orgânica composta principalmente de proteína) dos ossos. Esta é a primeira indicação de que, nesse estado, ocorre mais do que uma simples falta de cálcio na dieta. Recentemente, foi lançada uma campanha muito forte, aconselhando o aumento desse tipo de cálcio, com vistas a prevenir a doença.

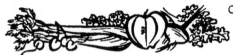

Conquanto isso pareça um conselho médico válido para muitas pessoas, a osteoporose é muito mais do que falta de cálcio na dieta. Trata-se de um estado complexo e que envolve fatores hormonais, ambientais e nutricionais.

Em vez de ficarmos obcecados com o cálcio, seria melhor focalizar outros fatores relativos a estilo de vida e dieta, tais como exercício, açúcar, proteínas e sucos frescos de frutas e hortaliças.

Na verdade, a aptidão física, e não a ingestão de cálcio, constitui o principal fator na densidade dos ossos. Comprovou-se que uma hora de atividade moderada, três vezes por semana, previne a perda de tecido ósseo. Na verdade, verificou-se que esse tipo de exercício aumenta realmente a massa óssea nas mulheres, após a menopausa. A caminhada é provavelmente o melhor exercício para se começar. Em contraste com o exercício, a imobilidade duplica a taxa de excreção do cálcio, com o resultado de surgir crescente probabilidade de aparecimento da osteoporose.

O café, o álcool e o fumo provocam um balanço negativo do cálcio (isto é, mais cálcio é perdido do que absorvido) e estão associados a aumento do risco da doença. Obviamente, fatores ligados ao estilo de vida precisam ser eliminados.

Foram sugeridos também numerosos fatores dietéticos como causas da osteoporose: baixa ingestão de cálcio e alta de fósforo, dieta muito rica em proteínas, dieta rica em ácidos-cinzas ósseos e deficiência de oligoelementos, para citar apenas alguns. Para reduzir a perda de tecido ósseo, recomenda-se freqüentemente o consumo de elementos abundantes em cálcio. Mas ninguém precisa de produtos lácteos para atender às necessidades de cálcio do corpo. Esse mineral é encontrado em altos volumes em numerosas hortaliças folhudas e em outros alimentos de origem vegetal (ver p. 370).

RESPOSTAS A PERGUNTAS
COMUNS SOBRE SUCOS

A dieta vegetariana, incluindo a lacto-ovo e a vegetariana estrita, foi ligada a menor risco de osteoporose. Os vegetarianos rigorosos não consomem produtos lácteos e é menor seu risco de osteoporose? Como pode isso acontecer? Vários fatores são provavelmente responsáveis pela diminuição da perda de tecido ósseo pelos vegetarianos. Talvez o mais importante seja a redução do consumo de proteínas. Dietas ricas em proteínas e altas em fosfatos foram ligadas ao aumento da eliminação do cálcio pela urina. Elevar o consumo de proteínas de 47g para 142g duplica a excreção do cálcio dessa forma. Uma dieta assim tão alta em proteínas é comum nos Estados Unidos e pode constituir um fator importante no número crescente de pessoas que enfrentam esse problema no país.

Outro culpado é o açúcar refinado. Em seguida à ingestão de açúcar ocorre aumento da perda de cálcio. Considerando-se o fato de que o americano típico consome por dia 150g de sucrose, à parte outros açúcares refinados simples, e um copo de bebida gasosa altamente fosfatada, juntamente com grande volume de proteínas, pouca razão de espanto pode haver para o alto número dos que sofrem de osteoporose neste país. Quando fatores ligados ao estilo de vida são levados em conta, torna-se claro o motivo por que a osteoporose transformou-se em um problema médico.

O consumo de sucos traz benefícios importantes em qualquer plano de prevenção dessa doença. Sucos frescos de frutas e hortaliças proporcionam uma rica fonte de uma larga faixa de vitaminas e minerais, tais como cálcio, vitamina K1, além de boro, que vem sendo reconhecido como tão importante quanto o cálcio para a saúde dos ossos.

Conteúdo de Cálcio de Alimentos Selecionados

Miligramas (mg) por porção ingerida (100 gramas)

Alimento	mg	Alimento	mg
Algas de grande porte	1.093	Alcachofra redonda	51
Queijo tipo Cheddar	750	Ameixa seca	51
Farinha de alfarrobeira	352	Sementes de abóbora-moranga/comum	51
Microalgas	296	Favas secas, cozidas	50
Couve-seda	250	Repolho comum	49
Couve comum	249	Broto de soja	48
Nabiça	246	Trigo-de-inverno, duro	46
Avelã	234	Laranja	41
Levedo de cerveja	210	Aipo	41
Salsa	203	Castanha de caju	38
Folhas de dente-de-leão	187	Cenoura	37
Castanha-do-pará	186	Cevada	34
Agrião	151	Batata-doce	32
Leite de cabra	129	Arroz integral	32
Tofu	128	Alho	29
Figo seco	126	Abóbora-de-verão	28
Leitelho	121	Cebola	27
Semente de girassol	120	Limão	26
Iogurte	120	Ervilha verde, fresca	26
Farelo de trigo	119	Couve-flor	25
Leite integral	118	Pepino	25
Trigo-sarraceno, cru	114	Lentilha, cozida	25
Semente de gergelim, sem casca	110	Cereja doce	22
Azeitona madura	106	Aspargo	22
Brócolis	103	Abóbora-de-inverno	22
Noz-inglesa	99	Morango	21
Queijo tipo ricota	94	Painço	20
Soja, cozida	73	Abacaxi	17
Pecã	73	Uva	16
Germe de trigo	72	Beterraba	15
Amendoim	69	Cantalupo	14
Misso	68	Tomate	13
Alface-romana	68	Berinjela	12
Abricó seco	67	Frango	12
Rutabaga	66	Abacate	10
Passas	62	Carne de vaca	10
Groselha-preta	60	Banana	8
Tâmara	59	Maçã	7
Erva-bezerra	56		

Fonte: "Nutritive Value of American Foods in Common Units", *U.S.D.A. Agriculture Handbook*, nº 456

A vitamina K1 é a forma de vitamina K encontrada em hortaliças verdes folhudas (como a couve comum, couve-seda, salsa, alface). Uma de suas funções, freqüentemente ignorada, é o papel que desempenha para converter a osteocalcina inativa em sua forma ativa. A osteocalcina é a principal proteína não-colágeno existente no osso. Sua função é prender as moléculas de cálcio e mantê-las no devido lugar no interior dos ossos.

A deficiência de vitamina K resulta em mineralização defeituosa dos ossos devido a níveis insuficientes de osteocalcina. Níveis muito baixos de vitamina K1 foram encontrados em pacientes com fraturas, em casos de osteoporose. A gravidade das fraturas correlacionava-se fortemen te com o nível de vitamina K circulante. Quanto mais baixo o nível de vitamina K, mais grave a fratura. Uma vez que essa vitamina está presente em hortaliças folhudas, elas talvez sejam um dos principais fatores de proteção da dieta vegetariana contra a doença.

Além da vitamina K1, os altos níveis de numerosos minerais, tais como o cálcio e o boro nos alimentos vegetais, principalmente nas hortaliças folhudas, podem ser também responsáveis por esse efeito protetor. O boro é um oligoelemento que vem despertando atenção como fator protetor nessa doença. Comprovou-se que produz um efeito positivo sobre os níveis de cálcio e estrógeno ativo em mulheres na pós-menopausa, o grupo de mais alto risco nesses casos. Como se observou num estudo, a suplementação da dieta dessas mulheres com uma dose de 3mg de boro ao dia reduziu a eliminação do cálcio pela urina em 44% e elevou espetacularmente os níveis do estrógeno biologicamente mais ativo. Parece que o boro é necessário para ativar certos hormônios envolvidos na saúde dos ossos, incluindo estrógeno e vitamina D. Uma vez que as frutas e

hortaliças constituem as principais fontes desse mineral, dietas baixas nesses alimentos podem ser também deficientes em boro. A suplementação com o boro não será necessária, se a dieta for rica em frutas e hortaliças.

Se você já tem alguma perda óssea, eu recomendaria que tomasse OsteoPrime. Esta suplementação, que é uma fórmula completa para a saúde dos ossos, pode ser obtida em lojas de produtos naturais.

P.: Eu fumei durante muitos anos e, mesmo que tenha largado o cigarro há alguns anos, ainda tenho problemas para respirar. Sucos frescos poderão restaurar minha capacidade de respirar bem?

R.: Talvez. Tanto quanto sei, os riscos do fumo incluem enfisema e outras doenças pulmonares crônicas obstrutivas, tais como asma e bronquite crônica. Entre elas, o enfisema é a mais grave. Fumar cigarros provoca doença ao 1) bloquear enzimas importantes que podem impedir lesões pulmonares e 2) esgotar os depósitos, nos tecidos, de nutrientes antioxidantes fundamentais, como a vitamina C.

Na Grã-Bretanha e nos Estados Unidos, numerosos estudos provaram que os fumantes consomem menos frutas e hortaliças frescas do que os não-fumantes. Esse fato aumenta-lhes fortemente o risco não só de enfisema, mas também de outras doenças, tais como cardiopatias, câncer e acidentes vasculares cerebrais (derrames).

Um grupo de pesquisadores britânicos verificou o efeito de sucos de frutas e hortaliças frescas sobre a função respiratória de fumantes e não-fumantes. Foi estudada a freqüência conhecida de consumo de frutas frescas e sucos entre 1.502 não-fumantes e 1.357 fumantes na faixa de 18-69 anos de idade, sem nenhuma história de doença respiratória crônica. O volume de ar expelido por segundo (volume respiratório forçado em um segundo, ou FEV1)

RESPOSTAS A PERGUNTAS COMUNS SOBRE SUCOS

foi medido em um espirômetro. O consumo de frutas de inverno foi usado como indicador do consumo durante todo o ano.

O resultado foi o esperado em fumantes. Os que comiam frutas frescas ou sucos apresentavam uma função respiratória muito melhor do que os que nunca tomavam sucos ou comiam frutas frescas menos de uma vez por semana (os valores FEV1 foram em média 78ml menores do que no segundo grupo). Entre os não-fumantes, porém, descobriu-se um fato inesperado: a função respiratória era maior nos que comiam ou bebiam sucos de frutas fescas em base regular.

Os pesquisadores chegaram à conclusão de que os efeitos observados de melhora da função do trato respiratório, com o consumo de frutas fescas e sucos, podiam ter mais relação com hábitos dietéticos durante a infância do que com uma influência direta da dieta nas vias respiratórias na vida adulta. Segundo eles, o efeito de consumo de frutas frescas na infância era ainda mais pronunciado do que em adultos, uma vez que as frutas podem promover melhor crescimento dos pulmões e da capacidade pulmonar.

Os resultados do estudo sugerem que frutas frescas e consumo de sucos não só protegem o indivíduo contra doenças respiratórias crônicas, como enfisema e asma, mas podem melhorar a função pulmonar em indivíduos sadios e promover maior crescimento dos pulmões e capacidade pulmonar, se consumidos durante a infância. Diante desse estudo, concluo que sucos de frutas e hortaliças frescas podem ser muito úteis para você recuperar a saúde.

P.: Ouvi dizer que a família de hortaliças do repolho pode causar bócio. Ainda assim, todos me dizem que devo comê-los. Devo me preocupar com isso?

R.: A família de hortaliças do repolho contém, de fato, com-

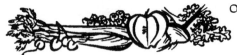

postos que podem interferir na ação do hormônio da tiróide, ao bloquear a utilização do iodo. Não há, contudo, prova de que esses compostos causem qualquer problema quando os níveis de iodo na dieta são adequados. Por conseguinte, será uma boa idéia, se grandes quantidades de hortaliças crucíferas estão sendo consumidas, que a dieta contenha também volumes suficientes de iodo. O iodo é encontrado nas algas grandes e nas microalgas, em hortaliças cultivadas perto do mar, no sal iodado e em suplementos alimentares.

P.: Podemos extrair o suco de brotos de vegetais?

R.: Podemos. Na verdade, podemos extrair o suco de virtualmente todas as plantas e alimentos, desde que tenham um alto conteúdo de água, incluindo os brotos, que fornecem uma larga faixa de nutrientes e podem dar sabor a qualquer suco de hortaliças.

P.: Por que devo fazer sucos?

R.: Meu objetivo ao escrever este livro foi responder a essa pergunta. Deixe-me sumariar os principais benefícios dos sucos frescos:

Aumento de energia
Aumento da qualidade nutricional
Aumento do consumo de anutrientes que promovem a saúde
Prazer em preparar os sucos e sabor excelente

Uma nota final: enquanto terminava de escrever este livro, descobri por acaso um artigo intitulado "A glutationa em alimentos listados no questionário de hábitos e freqüência de alimentos, do Instituto Nacional do Cancer", dos Estados Unidos, publicado na revista médica *Nutrition and Cancer*[1]. A glutationa é um antioxidante importante existente no corpo. E também um importante agente anticâncer e ajuda na desintoxicação de metais pesados, tal como o chumbo, bem como na eliminação de pesticidas e solventes. Quando mediram os níveis de glutationa em alimentos, o que é que você pensa que os pesquisadores encontraram? As frutas e hortaliças frescas proporcionavam excelentes níveis da mesma.

COMPARAÇÃO DA GLUTATIONA EXISTENTE EM SUCOS FRESCOS COM ENLATADOS OU ENGARRAFADOS

Alimento   Glutationa, mg/100mg de Peso Seco

Alimento	FRESCO	ENLATADO OU ENGARRAFADO
Maçã	21	0,0
Cenoura	74,6	0,0
Grapefruit	70,6	0,0
Espinafre	166	27,1
Tomate	169	0,0

Esta é uma prova extra de que, para obter os maiores benefícios dos alimentos, devemos consumi-los frescos.

MENSAGEM PESSOAL

Tenho esperança de que as informações apresentadas neste livro não apenas tenham deixado claro que os sucos devem ser parte integrais de uma dieta e estilo de vida sadios, mas que lhe tenham inspirado a começar uma nova e melhor vida. Ser sadio implica assumir um compromisso consigo mesmo. A recompensa, freqüentemente, é difícil de ver ou sentir. De modo geral, só quando o corpo

adoece de alguma maneira é que reconhecemos que não cuidamos dele como deveríamos ter feito. Lembrem-se do que disse Ralph Waldo Emerson: "A maior riqueza é a saúde." Não espere até perder a saúde para reconhecer como ela é importante. Comece agora mesmo a levar uma vida sadia.

A recompensa para a maioria das pessoas que mantêm uma atitude mental positiva, seguem uma dieta sadia e praticam exercícios regularmente é uma vida plena de altos níveis de energia, alegria, vitalidade e imensa paixão de viver. E é isto o que lhes desejo.

NOTAS

CAPÍTULO 1 POR QUE SUCO?

1. Block G, Dietary guidelines and the results of food consumption surveys, *Am. J. Clin. Nutr.* 53:356S-75, 1991.

2. National Research Council, *Diet and Health: Implications for reducing chronic disease risk* (Washington, DC: National Academy Press, 1989); Trowell H. Burkitt D. e Heaton K., *Dietary fibre, fibre-depleted foods and disease* (Nova York: Academic Press, 1985).

3. Resnikow K, Barone J., Engle A. et al., Diet and Serum lipids in vegan vegetarians: A model for risk reduction, *J. AM. Diet Soc.* 91:447-53, 1991; Phillips R.L., Role of Life-style and dietary habits in risk of cancer among Seventh-Day Adventists, *Cancer Res.* 35:3513-22, 1975.

4. Robins J., *Diet for a new America* (Walpole, N.H.: Stillpoint Publishing, 1987).

5. Physicians Committee for Responsible Medicine, P.O. Box 6322, Washington, DC, 20015.

6. American Cancer Society, *Nutrition and Cancer: Cause and prevention* (Nova York: American Cancer Society, 1984).

7. Wald N.J., Thompson S.G., Densem J.W. et al., Serum beta-carotene and subsequent risk of cancer: Results from the BUPA study, *Br. J. Cancer* 57:328-33, 1988; Harris R.W.C., Key T.J.A., Silcocks P.B. et al., A case-control study of dietary carotene in men with lung cancer and in men with other epithelial cancers, *Nutr. Can.* 15:63-68, 1991; Peto R., Doll R., Buckley J.D. et al., Can dietary beta-carotene materially reduce human cancer rates? *Nature* 290:201-8, 1981; Rogers A.E. e

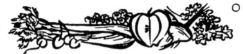

Longnecker M.P., Biology of disease: Dietary and nutritional influences on cancer: A review of epidemiologic and experimental data, *Lab. Invest.* 59:729-59, 1988.

8. Konowalchuk J. e Speris J.I., Antiviral effect of apple beverages, *Appl. Envir. Microbiol.* 36:798-801, 1978.
9. Shils M.E. e Young V.R., *Modern Nutrition in health and disease*, 7ª ed. (Filadélfia: Lea and Febiger, 1988).
10. White P.L. e Selvey N., Nutritional qualities of fresh fruits and vegetables (Mount Kisco, NYL Futura Publishing, 1974).
11. Douglass J.M., Rasgon, I.M., Fleiss P.M. et al., Effects of a raw food diet on hypertension and obesity, *Southern Med. J.* 78:841-44, 1985.
12. Chow K.C., org. *Cellular antioxidant defense mechanisms*, vols. 1, 2 e 3 (Boca Raton, FL; CRC Press, 1988).
13. Rosa G.D., Keen C.L., Leach RM, e Hurley LS, Regulation of superoxide dismutase activity by dietary manganese, *J. Nutri.* 110:595-804, 1980; Levine M., New concepts in the biology and biochemistry of ascorbic acid, *New. Eng. J. Med.* 314:892-902, 1986; Burton G. e Ingold K., Beta-carotene: An unusual type of antioxidant, *Science* 224:569-73, 1984; Cody V., Middleton E., e Harborne J.B., *Plant flavonoids in biology and medicine: Biochemical, pharmacological, and structure-activity relationships* (Nova York: Alan R. Liss, 1986).

CAPÍTULO 2   O QUE HÁ NOS SUCOS? OS NUTRIENTES

1. American Medical Association, *Drinking water and human health* (Chicago: American Medical Association, 1984).
2. Ver Cap. 1, nota 2.
3. *Nutritive Value of Foods.* Home and Garden Bulletin Number 72. (Washington, DC: U.S. Department of Agriculture, 1981).
4. Har J.P., Shearer M.J., Klenerman L. et al., Electrochemical detection of depressed circulating levels of vitamin K1 in osteoporosis, *J. Clin. Endocrinol. Metabol.* 60:1268-69, 1985; Bitensky L. Hart J.P., Catterall A. et al., Circulating vitamin K in patients with fractures, *J. Bone. Joint. Surg.* 70-B:663-64, 1988.

5. Ver nota 3.
6. Nielsen F.H., Boron: An overlooked element of potential nutrition importance, *Nutrition Today*, janeiro-fevereiro: 4-7, 1988.
7. Ver nota 3.
8. Khaw K.T. e Barrett-Connor E., Dietary potassium and stroke-associated mortality, *N. Engl. J. Med.*, 316:235-40, 1987; Jansson B., Dietary, total body, and intracellular potassium-to-sodium ratios and their influence on cancer, *Cancer Detect Prevent*, 14:563-65,1991.
9. Limura O., Kijima T., Kikuchi K. et al., Studies on the hypotensive effect of high potassium intake in patients with essential hypertension, *Clin. Sci. 61* (Supplement 7): 77s-80s, 1981.
10. Ver nota 8; Cap. 1, notas 2 e 9.

CAPÍTULO 3   O QUE HÁ NOS SUCOS? OS ANUTRIENTES

1. Steinmetz K.A. e Potter J.D., Vegetables, fruit, and cancer, II. Mechanisms, *Canc. Causes Control,* 2:427-42, 1991. Ver também Cap. 1, notas 2, 6 e 7.
2. Ver nota 1; Cap. 1, nota 2.
3. Ver nota 1.
4. Ver Cap. 1, nota 6.
5. Howell E., *Enzyme nutrition* (Wayne, N.J.: Avery Publishing, 1985); Grossman M.I., Greengard H., e Ivy A.C., The effect of diet on pancreatic enzymes, *Am. J. Physiol.*, 138:676-82, 1943.
6. Kent L e Kent S, *Raw energy* (Londres: Century Publishing, 1984).
7. Taussig S. e Batkin R., Bromelain: The Enzyme complex of pineapple (Ananas comosus) and its clinical application. An update, *J. Ethnopharmacol.*, 22:191-203, 1988.
8. Murray M.T., *Healing Power of herbs* (Rocklin, C.A.: Prima, 1991).
9. Miller J. e Opher A., The increased proteolytic activity of human blood serum after oral administration of bromelain, *Exp. Med. Surg.*, 22:277-80, 1964; Izaka K., Yamada M., Kawano T., e Suyama T, Gastrointestinal absorption and anti-inflammatory effect of bromelain, *Jap. J. Pharmacol.*, 22:519-34, 1972; Seifert J., Ganser R.,

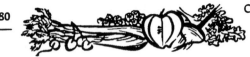

e Brendel W, Absorption of a proteolytic enzyme of plant origin from the gastrointestinal tract into the blood and lymph of adult rats, *Z Gastroenterol.*, 17:1-18, 1979.

10. Olson J.A., Cap. 11. Vitamin A, em M.B. Brown, org., *Present knowledge in nutrition*, 6ª. ed. (Washington, DC: Nutrition Foundation, 1990), pp. 96-107.

11. Bendich A. e Olson J.A., Biological actions of carotenoids, FASEB J, 3:1927-32, 1989; ver também nota 10.

12. Ver nota 10.

13. Ziegler R.G., A review of epidemiologic evidence that carotenoids reduce the risc of cancer, *J. Nutr.*, 119:116-22, 1989; ver também a nota 10; Cap. 1, nota 2.

14. Krinsky N.I., Carotenoids and cancer in animal models, *J. Nutr.*, 119:123-6, 1989; Bendich A, Carotenoids and the immune response, *J Nutr*, 119:112-15, 1989; Alexander M., Newmark H., e Miller R.G., Oral beta-carotene can increase the number of OKT4+cells in human blood, *Imunol Letters*, 9:221-24, 1985; ver também notas 10 e 11.

15. Cutler R.G., Carotenoids and retinol: Their possible importance in determining longevity of primate species, *Proc. Natl. Acad. Sci.*, 81:7627-31, 1984.

16. Ver nota 11.

17. Bendich A.. The safety of beta-carotene, *Nutrition and Cancer*, 11:207-14, 1988.

18. Kuhnau J., The Flavonoids: A class of semi-essential food components: Their role in human nutrition, *Wld. Rev. Nutr. Diet*, 23:117-91, 1976.

19. Cody V., Middleton E., Harborn J.B., e Beretz A., *Plant flavonoids in biology and medicine II: Biochemical, pharmacological, and structure-activity relationships* (Nova York: Alan R. Liss, 1988); Havsteen B., Flavonoids, a class of natural products of high pharmacological potency, *Biochem. Pharmacol.*, 32:1141-48, 1983; ver também as notas 18 e Cap. 3, nota 13, Cody.

20. Blau L.W., Cherry diet control for gout and arthritis, *Texas Report on Biology and Medicine*, 8:309-11, 1950; Wegrowski J., Robert A.M., e Moczar M., The effect of procyanidolic oligomers on the composition

of normal and hypercholesterolemic rabbit aortas, *Biochem. Pharmacol.*, 33:3491-97, 1984.
21. Amella M., Bronner C., Briancon F et al., Inhibition of mast cell histamine release by flavoids and biflavonoids, *Planta Medica*, 51:16-20, 1985; Busse W.W., Kopp D.E., e Middleton E., Flavonoid modulation of human neutrophil function, *J. Aller. Clin. Immunol.*, 73:801-9, 1984; ver também Cap. 1, nota 13, Cody.
22. Rafsky H.A. e Krieger C.I., The treatment of intestinal diseases with solutions of water-soluble chlorophyll, *Ver Gastroenterol.*, 15:549-53, 1945; Smith L e Livingston A., Chlorophyll: An experimental study of its water soluble derivatives in wound healing, *Am. J. Surg.*, 62:358-69, 1943.
23. Nahata M.C., Sleccsak C.A., e Kamp J., Effect of chlorophyllin on urinary odor in incontinent geriatric patients, *Drug. Intel. Clin. Pharm.*, 17:732-34, 1983; Young RW e Beregi J.S., Use of chlorophyllin in the care of geriatric patients, *J. Am. Ger. Soc.*, 28:46-47, 1980.
24. Patek A., Chlorophyll and regeneration of the blood, *Arch. Int. Med.*, 57:73-76, 1936; Gubner R. e Ungerleider H.E., Vitamin K therapy in menorrhagia, *South. Med. J.*, 37:556-58, 1944.
25. Ong T., Whong W.Z., Stewart J., e Brockman H.E., Chlorophyllin: A potent antimutagen against environmental and dietary complex mixtures, *Mutation Research*, 173:114-15, 1986.
26. Ohyama S., Kitamori S., Kawano H. et al., Ingestion of parsley inhibits the mutagenicuty of male urine following consumption of fried salmon, *Mutation Research*, 192:7-10, 1987.

CAPÍTULO 4 COMO PREPARAR O SUCO: COMEÇANDO

1. Sterling T. e Arundel A.V., Health effects of phenoxy herbicides, *Scand. J. Work Environ. Health.*, 12:161-73, 1986; Fan A.M. e Jackson R.J., Pesticides and food safety, *Regulatory Toxicol. Pharmacol.*, 9:158-74, 1989; Mott L. e Broad M., *Pesticides in Food* (São Francisco: National Resources Defense Council, 1984); ver Cap. 3, notas 25 e 16; ver ainda Cap. 5, nota 2.

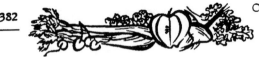

2. Ver Cap. 4, nota 1, Sterling.
3. Ver Cap. 4, nota 1, Sterling, Fan e Mott.
4. Ver Cap. 4, nota 1, Mott.
5. Ver Cap. 4, nota 1, Fan.

CAPÍTULO 5   GUIA PARA O USO DE FRUTAS

1. Ver Cap. 3, nota 18.
2. Smart R.C., Huang M.T., Chang R.L. et al., Effect of ellagic acid and 3-O-decylellagic acid on the formation of benzo[a]-pyrene in mice, *Carcinogenesis*, 7:1669-75, 1986.
3. Majid S., Khanduja K.l., Gandhi R.K. et al., Influence of elagic acid on antioxidant defense system and lipid peroxidation in mice, *Biochem. Pharmacol.*, 42:1441-45, 1991.
4. Best R., Lewis D.A., e Nasser N., The anti-ulcerogenic activity of the unripe plantain banana (Musa species), *B.r. J. Pharmacol.*, 82:107-16, 1984.
5. Murray, *Herbs* (ver Cap. 3, nota 8).
6. Pinski S.L. e Maloney J.D., Adenosine: A new drug for acute termination of supraventricular tachycardia, *Clev. Clin. J. Med.*, 47:383-88, 1990.
7. Sobota A.E., Inhibition of bacterial adherence by cranberry juice: Potential use for the treatment of urinary tract infections, *J. Urology*, 131:1013-16, 1984.
8. Ofek I., Goldhar J et al., Anti-escherichia activity of cranberry and blueberry juices, *New England Journal of Medicine*, 324, 1599, 1991.
9. Masquelier J., Pycnogenols: Recent advances in the therapeutic activity of procyanidins, em *Natural products as medicinal agents*, vol. 1 (Stuttgart: Hippokrates-Verlag, 1981), pp. 243-56.
10. Robbins R., Martin F.G., e Roe J.M., Ingestion of grapefruit lowers elevated hematocrits in human subjects, *Int. J. Vit. Nutr. Res.*, 58:314-17, 1988.
11. Kodama R., Yano T., Furukawa et al., Studies on the metabolism of d-limonene, *Xenobiotica* 6:377-89, 1976; Wattenberg LW, Inhibition

of neoplasia by minor dietary constituents, *Cancer. Res.*, 43 (Suppl.): 2448s-53s, 1983.
12. Carper J., *The food pharmacy* (Nova York: Bantam, 1989).
13. Leung A., *Encyclopedia of common natural ingredients used in food, drugs, and cosmetics* (Nova York: John Wiley, 1980).
14. Taussig S.J., Szakerczes J., e Batkin S., Inhibition of tumour growth in vitro by bromelain, an extract of the pineapple plant (Ananas comosus), *Planta Medica*, 52:538-39, 1985.

CAPÍTULO 6   GUIA PARA PREPARAR SUCOS DE HORTALIÇAS

1. Manousos O., Day N.E., Trichopoulus D. et al, Diet and colorectal cancer: A case-control study in Greece, *Int. J. Cancer.*, 32:1-5, 1983.
2. Welihinda J., Karunanaya E.H., Sheriff M.H.R., e Jayasinghe K.S.A., Effect of Momardica charantia on the glucose tolerance in maturity onset diabetes, *J. Ethnopharmacol.*, 17:277-82, 1986; Welihinda J., Arvison G., Gylfe E. et al., The insulin-releasing activity of the tropical plant Momordica charantia, *Acta Biol. Med. Germ.* 41:1229-40, 1982; Jifka C., S. Trifler B. Fortner G.W. et al., In vivo antitumor activity of the bitter melon (Momardica charantia), *Acta Biol. Med. Germ.*, 41:5151-55, 1983.
3. American Cancer Society, *Nutrition and cancer* (ver Cap. 1, nota 6).
4. Ver Cap. 1, notas 2 e 7; Cap. 3, nota 1; Cap. 5, nota 12.
5. Cheney G., Rapid healing of peptic ulcers in patients receiving fresh cabbage juice, *Cal. Med.*, 70:10-14, 1949; Antipeptic ulcer dietary factor, *J. Am. Diet. Assoc.*, 26:668-72, 1950.
6. Ver Cap. 1, nota 7; Cap. 3, nota 13; Cap. 5, nota 12.
7. Sainani G.S., Desai D.B., Gohre N.H. et al., Effect of dietary garlic and onion on serum lipid profile in Jain community, *Ind. J. Med. Res.*, 69:776-80, 1979.
8. Mowrey D. e Clayson D., Motion sickness, ginger, and psychophysics, *Lancet*, i:655-57, 1982; Grontved A., Brask T., Kambskard J., e Hentzer E., Ginger root agains seasickness; A controlled trial on the open sea, *Acta Otolaryingol.*, 105:45-49, 1988.

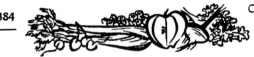

9. Fischer-Rassmussen W., Kjaer S.K., Dahl C., e Asping U., Ginger treatment of hyperemesis gravidarum, *Eur. J. Ob. Gyn. Reproductive Biol.*, 38:19-24, 1990.
10. Srivastav K.C. e Mustafa T., Ginger (Zingiber officinale) and rheumatic disorders, *Med. Hypothesis*, 29:25-28, 1989.
11. Cooper P.D. e Carter M., The anti-melanoma activity of insulin in mice, *Molecular Immunol.*, 23:903-18, 1986.
12. Keswani M.H., Vartak A.M., Patil A., e Davies J.W.L., Histological and bacteriological studies of burn wounds treated with boiled potato peel dressings, *Burns*, 16:137-43, 1990.

CAPÍTULO 8   OS SUCOS COMO MEDICAMENTOS

1. Ver Cap. 6, nota 5.
2. *Physician's desk reference*, 45ª ed. Medical Economics Company (Oradell, N.J.: Medical Economics Company, 1991).
3. Ver Cap. 4, nota 1, Sterling, Fan e Mott.
4. Darlington L.G., Ramsey N.W., e Mansfield J.R., Placebo-controlled, blind study of dietary manipulation therapy in rheumatoid arthritis, *Lancet*, 1:236-238, 1986; Hicklin J.A., McEwen L.M., e Morgan J.E., The effect of diet in rheumatoid arthritis, *Clinical Allergy*, 10:463-67, 1980; Panush R.S., Delayed reactions to foods: Food allergy and rheumatic disease, *Annals of Allergy*, 56:500-3, 1986; Kjeldsen-Kragh J., Haugen M., Borchgrevin C.F., et al., Controlled trial of fasting and one-year vegetarian diet im rheumatoid arthritis, *Lancet*, 338:899-902, 1991; Ziff M., Diet in the treatment of rheumatoid arthritis, *Arthritis Rheumatism*, 26:457-61, 1983.
5. Ver nota 4, Kjeldsen-Kragh et al.
6. Lindahl O., Lindwall L., Spangberg A. et al., Vegan diet regimen with reduced medication in the treatment of bronchial asthma, *J. Asthma*, 22:45-55, 1985. Ver também nota 4, Kjeldsen-Kragh et al. e Ziff.
7. Dausch J.G. e Nixon D.W., Garlic: A review of its relationship to malignant disease, *Preventive Medicine*, 19:346-61, 1990; Lau B.H., Adetumbi M.A., e Sanchez A. Alliumsativum (garlic) and atherosclerosis: A review, *Nutri. Research*, 3:119-28, 1983.

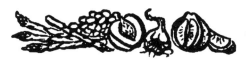

CAPÍTULO 9   O JEJUM DE SUCOS

1. Passwater R.A. e Cranton F.M., *Trace elements, hair analysis and nutrition* (New Canaan, G.T.: Keats, 1983; Rutter M. e Russell-Jones R. (orgs.), *Lead versus health: Sources and effects of low level lead exposure* (Nova York: John Wiley, 1983); Yost K.J., Cadmium, the environment and human health; An overview, *Experientia*, 40:157-64, 1984; Gerstner B.G. e Huff J.E., Clinical Toxicology of mercury, *J. Toxicol. Environ. Health*, 2:471-526, 1977; Editorial: Toxicologic consequences of oral aluminum, *Nutrition Reviews*, 45:72-74, 1987.
2. Ver nota 1, Passwater e Cranton.
3. Ver nota 1.
4. Marlowe M., Coisairt A., Welh I., e Errera J., Hair mineral content as a predictor of learning disabilities, *J. Learn. Disabil.*, 17:418-21, 1977; Pihl R. e Parkes M., Hair element content in learning disabled children, *Science*, 198:204-6, 1977; David O., Clark J., e Voeller K., Lead and hyperactivity, *Lancet* ii:900-3, 1972; David O., Hoffman S., e Sverd J., Lead and hyperactivity: Behavioral response to chelation: a pilot study, *Am. J. Psychiatry*, 133:1155-88, 1976; Benignus V., Otto D., Muller K., e Seiple K., Effects of age and body lead burden on CNS function on young children: EEG spectra, *EEG and Clin Neurophys*, 52:240-48, 1981; Rimland B. e Larson G., Hair mineral analysis and behavior: An analysis of 51 studies, *J. Learn. Disabil.*, 16: 279-85, 1983.
5. Hunter B., Some food additives as neuroexcitors and neurotoxins, *Clinical Ecology*, 2:83-89, 1984; Cullen M.R. (org.) *Workers with multiple chemical sensitivities* (Filadélfia: Hanley & Belfus, 1987); Stayner L.T., Elliott L., Blad L. et al., A retrospective cohort mortality study of workers exposed to formaldehyde in the garment industry, *Am. J. Ind. Med.*, 13:667-81, 1988; Lindstrom K., Riihimaki H., e Hannininem K., Occupational solvent exposure and neuropsychiatric disorders, *Scan. J. Work Environ. Health*, 10:321-23, 1984.
6. Donovan P., Bowel toxemia, em Pizzorno J.E. e Murray M.T., *A textbook of natural medicine* (Seattle, JBC Publications, 1985).
7. Salloum TK, Therapeutic fasting, em Pizzorno JE e Murray MT, *A*

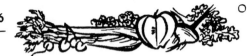

textbook of natural medicine; Duncan G.G., Duncan T.G., Schless G.L., e Cristofori F.C., Contraindications and therapeutic results of fasting in obese patients, *Ann. N.Y. Acad. Sci.*, 131:632-36, 1965; Sorbis R., Aly K.O., Nilson-Ehle P et al., Vegetarian fasting of obese patients: A clinical and biochemical evaluation, *Scand. J. Gastroenterol.*, 17:417-24, 1982; Suzuki J., Yamaguchi Y., Horikawa M., e Yamagata, S., Fasting therapy for psychosomatic disease with special reference to its indications and therapeutic mechanisms, *Tohoku. J. Exp. Med.*, 118 (Suppl.): 245-59, 1976; Imamura M. e Tung T., A trial of fasting cure for PCB poisoned patients in Taiwan, *Am. J. Ind. Med.*, 5:147-53, 1984; Lithell H., Bruce A., Gustafsson IB et al., A fasting and vegetarian diet treatment trial on chronic inflammatory disorders, *Acta Derm Venereol* 63:397-403, 1983; Boehme D.L., Preplanned fasting in the treatment of mental disease; Survey of the current Soviet literature, *Schizoprr. Bull.*, 3:2:388-96, 1977.

8. Ver nota 7, Imamura e Tung.
9. Shakman R.A., Nutrional influences on the toxity of environmental pollutants: A review, *Arch. Env. Health*, 28:105-33, 1974.
10. Flora S.J.S., Jain V.K., Behari J.R., e Tand S.k., Protective role of trace metal in lead intoxication, *Toxicology Letters*, 13:51-56, 1982; Papaioannou R., Sohler A., e Pfeiffer C.C., Reduction of blood lead levels in battery workers by zinc and vitamin C, *J. Orthomol. Psychiatry*, 7:94-106, 1978; Flora S.J.S., Singh S., e Tand S.K., Role of selenium in protection against lead intoxication, *Acta Pharmacol. et Toxicol.*, 53:28-32, 1983; Tand S.K., Flora S.J.S., Behari J.R., e Ashquin M., Vitamin B complex in treatment of cadmium intoxication, *Annals Clin. Lab. Sci.*, 14:487-92, 1984; Bratton G.R., Zmudzki J., Bell M.C., e Warnock L.G., Thiamin (vitamin B1) effects on lead intoxication and deposition of lead in tissue: Therapeutic potential, *Toxicol. Appl. Pharmacol.*, 59:164-72, 1981; Flora S.J.S., Sing S., e Tand S.K., Prevention of lead intoxication by vitamin B complex, *Z. Ges. Hy.*, 30:409-11, 1984; Ballatori N. e Clarkson T.W., Dependence of biliary excretion of inorganic mercury on the biliary transport of flutathione, *Biochem. Pharmacol.*, 33:1093-98, 1984; Murakami M. e Webb M.A., A morphological and biochemical study of the effects of L-cysteine

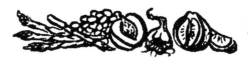

on the renal uptake and nephrotoxicity of cadmium, *Br. Exp. Pathol.*, 62:115-30, 1981; Cha C.W., A study on the effect of garlic to the heavy metal poisoning of rat, *J Korean Med. Sci.*, 2:213-23, 1987.

CAPÍTULO 10 O USO DE SUCOS PARA PERDER PESO

1. Shils M.E. e Young V.R., *Modern nutrition in health and disease*, 7ª ed. (Filadélfia: Lea and Febiger, 1988); Bray G.A., Obesity: Definition, diagnosis and disadvantages, *Med. J. Australia*, 142:52-58, 1985; Raymond C.A., Biology, culture, dietary changes conspire to increase incidence of obesity, *JAMA*, 256:2157-58, 1986; Bjorntorp P., Classification of obese patients and complications related to the distribution of surplus fat *Am. J. Clin. Nutr.*, 45:112-25, 1987.
2. Ver nota 1. Shils e Young; Bray.
3. Ashwell M., Cole T.J., e Dixon A.K., Obesity: New insight into the anthropometric classification of fat distribution show by computed tomography, *BR. Med. J.*, 290:1692-94, 1985; ver também nota 1, Bjorntorp.
4. Gillum R.F., The association of body fat distribution with hypertension, hypertensive heart disesase, coronary heart disease, diabetes and cardiovacular risk factors in men and women aged 18-79 years, *J. Chron. Dis.* 40:421-28, 1987; Contald F., di Biase G., Panic S. et al., Body fat distribution and cardiovascular risk in middle-aged people in southern Italy, *Atherosclerosis*, 61:169-72, 1986; Williams P.T., Fortmann S.P., Terry R.B. et al., Associations of dietary fat, regional adiposity, and blood pressure in men, *JAMA*, 257:3251-56, 1987; Haffner S.M., Stern M.P., Hazuda H.P. et al., Role of obesity and fat distribution in non-insulin-dependent diabetes mellitus in Mexican Americans and non-Hispanic whites, *Diabetes Care*, 9:153-61, 1986.
5. Ver nota 3.
6. Dietz W.H. e Gormaker S.L., Do we fatten our children at the television set? *Pediatrics*, 75:807-12, 1985.
7. Foreyt J.P., Mitchell R.E., Garner D.T. et al., Behavioral treatment of obesity: Results and limitations, *Behavioral Therapy*, 13:153-61, 1982.

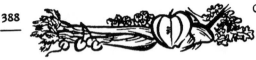

8. Kolata G., Why do people get fat? *Science*, 227:1327-28, 1985.
9. Bennett W. e Gurin J., *The Dieters' dilemma* (Nova York: Basic Books, 1982).
10. Anderson J.W. e Bryant C.A., Dietary fiber: diabetes and obesity, *Am. J. Gastroenterol* 81:898-906, 1986.
11. Ver nota 1.
12. Ver Cap. 2, nota 2.
13. Ver nota 10.
14. Rossner S., Zweigbergk D.V., Ohlin A., e Ryttig K., Weight reduction with dietary fibre supplements: Results of two double-blind studies, *Acta Med. Scand.*, 222:83-88, 1987; Shearer R.S., Effect of bulk producing tablets on hunger intensity and dieting pattern, *Curr. Ther. Res.*, 19:433-41, 1976; Hylander B. e Rossner S., Effects of dietary fiber intake before meals on weight loss and hunger in a weight-reducing club, *Acta Med. Scand.*, 213:217-20, 1983; ver também nota 10.
15. Thompson J.K., Jarvie G.J., Lahey B.B., e Cureton K.J., Excercise and obesity: Etiology, physiology, and intervention, *Psychol. Bull.*, 91:55-79, 1982.
16. Pollack M.L., Wilmore JH, e Fox S.M., *Exercise in health and disease* (Filadélfia: W.B. Saunders, 1984), pp. 131, 141-47, 219-21, 228-34, 378, 382, 384-85, 457-58.
17. American College of Sports Medicine, Position statement on proper and improper weight loss programs, *Med. Sci. Sports and Exerc.*, 15:ix-xiii, 1983.
18. Oscai L.B. e Holloszy J.O., Effects of weight changes produced by exercise, food restriction or overeating on body composition, *J. Clin. Invest.*, 48:2124-28, 1969.
19. Lennon D., Nagle F., Stratman F. et al., Diet and exercise training effects on resting metabolic rate, *Int J. Obes.*, 9:39-47, 1988.
20. American College of Sports Medicine, *Guidelines for graded exercize testing and prescription*, 3ª ed. (Filadélfia: Lea and Febiger, 1986), págs. 1-4, 22, 36, 48-49, 74-78, 80-83, 456-59.
21. Ver nota 20.
22. Hill J.O., Schlundt D.G., e Sbrocco T. et al., Evaluation of an alterna-

ting-calorie diet with and without exercise in the treatment of obesity, *Am. J. Clin. Nutr.*, 50:238-54, 1989.
23. Farmer M.E., Locke B.Z., Mosciki E.K. et al., Physical activity and depressive symptomatology: The NHANES I epidemiologic follow-up study, *Am. J. Epidemiol.*, 1328:1340-51, 1988.
24. Gwinup G., Chelvam R. e Steinberg T., Thickness of subcutaneous fat and activity of underlying muscles, *Am. Int. Med.*, 74:408-11, 1971.
25. Wilmore J.H., Alteration in strenght, body composition and anthropometric measurements consequent to a 10-week training program, *Med. Sci. Sports*, 6:133-8, 1974. Ballor D.L., Katch V.L., Becque M.D., e Marks C.R., Resistance weight training during calorie restriction enhances lean body weight maintenance, *Am. J. Clin. Nutr.*, 47:19-25, 1988.

CAPÍTULO 11 OS SUCOS, O SISTEMA IMUNOLÓGICO E O PACIENTE COM CÂNCER

1. Leevy C., Cardi L., Frank O. et al., Incidence and significance of hypovitaminemia in a randomly selected municipal hospital population, *Am. J. Clin. Nutr.*, 17:259-71, 1965.
2. Sanchez A., Reeser J., Lau H. et al., Role of sugars in human neutrophilic phagocytosis, *Am. J. Clin. Nutr.*, 26:1180-84, 1973; Ringsdorf W., Cheraskin E, e Ramsay R., Sucrose, neutrophil phagocytosis and resistance to disease, *Dent. Surv.*, 52:46-48, 1976.
3. Bernstein J., Alpert S., Nauss K., e Suskind R., Depression of lymphocyte transformation follwing oral glucose ingestion, *Am. J. Clin. Nutr.*, 30:613, 1977.
4. Mann G. e Newton P., The membrane transport of ascorbic acid, *Ann. NY Acad. Sci.* 258:243-51, 1975.
5. Palmblad J., Hallberg D., e Rossner S., Obesity, plasma lipids and polymorphonuclear (PMN) granulocyte functions, *Scand. J. Hematol.*, 19:293-303, 1977.
6. Ver nota 5.
7. Sundstrom H., Korpela H., Sajanti E., e Kauppila A., Supplementation

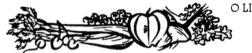

with selenium, vitamin E and their combination in gyneacological cancer during cytotoxic chemotherapy, *Carcinogenesis*, 10:273-78, 1989; Hoffman F.A., Micronutrients requirements of cancer patients, *Cancer* 55:295-300, 1985; Judy W.V., Hall J.H., Dugan W. et al., Coenzyme Q10 reduction of adriamycin cardiotoxicity, em Folker K. e Yamamura Y, orgs., *Biomedical and clinical aspects of coenzyme Q*, vol. 4 (Amsterdã: Elsevier Science, 1984), págs. 231-41.

8. Stich H., Stich W., Rosin M., e Vallejera M., Use of the micronucleus test to monitor the effect of vitamin A, beta-carotene and canthaxanthin on the buccal mucosa of betal nut/tobacco chewers, *Int. J. Cancer.*, 34:745-50,1984; Garewal H.S., Potential role of beta-carotene in prevention of oral cancer, *Am. Clin. Nutr.*, 53:294S-7S, 1991; Garewal H.S., Meyskens F.L., Killen D. et al., Response of oral leukoplakia to beta-carotene, *J. Clin. Oncol.*, 8:1715-20, 1990.

9. Ver nota 8, Stich et al.

10. Ver Cap. 3, nota 14, Alexander et al.

11. Baird I., Hughes R., Wilson H. et al., The effects of ascorbic acid and flavonoids on the occurrence of symptoms normally associated with the common cold, *Am J Clin Nutr*, 32:1685-90, 1979; Anderson T., Reid D., e Beaton G., Vitaminc C and the common cold: A double blind trial, *Can. Med. Assoc. J.*, 107:503-8, 1972; Cheraskin E., Ringsdorf W.M., e Sisley E.L., *The Vitamin C connection* (Nova York: Bantam Books, 1983); Anderson T.W., Large scale trials of vitamin C, *Ann. Ny. Acad. Sci.*, 258:494-505, 1975.

12. Scott J., On the biochemical similarities of ascorbic acid and interferon, *J. Theor. Biol.* 98:235-38, 1982; Schwerdt P. e Scherdt C., Effect of ascorbic acid on rhinovirus replication on WI-38 cells, *Proc. Soc. Exp. Biol. Med.*, 148: 1237-48, 1975.

13. Ver Cap. 8, nota 7, Dausch e Nixon.

14. Fuchs J., Ochesendorf F., Schofer H. et al., Oxidative imbalance in HIV infected patients, *Med. Hipothesis*, 36:60-64, 1991.

15. Wu J., Levy E.M., e Black P.H., 2-mercaptoethanol and n-acektylcystein enhance T cell colony formation in AIDS and ARC, *Clin. Exp. Immunol.*, 77:7-10, 1989.

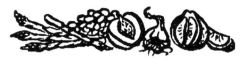

CAPÍTULO 12 RESPOSTAS A PERGUNTAS COMUNS SOBRE SUCOS

1. Jones D.P., Coates RJ., Flagg E.W. et al., Glutathione in foods listed in the National Cancer Institute's health habits and history food frequency questionnaire, *Nutr. Cancer.*, 17:57-75, 1992.

ÍNDICE REMISSIVO

Abacaxi, 30, 135-37
    artrite e, 279-80
    bromelina no, 60
    Delícia Digestiva, 235-36
    Don Juan, O, 237-38
    Enzimas à Beça, 239-40
    Favorito de Mike, O, 256-57
    Jinjibirra de Abacaxi, 260-61
    Laranjaid, 259-60
Abricó-Manga-Ambrosia, 222
Abricó, 95-97
    Ambrosia de Abricó-Manga
Ácido araquidônico, 280
Ácido clorogênico, 90
Ácido fólico
    anemia e, 283
    em Femme Fatale, 242-43
    em Ferro de Sobra
Ácido elágico, 90, 101
Ácido fenólico, 198
Ácido graxo, 42
    artrite e, 280-81
    hipertrofia da próstata e, 296
    para eczema, 289

Ácido linoléico, 42
Acne, 282-83
Açúcar, 40
    consumo de, 19
    doença periodontal e, 296
    osteoporose e, 295, 368-69
    Raio de Sol de Gina, O, 243-44
    sistema imunológico e, 347-48
Adenosina, 104
Aditivos aos alimentos, 27, 303-04
Aditivos sintéticos em alimentos,
    27-28
Adoçantes, perda de peso e, 335-36
Água
    jejuns e, 311-12
    na *jícama*, 190
    no pepino, 176
    retenção de,
Água mineral
    Jinjibirra, 244-45
    Raio de Sol de Gina, 243-44
    Gostosura de Cereja, 227-28
AIDS, 343-56
Aipo, 30, 172-76

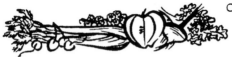

Coquetel Purificador, 230-31
Femme Fatale, 242-43
Fórmula Diurética, 236-37
O Potássio Está Aqui, 262-63
Refrigerante de Pepino, 234-35
Salada Waldorf, 272
Super V-7, 267-68
Tudo, Menos a Pia da Cozinha, 240-42
Vitamina U para Úlcera, 271
Ajuda sexual e, Dom-Juan, O, 237-38
Alaclor, 79
Alcachofra-de-jerusalém, 188-90
Reforçador do Sistema Imunológico, 249-50
Alcaçuz deglicirrizinado. *Ver* DGL
Alcaçuz. *Ver* DGL
Álcool, 19, 22
gota e, 290
insônia e, 292-93
osteoporose e, 295
pressão arterial alta e, 291-92
radicais livres e, 31
sistema imunológico e, 348-49
Alergias a alimentos, 284
dor de cabeça e, 291
eczema e, 289
síndrome de intestino irritável e, 293
Alergias. *Ver também* Alergias a Alimentos
flavonóides e, 68
toxinas microbianas e, 304
toxinas químicas e, 303-04
Alface, 196-97

Alho, 182-86, 281-82
câncer e, 353-54
Reforçador do Sistema Imunológico (Usina Imunológica), 249-50
salsa e, 201-02, 281-82
Tônico Encolhe-Colesterol
Alho-poró, 193-95
Alicina, 185
Alimentos curados com nitritos, 21-22
Alinase, 198
Alta, pressão arterial. *Ver* Pressão Arterial
Alumínio, 301-03
Ambrosia de Abricó-Manga, 222
Ameixas, frescas e secas, 137-39
Regulador Intestinal, 226-27
American Cancer Society, 21, 56
Amígdala, 343
Aminas tóxicas, 304
Anemia, 251, 283, 302
Anestésicos, 32
Angelica sinensis, 293-94
Angina, 284
Ângulo aberto crônico, 290
Ansiedade, 284
Antiácidos, 302
Antioxidantes, 32
carotenos e, 61
na clorofila, 70
na grama-do-campo, 230
Antocianidina, 67
Anutrientes, 55-72
na maçã, 90

ÍNDICE

no Reforçador do Sistema Imunológico (Usina Imunológica), 248-50
no repolho, 160-62
Arando, uva-do-monte, 109-12
    cálculos renais e, 366-67
    Concentrado de Uva-do-Monte, 232-33
    Levanta-Defunto de Uva-do-Monte-Maçã, 272-73
Arginina, 39
Arsênico, 79, 301-02
Artrite reumatóide. *Ver* Artrite
Artrite, 278-81, 284, 297
    batatas e, 207-08
    danos por radicais livres e, 31-32
    flavonóides e, 67
    gengibre e, 187, 281-82
    Gostosura de Cereja, 227-28
    tomate e, 214
    toxinas microbianas e, 304
Asma, 27, 284
    alho e, 183
    cebola e, 199
    fumar cigarros e, 372
    toxinas microbianas e, 304
Asparagina, 146
Aspargo, 146-48
Aspirina, úlceras e, 297
Aterosclerose, 285
    flavonóides e, 67-68
Aves, consumo, na perda de peso, 335

Baço, 343
Bagas, 100-03
    Favorito das Crianças, O, 253
    Favorito de Mike, O, 256-57
    Quero Ficar Rosado, 231-32
    Reforçador do Sistema Imunológico (Usina Imunológica), 248-50
Banana, 97-99
    Enzimas à Beça, 239-40
    Favorito de Mike, O, 256-57
    Macaco Shake, 258-59
    Ponche de Potássio, 263-64
    Reforçador do Sistema Imunológico (Usina Imunológica), 248-50
Bandagem de casca de batata cozida, 207-08
Banhos de sol durante o jejum, 309
Basófilos, 343
Batata-doce, 211-13
    Melhor Vermelho do que Morto, 224-25
Batata, 207-08
Bebês, sucos para, 365
Bebida Verde, 246-47
Bebidas de soda (gasosas), 19
    jejum e, 307-08
    osteoporose e, 295
Benzeno, 303
Beta-carotenos, 22
    câncer e, 350-52
    como antioxidantes, 32
    em cenoura, 165
    fontes de, 63-64

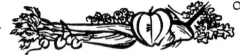

fumar cigarros e, 32
no tomate, 214
sistema imunológico e, 351
vantagens dos sucos para obter, 63-67, 363
Beta-estradiol, 33, 47
Beterraba, 30, 150-53
   Coquetel Purificador, 230-31
   Ferro de Sobra, 251
   Melhor Vermelho do que Morto, 224-25
   Mexe-Fígado, 254-55
   Tônico para o Fígado (Tônico Hepático), 255-56
Bilirrubina no soro sanguíneo, 306
Bomba sódio-potássio, 50
Boro, 47
   na couve-flor, 170
   no Coquetel Revitalizador dos Ossos, 225-26
   osteoporose e, 369
BPH, 296
Brócolis, 30, 155-58
   C para Homem Nenhum Botar Defeito, 247-48
   Ferro de Sobra, 251
   Surpresa Crucífera, 233-34
   Tudo, Menos a Pia da Cozinha, 240-42
Bromelina, 59-60, 136
Bronquite, 286
   fumar cigarros e, 372

C para Homem Nenhum Botar Defeito, 247-48

Cabelos, análise de minerais nos, 302, 305-06
Cádmio, 301-02
Café. *Ver também* Cafeína
   jejum e, 309
   osteoporose e, 255
Cafeína, 90
   doença fibrocística dos seios e, 289
   insônia e, 292-93
   pressão arterial alta e, 291-92
Cálcio, 46, 47
   na batata-doce, 211
   na couve, 191-92
   no Coquetel Revitalizador dos Ossos, 225-26
   no Surpresa Crucífera, 233-34
   no tratamento da osteoporose, 295, 367-72
   tabela de alimentos para o, 370
   tabela de conteúdo de, nos alimentos, 370
   Vaca-Roxa e, 264-65
Cálculos e vesícula biliar, 290
   dente-de-leão e, 180
   limão e, 120-21
   obesidade andróide e, 319-20
Cálculos renais, 293
   Levanta-Defunto de Uva-do-Monte-Maçã, 272-73
   sucos no tratamento de, 366-67
Câncer, 343-56
   ácido elágico e, 90

ÍNDICE

aditivos aos alimentos e, 27-28
alho e, 353-54
alho-poró e, 194
anutrientes e, 55-56
brócolis e, 155
carotenos e, 61-62, 350-52
cebola e, 198-99
clorofila e, 70
couve e, 191-92
danos causados por radicais livres e, 31-32
espinafre e, 209
gorduras e, 42
hortaliças crucíferas e, 353
laranjas e, 126
pesticidas e, 77
Surpresa Crucífera e, 233-34
toxinas químicas e, 303-04
vantagens do consumo de sucos no, 349-54
vitamina C e, 352-53
Cancro, 286
Cantalupo, 30, 104-06
   Desce-Fácil de Banana-Cantalupo, 99
   Favorito das Crianças, O, 253
   perda nutricional no, 28
Cápsico, 204, 282
Cápsulas de óleo de hortelã, 293
Caquexia, 350
Carotenóides. *Ver* Carotenos
Carboidratos complexos, 40, 42
Carboidratos, 40-42
Cardo-mariano, 291
Carminativo

gengibre como, 186-87
Regulador Intestinal (Tônico Intestinal), 271
Carotenodermia, 363
Carotenos, 55, 61-65. *Ver também* Beta-carotenos, Provitamina A
em dente-de-leão, 180
em maçãs, 90
em Melhor Vermelho do que Morto, 224-25
fontes de, 62-64
frutas e hortaliças frescas, níveis nas, 65
na batata-doce, 211
na salsa, 201-02
no espinafre, 210-11
no O Potássio Está Aqui, 262-263
no Surpresa Crucífera, 233-34
no tomate, 214
para pacientes de câncer, 350-52
potencial de longevidade máxima e, 62
Catalase, 32
Catarata, 101, 287
   danos causados por radicais livres e, 31
Catecolaminas, 345
Cebola, 198-201, 282
Cebolinha-verde (escalota), 194-95
Células epiteliais, 62
Células-T, 351-52
Cenoura, 28, 30, 164-70

Coquetel Purificador, 230-31
Coquetel Revitalizador dos Ossos, 225-26
cor da pele e, 363
Energizador, O, 238-39
Esvaziador, O, 245-46
Ferro de Sobra, 251
Força do Popeye, A, 261-62
Fórmula Diurética, 236-37
Jicama-Cenoura-Maçã, 252
Melhor Vermelho do que Morto, 224-25
O Potássio Está Aqui, 262-63
proteínas na, 39
Reforçador do Sistema Imunológico (Usina Imunológica), 249-50
Suco Básico Cenoura-Maçã, 223-24
Super V-7, 267-68
Surpresa Crucífera, 233-34
Tônico Encolhe-Colesterol, 228-30
Tônico para o Fígado (Mexe-Fígado), 254-55
Centrífugas
  diferença entre, e liquidificadores, 360
  modelos das, 76
  tipos de, 76
Cera, 83-85
Cereais, perda de peso e, 331-32
Chás de ervas, 309
Chumbo, 301-03
Cicatrização de ferimentos bandagem de casca de batata cozida, 207-208
  clorofila e, 68, 70
Cistite. *Ver* Infeções da bexiga
Cloreto, 46
Cloro, na água, 38
Clorofila solúvel em água, 70
Clorofila, 55, 68, 70
  fontes de, 70
  molécula de, 71
  na grama-do-campo, 230
  na salsa, 201-02
  no espinafre, 209
Cobalto, 47
Cobre, 47
Codex Ebers, 182
Coenzima Q10, 283
  câncer e, 350
Colágeno, 44, 67
Colesterol
  alho e, 183
  alho-poró e, 194
  altos níveis de, 285
  obesidade andróide e, 319-20
  obesidade e, 320, 348
  Tônico Encolhe-Colesterol, 228-30
Colesterol-HDL, 183
Colite ulcerativa, 288
  toxinas microbianas e, 304
Colite. *Ver* Colite ulcerativa
Comportamento criminoso, 302
Compostos de enxofre, 32, 350
Compostos microbianos, 304, 306
Condimentos, sucos de, 281-82

ÍNDICE

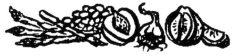

Conteúdo de antocianosida,
Conteúdo de caroteno nos tecidos, 62-64
Controle do apetite, 29-31
Contusões, 286
Coquetel Purificador, 230-31
Corticosteróides, 345
Cosméticos, 302
Couve, 30, 191-93
    Bebida Verde, 246-47
    Coquetel Revitalizador dos Ossos, 225-26
    Ferro de Sobra, 251
    Surpresa Crucífera, 233-34
    Vaca-Roxa, 264-65
Couve-de-bruxelas, 30, 158-60
Couve-flor, 30, 170-72
Crianças
    asma em, 284
    consumo de suco por bebês, 365
    Favorito das Crianças, O, 253
    Gostosura de Cereja, 227-28
    Jinjibirra, 244-45
    obesidade em, 336
Cromo, 46, 288
Cumarinas, 172, 181

Dados epidemiológicos, 20
DDT, 78, 307
Degeneração macular, 293-94
Delícia Digestiva, 235-36
Dente-de-leão, 179-81, 282
    Fórmula Diurética, 236-37
    Tônico para o Fígado, 255-56
Depressão, 27

Derivados de óleo de palmeira, 83
Dermatite atópica, 289
Derrame cerebral, 42
Desce-Fácil de Banana-Cantalupo, 99
Desintoxicação, 305-12
    enfoque a longo prazo, 311-12
    jejum só de água e, 311-12
    reações à, 31-32
DGL, 278
    no tratamento de úlceras (lesões cutâneas) pelo cancro, 286
    no tratamento de úlceras, 297
Diabetes, 288
    açúcar simples e, 42
    alho e, 183
    cebola e, 198-99
    girassol-batateiro e, 189
    melão amargo e, 153-54
    obesidade andróide e, 319-20
    obesidade e, 322-23
    toxinas microbianas e, 304
Diarréia, 289
Dieta de eliminação, 307-08
Dieta vegetariana
    asma e, 284
    no tratamento da artrite, 280-81
    no tratamento do eczema, 289
Dificuldade de aprendizagem, 27
    envenenamento por metais pesados e, 302
Digestão, 58-59. *Ver também* Indigestão
    Delícia Digestiva, 235-36
    enzimas para a, 58-59
    sucos e, 24-25, 30

Dióxido de enxofre, 95
Dismenorréia, 294-95
Dissulfeto de dialil, 185
Dissulfeto de propil-alil (APDS), 199
Distúrbios gastrintestinais
  alho e, 183
  gengibre e, 186-87
Ditioltionas, 161
Diurético
  Fórmula Diurética, 236-37
  melancia como, 141
Doença de Cröhn, 288, 304
Doença dos seios, 289
Doença fibrocística dos seios, 289
Doenças auto-imunes. Ver Sistema imunológico
Doenças cardíacas, Ver também Aterosclerose
  alho e, 183
  danos provocados por radicais livres e, 31-32
  Favorito das Crianças, O, 253
  gorduras e, 42
  pimentas e, 204
  potássio e, 48, 50
Doenças degenerativas crônicas, 20, 31
Doenças endócrinas, 320
Doenças periodontais, 296
Dom-Juan, O, 237-38
Dong Quai, 293-94
Dores de cabeça, 291. Ver também Enxaqueca
  envenenamento por metais pesados e, 302

Salada Waldorf, 272
Dramamine, 186
Drogas (medicamentos) quimioterapêuticas, 31-32, 349-50

E. coli, uva-do-monte e, 109-11
Echinacea, 287
Eczema, 289
Éfedra, 284
Efeito catraca, 322
Efeito colagógico, 180
Eletrólitos, 50
  Super V-7, 267-68
Endívia, Fórmula Diurética, 236-37
Endurecimento das artérias. Ver Aterosclerose
Enemas, 309
Energia
  A Força do Popeye, 261-62
  Dom-Juan, O, 237-38
  Energizador, O, 238-39
Enfisema, 372
Enjôo no mar, 186
Envelhecimento, 62, 344
Envenenamento por metal, 301-03
Envenenamento por PCB, 307
Enxaqueca, 27, 173
Enxofre, 46
Enzimas à Beça, 239-40
Enzimas digestivas, 58-59
Enzimas metabólicas, 58-59
Enzimas, 25, 55, 58-60
  como suplemento oral, 32
  em alimentos crus, 30
  no alho, 185

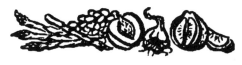

no Delícia Digestiva, 235-38
no Enzimas à Beça, 239-40
vitaminas e, 44
Eosinófilos, 343
EPA no tratamento da psoríase, 296-97
Epstein-Barr, 344, 355
Erva-doce, 181-82
　Femme Fatale, 242-43
　Regulador Intestinal, 270
Ervas, sucos de, 281-82
Escorbuto
　lima e, 123
　limão e, 121
Espasmos intestinais e gengibre, 186-87, 281
Espinafre, 30, 209-11
　A Força do Popeye, 261-62
　Bebida Verde, 246-47
　cálculos renais e, 366
　Potássio Está Aqui, O, 262-63
　Super V-7, 267-68
　Tudo, Menos a Pia da Cozinha, 240-42
Espuma de Menta, 257-58
Esteróis, 199
Estresse
　flavonóides e, 66
　pressão arterial alta e, 291-92
　sistema imunológico e, 345-46
　úlceras e, 297
Estrógeno, boro e, 47
Exercícios, 336-40
Exotoxinas, 304
Extrato de *ginkgo biloba*, 294

Fadiga, envenenamento por metais pesados e, 302
Farelo de aveia, 293
　toxinas microbianas e, 304
Fator tímico no soro sanguíneo, 344
Favas, 21-22, 148-50
Favorito das Crianças, O, 253
Favorito de Mike, O, 256-57
Femme Fatale, 242-43
Fenilalanina, 39
Fenóis, 161
Ferro de Sobra, 251
Ferro, 46
　Ferro de Sobra, 251
　na couve, 191
　no espinafre, 209
Fibras, 75-76
　benefícios das, 359
　nos sucos, 24
　perda de peso e, 326-27
　toxinas microbianas e, 304-05
　úlceras e, 57
Fígado
　cebola e, 199
　dente-de-leão e, 180
　gengibre e, 186-87
　hepatite, 291
　Mexe-Fígado, 254-55
　teste de enzimas e, 305-06
　Tônico para o Fígado, 255-56
　toxinas químicas e, 305-06
Fitoestrógenos, 181, 242
Flavonóides, 32, 33, 55, 66-68
　fontes de, 66-67

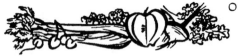

na cebola, 198
na laranja, 126
no Gostosura de Cereja, 227
no Quero Ficar Rosado, 231-32
no Reforçador do Sistema Imunológico (Usina Imunológica), 248-50
tabela mostrando os níveis de, 69
Fluoreto, 38, 47
Força do Popeye, A, 261-62
Formaldeído, 32, 303
Fórmula Diurética, 236-37
Fórmula lipotrópica, 311
Fósforo, 46, 192
Fotossíntese, 68
Frutas, *Ver também frutas específicas*
nutrição em, 28
perda de peso e, 330-31
Frutose, 40
Fumar cigarros, 19
ácido elágico e, 90
carga de radicais livres e, 31-32
consumo de sucos após, 372-73
contaminação por metais pesados e, 302
durante jejuns, 309
leucoplaquia e, 351
osteoporose e, 368
pressão arterial alta e, 291-92
úlceras e, 297

Fumar. *Ver* Cigarro
Fungicidas. *Ver* Pesticidas
Furúnculos, 285

Gases. *Ver* Carminativo, Indigestão
Gengibre, 186-88
Delícia Digestiva, 235-36
Dom-Juan, O, 237-38
Esvaziador, O, 245-46
Jinjibirra, 244-45
Jinjibirra de Abacaxi, 260-61
Mate o Resfriado, 254
Reforçador do Sistema Imunológico (Usina Imunológica), 248-50
Regulador Intestinal, 270-71
Suco de Maçã, 221
Tônico Encolhe-Colesterol, 228-30
Germânio, 185
Glaucoma, 101, 290
Glicogênio, 51
Glóbulos brancos, 343
Glucose, 40
Glucosinolatos, 161, 185
Glutationa, 374-75
Goma guar, 304, 326
Gordura animal, 42
e dismenorréia, 294-95
Gorduras, 42
calorias como, 43
gota e, 290
no sangue, 348
perda de peso e, 335

ÍNDICE

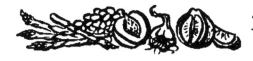

Gota, 290
    flavonóides e, 67
Grama-do-campo
    Bebida Verde, 246-47
    Coquetel Purificador, 230-31
Grapefruit, 115-18
    Quero Ficar Rosado, 231-32
Gravidez. *Ver também* Náusea Matutina, gengibre e, 187
Gugulipídio, 285

Hemiferro, 283
Hemoglobina, molécula de, 71
Hemorróidas, 101
Hepatite, 291
Herbicidas. *Ver* Pesticidas
Herpes simplex, 344, 355
Hidrocarbonetos policíclicos aromáticos (PAH), 90
Hidrólases, 58
Hidrólise, 58
Hidroxiprolina, 44
Hiperatividade, 27
Hipertrofia da próstata, 296
Hipócrates, 183, 277, 353
Hipoglicemia, 292, 366
Histadina, 39
HIV, pacientes com, 354-55
Hortaliças crucíferas, 22. *Ver também hortaliças específicas*
    câncer e, 353
    compostos anticâncer na, 56
Hortaliças tuberosas (tubérculos). *Ver também hortaliças específicas*

nutrição nas, 28
Hortaliças, 145-215
    gorduras, 42
    insulina, 154
    perda de peso e, 328-30
Hortelã (menta), 282
    Regulador Intestinal, 270
Hortelã verde, no Regulador Intestinal, 270
Hortelã (menta)
    Delícia Digestiva, 235-36
    Espuma de Menta, 257-58
    Regulador Intestinal, 270
Hyperemesis gravidarum, 187

Imunidade mediada pela célula, 344
Indigestão, 292
    Delícia Digestiva, 235-36
    envenenamento por metais pesados e, 302-03
    Jinjibirra, 244-45
    Regulador Intestinal, 270
Indóis, 161
Infecção por *Candida*, 40, 183
Infeções da bexiga, 285
    Concentrado de Uva-do-Monte, 232-33
    Levanta-Defunto de Uva-do-Monte-Maçã, 272-73
    uva-do-monte e, 109-10
Infeções do trato urinário. *Ver* Bexiga, infecções da,
Insônia, 292-93
Insulina. *Ver* Diabetes
Inulina, 189

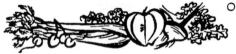

Reforçador do Sistema Imunológico (Usina Imunológica), 248-50
Iodo, 46
   doença fibrocística dos seios e, 289
   no tratamento da menorragia, 294
   repolho e, 162, 373-74
Isoleucina, 39
Isotiocianatos, 162

Jejum de sucos, 301-12
Jejum terapêutico, 306-12
Jejum, 306-12
   curto, 307-10
   repouso durante o, 308-09
   rompendo o jejum, 310
Jicama, 190-91
Jicama-Cenoura-Maçã, 252
Jinjibirra, 244-45
Jinjibirra de Abacaxi, 260-61

Kiwi, 118-20
   Delícia Digestiva, 235-36
   Espuma de Menta, 257-58
Kordich, Jay (The Juiceman), 75, 122, 223

Lacto-ovo, vegetarianos, 369
Lactose, 40
Laranjaid, 259-60
Laranja, 30, 125-28
   Ambrosia de Abricó-Manga, 222

Concentrado de Uva-do-Monte, 232-33
Enzimas à Beça, 239-40
evolução da, 26
Laranjaid, 259-60
Macaco Shake, 258-59
Ponche de Potássio, 263-64
processamento da, 25-27
Raio de Sol de Gina, O, 243-44
Reforçador do Sistema Imunológico (Usina Imunológica), 248-50
Lasix, 236
Lei da secreção adaptativa de enzimas digestivas, 59
Leite, alergia ao, 297
Leucemia, 153
Leucocianidinas, 113
Leucoplaquia, 351-52
Levanta-Defunto de Uva-do-Monte-Maçã, 272-73
Lima, 123
Limão, 120-22
   Concentrado de Uva-do-Monte, 232-33
   Jinjibirra, 244-45
   Mate o Resfriado, 254
   Raio de Sol de Gina, O, 243-44
   Salada no Copo, 265-66
Limoneno, 121
Linfócitos, 343, 347
Linfócitos-T, 344
Lipídios no soro sanguíneo, 183-85
Lipídios, obesidade e, 348

ÍNDICE

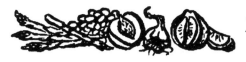

Liquidificadores, 75-76
Lisina, 39, 207
Lúpus eritematoso, 304

Macaco Shake, 258-59
Maçãs, 89-94
   Bebida Verde, 246-47
   C para Homem Nenhum Botar Defeito, 247-48
   Concentrado de Uva-do-Monte, 232-33
   Coquetel Purificador, 230-31
   Coquetel Revitalizador dos Ossos, 225-26
   densidade de nutrientes da, 31
   Espuma de Menta, 257-58
   Femme Fatale, 242-43
   Ferro de Sobra, 251
   Gostosura de Cereja, 227-28
   Jicama-Cenoura-Maçã, 252
   Jinjibirra, 244-45
   Levanta-Defunto de Uva-do-monte-limão, Uva comum-maçã, 272-73
   Mexe-Fígado, 254-55
   O Esvaziador, 245-46
   Regulador Intestinal, 226-27
   Salada Waldorf, 272
   Suco Básico Cenoura-Maçã, 223-24
   Suco de Maçã, 221
   Surpresa Crucífera, 233-34
   Tônico Encolhe-Colesterol, 228-30
   Tônico Intestinal, 270
   Tônico para o Fígado, 255-56
   Tudo, Menos a Pia da Cozinha, 240-42
   Vaca-Roxa, 264-65
Macrófagos, 343
Magnésio, 46
   no Coquetel Revitalizador dos Ossos, 225-26
   no Femme Fatale, 242-43
   no Ferro de Sobra, 251
   no tratamento de cálculos renais, 293
Mal de Alzheimer, 31
Maltose, 40
Mamão, 128-30
   Concentrado de Potássio, 263-64
   Enzimas à Beça, 239-40
   Macaco Shake, 258-59
Manganês, 32, 47
Mangas, 124-25
   Ambrosia Abricó-Manga, 222
   Enzimas à Beça, 239-40
Mariscos, gota e, 290
Mate o Resfriado, 254
Melancia, 30, 81, 140-42
Melhor Vermelho do que Morto, 219, 224-25
Menopausa, 294
   erva-doce e, 181
   Femme Fatale, 242-43
Menorragia, 294
Menstruação
   clorofila e, 70
   dor durante a, 294

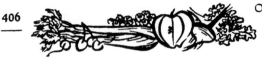

perda excessiva de sangue na, 294
Menta
   Delícia Digestiva, 235-36
   Espuma de Menta, 257-58
   Tônico para o Intestino (Intestinal), 270
Mercúrio, 301-02
Metabolismo, 29
Metais pesados, 301-03
   diagnóstico de, 305-06
Metionina, 39
México, pesticidas usados no, 78
Minerais, 46-47
   no alho, 185
   no Coquetel Revitalizador dos Ossos, 225-26
   no O Potássio Está Aqui, 262-63
Molécula de oxigênio, 32
Molho Tabasco
   Quanto Mais Quente, Melhor, 266-67
Molibdeno, 47
Monócitos, 343
Movimento, doença do (cinesia), 186, 281
Myasthenia gravis, 304

Nabo, 162
N-acetil-cisteína, 355
Naringina, 115
Náusea matutina, 187, 295
Náusea. *Ver também* Náusea matutina, 186-87

Neuralgia, 205
Neutrófilos, 343
   açúcar e, 347-48
   álcool e, 348
Níquel, 47, 301-02
Níveis de hematócritos, 115
Nodos linfáticos, 343

O Energizador, 238-39
Obesidade andróide, 319-20
Obesidade ginecóide, 319-20
Obesidade hiperplástica, 319
Obesidade hipertrófica, 319
Obesidade hipertrófica-hiperplástica, 319
Obesidade tipo feminino, 319
Obesidade tipo masculino, 319
Obesidade. *Ver também* Perda de Peso
   aspectos psicológicos da, 320-21
   definição da, 316
   dente-de-leão e, 179
   Favorito das Crianças, O, 253
   fibras e, 326
   insulina e, 323
   Mexe-Fígado, 254-55
   preparação de sucos e, 29-31
   Quero Ficar Rosado, 231-32
   sistema imunológico e, 348
   tipos de, 319-20
   visão biológica da, 322-24
Óleo de arroz, 307
Óleo de canola, 295
Óleo de girassol, 295
Óleo de linhaça, 295

dismenorréia e, 294-95
   no tratamento da psoríase, 296-97
Óleos ômega, 19
Óleos voláteis da cebola, 198
Óleos, 42-44
Oligoelementos (minerais vestigiais), 46, 185
Oligômeros procianólicos, 113
Osteocalcina, 46, 185
Osteoporose, 294, 367-72
   minerais e, 47
   vitamina K e, 371
   vitamina K1 e, 371
OsteoPrime, 295, 372

Pães, perda de peso e, 331-32
Pancreatite, 304
Papaína, 128
Parafina, 83
Pasteurização de sucos, 25
Pectina
   glucose sanguínea e, 326
   na cebola, 198-99
   na maçã, 90
   na pêra, 133
   no Regulador Intestinal, 226-27
   toxinas microbianas e, 304-05
Peixe na perda de peso, 334
Pele
   afetada por consumo de cenoura, 65, 363
   jejum e, 309
Pepino, 176-78
   perda nutricional no, 28
   Refrigerante de Pepino, 234-35
   Salada no Copo, 265-66
   Super V-7, 267-68
   Tudo, Menos a Pia da Cozinha, 240-42
Peras, 30, 133-35
   Regulador Intestinal, 226-27
Perda de Peso, 323-24. *Ver também* Obesidade
   alimentos de origem animal e, 334-35
   escolha sadia de alimentos, 327-28
   exercícios e, 336-40
   favas e, 332-34
   fibras e, 326
   frutas e, 330-31
   hortaliças e, 328-30
   pães e cereais e, 332
   preparação de sucos e, 327
Peroxidase da glutationa, 32
Peroxidase, 135
Pêssego e nectarina, 130-33
   Ponche de Potássio, 263-64
Pesticidas, 32
   contaminação por metais pesados provocada por, 302-03
   epidemia de envenenamentos, 81
   lista de, 79-80
   níveis de resíduos nos alimentos, 81
   reduzindo a exposição aos, 84-85
   uso de, 76-82
Pimenta vermelha, 204, 282

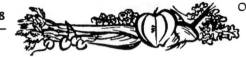

Pimentão, 30, 204-06
   C para Homem Nenhum Botar Defeito, 247-48
   Coquetel Revitalizador dos Ossos, 225-26
   Quanto Mais Quente, Melhor, 266-67
   Salada no Copo, 265-66
   Super V-7, 267-68
   Tudo, Menos a Pia da Cozinha, 240-42
   Vaca-Roxa, 264-65
Pneumonia, 286, 348
Polipeptídio-P, 154
Polissacarídeos, 40
Polpa, 359-60
Ponche de Potássio, 263-64
Potássio Está Aqui, O, 262-63
Potássio, 46, 48-52
   deficiências de, 51
   na batata, 207
   na batata-doce, 211
   na couve, 191
   necessidades de, 51-52
   no aipo, 172
   no Femme Fatale, 242-43
   no O Potássio Está Aqui, 262-63
   no Ponche de Potássio, 263-64
   no tomate, 214
   tabela de alimentos que contêm, 49
Potencial de longevidade máxima, 62-64
Pressão arterial, 29-30, 291-92
   alho e, 183
   cebola e, 198
   obesidade andróide e, 319-20
   potássio e, 48-52
Prisão de ventre
   doença fibrocística dos seios e, 289
   envenenamento por metais pesados e, 302-03
   jejum e, 309
   Regulador Intestinal, 226-27
Problemas de coordenação, 302
Problemas nos olhos. *Ver também* Catarata
   bagas e, 101
   catarata, 287
   glaucoma, 290
Produtos orgânicos, 76-78, 84-85
Produtos químicos
   na água, 37-38
   neutralização de, 32-33
   produtos químicos tóxicos, 303-05
Programas de treinamento com pesos, 338
Pró-oxidantes, 31-32
Prostaglandinas, 187
Proteína, 38-39
   calorias como, 41
   decomposição da, 305
   na batata, 207
   osteoporose e, 295
Provitamina A, carotenos, 44, 61, 361-62
   fontes de, 64
   na cenoura, 165

ÍNDICE

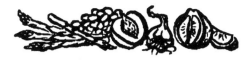

Psílio, 293
Psoríase, 296-97
　pimenta e, 204-05
　toxinas microbianas e, 303-04
Purinas, 289-90

Quanto Mais Quente, Melhor, 266-67
Quatro Novos Grupos de Alimentos, 21, 327-28
Quercetina, 68
　na cebola, 198
Quero Ficar Rosado, 231-32

Rabanete
　Quanto Mais Quente, Melhor, 266-67
　Tudo, Menos a Pia da Cozinha, 240-42
Radiação, 31-32, 349
Radicais livres, 31-32
　carotenos e, 61
　flavonóides e, 67
　glândula timo e, 344
Raio de Sol de Gina, O, 243-44
Recomendações dietéticas, 21-22
Reforçador do sistema imunológico, 249-50
Refrigerante de Pepino, 234-35
Regulador intestinal, 226-27
Repolho, 30, 160-64
　anutrientes no, 161-62
　gota e, 372-73
　úlcera e, 277-78
　Vaca-Roxa, 264-65

Vitamina U para Úlcera, 271
Resfriados, 287
　Mate o Resfriado, 254
Retinite pigmentosa, 101
Rins
　água e, 37-38
　eliminação de resíduos tóxicos pelos, 305
　toxidez do potássio e os, 52
Rutabaga, 162

Salada no Copo, 265-66
Salada Waldorf, 272
Salsa, 30, 201-04
　A Força do Popeye, 261-62
　alho e, 282
　Bebida Verde, 246-47
　Coquetel Purificador, 230-31
　Coquetel Revitalizador dos Ossos, 225-26
　Dom-Juan, O, 237-38
　Energizador, O, 238-39
　Reforçador do Sistema Imunológico D (Usina Imunológica), 249-50
　Refrigerante de Pepino, 234-35
　Salada no Copo, 265-66
　Super V-7, 267-68
　Tônico Encolhe-Colesterol, 228-30
Selênio, 33, 47
　câncer e, 350
　no alho, 185
　no tratamento da catarata, 287
Sementes de abóbora, 296

Sílica, 46, 176
Síndrome de intestino irritável, 293
Síndrome do túnel cárpico, 287
Sintetases, 58
Sistema imunológico, 31-32, 343-56
  Ver também AIDS
  açúcar e, 347-48
  álcool e, 348-49
  beta-caroteno e, 351
  deficiência de nutrientes e, 346-47
  estresse e, 345-46
  Favorito das Crianças, O, 253
  função imunológica ótima, 349
  obesidade e, 348
  Reforçador do Sistema Imunológico, 249-50
  toxinas microbianas e, 304-05
  Usina Imunológica, 248-50
  vitamina C e, 352-53
Sódio, 46
  no aipo, 172
  potássio e, 48
  retenção de líquidos e, 298
Solventes, 303
Sono, sistema imunológico e, 345
Saponinas, 198
S-óxido propanietial, 198
SPM, Femme Fatale e, 242
Standard American Diet (SAD) (Dieta Padrão Americana), 17-19
Suco + Refeição de Quatro Supernutrientes, 327
Suco Básico Cenoura-Maçã, 223-24

Suco de maçã, 221
Sucos, Diretrizes para fazer, 219-20
Sucrose, 40
Sulfatos, 27
Super V-7 267-68
Superóxido dismutase, 32
Surpresa Crucífera, 233-34

Tabela de altura e peso da Metropolitan, 317-18
Tabelas (gráficos) de peso e altura, 317-18
Tagamet, 277-78
Taraxacum, 179
Taxa metabólica basal, 336
Taxas K:Na, 48
Terapia enzimática
  OsteoPrime, 295
  programa de tratamento da acne com Derma-Klear, 283
Timo, 343, 344-45
Timopoeitina, 344
Timosina, 344
Tiróide
  produção de hormônio, 294
  repolho e, 162
  toxinas microbianas e, 304
Tiroidite, 304
Tirosina, 294
Tolbutamida, 154, 199
Tolueno, 303
Tomate, 30, 213-15
  Potássio Está Aqui, O, 262-63
  Quanto Mais Quente, Melhor, 266-67

ÍNDICE

Refrigerante de Pepino, 234-35
Salada no Copo, 265-66
Super V-7 267-68
Tudo, Menos a Pia da Cozinha, 240-42
Vitamina U para Úlcera, 271
Tônico Encolhe-Colesterol, 228-30
Tônico para o Fígado, 255-56
Toxinas
  detecção de, 305-06
  metais pesados e, 301-03
  toxinas químicas, 304-05
Tremores, 302
Treonina, 39
Trilio
  centrífugas, 327
  Suco + Fórmula dos Quatro Supernutrientes, 327
Triptofano, 39
Trissulfeto de dialil, 185
Tromboxanos, 187
Tudo, Menos a Pia da Cozinha, 240-42

Úlceras pépticas, *Ver* Úlceras
Úlcera, 297
  abordagem (enfoque) naturopática da, 278
  bagas e, 101
  repolho e, 162, 277-78
  Vitamina U para Úlcera, 271
Uva-do-monte, 101, 293
Ungüento da árvore do chá australiana, 285
Usina Imunológica, 248-49

Uva, 30, 112-13
  Levanta-Defunto de Uva-do-Monte, 272-73
  Raio de Sol de Gina, O, 243-44

Vaca-Roxa, 264-65
Valeriana, 292
Valina, 39
Vanádio, 46
Vasos linfáticos, 343
Veias varicosas, 101, 113, 296-97
Visão noturna, 100
Vitamina A. *Ver também* Provitamina A carotenos
  carotenos e, 61
  toxidez da, 361-63
Vitamina B, 44, 46
Vitamina B1 em tuberosas, 28
Vitamina B2 em tuberosas, 28
Vitamina B6
  no Femme Fatale, 242-43
  no tratamento da síndrome do túnel cárpico, 287
  no tratamento de cálculos renais, 293
  no tratamento de náusea matutina, 295
Vitamina B12, 44
  anemia por deficiência de, 283
Vitamina C, 22, 44
  câncer e, 352-53, 382
  como antioxidante, 31, 32
  fumar cigarros e, 32
  na batata, 207
  na batata-doce, 211

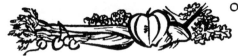

na laranja, 126
nas pimentas, 204
no C para Homem Nenhum Botar Defeito, 247-48
no Ferro de Sobra, 251
no Ponche de Potássio, 263
no suco de laranja pasteurizado, 26-27
no Surpresa Crucífera, 233
no tomate, 214
no tratamento da catarata, 287
no tratamento da menorragia, 294
no tratamento da pneumonia, 286
no tratamento de bronquite, 286
no tratamento de contusões, 286
no tratamento de resfriados, 287
no tratamento do glaucoma, 290
sistema imunológico e, 347-48, 352-53
tabela de elementos selecionados contendo, 45

Vitamina E
  câncer e, 350
  como antioxidante, 32
  doença fibrocística dos seios e, 289
  no Ferro de Sobra, 251
Vitamina K, 44, 46
  no Coquetel Revitalizador dos Ossos, 225
Vitamina K1, osteoporose e, 369
Vitamina P. *Ver* Flavonóides
Vitamina U para Úlceras, 271
Vitaminas solúveis em água, 44
Vitaminas, 44, 46
  no O Potássio Está Aqui, 262-63
  suplementos de, 363-65
Volta do peso perdido, 322-23, 324

Xarope de milho, 40

Zantac, 277-78
Zinco, 46
  hipertrofia da próstata e, 296
  no tratamento da acne, 283
  no tratamento de resfriados, 287

SOBRE O AUTOR

Considerado uma das autoridades mais respeitadas no campo da cura natural, Michael T. Murray, N.D., formou-se no Bastyr College, em Seattle, Washington, onde hoje leciona. Além de manter prática médica naturopática privada, o Dr. Murray é conhecido escritor, educador e conferencista, co-autor de *The Texbook of Natural Medicine* e de *The Encyclopedia of Natural Medicine*, além de autor de *The Healing Power of Herbs* e da série GETTING WELL NATURALLY.

O Dr. Murray é membro do conselho editorial de numerosas organizações e grupos de aconselhamento nutricional especializado, além de consultor da indústria de alimentos. Desde 1985, trabalha como Diretor Científico da Enzymatic Therapy, uma importante produtora de suplementos nutricionais e fitoterápicos.

Este livro foi impresso no
Sistema Digital Instant Duplex da Divisão Gráfica da
DISTRIBUIDORA RECORD DE SERVIÇOS DE IMPRENSA S.A.
Rua Argentina, 171 - Rio de Janeiro/RJ - Tel.: (21) 2585-2000